临床妇幼保健新进展

主　编　赵艳军　闫一娇　吴海燕

吉林科学技术出版社

图书在版编目（CIP）数据

临床妇幼保健新进展 / 赵艳军, 闫一娇, 吴海燕主
编. -- 长春 : 吉林科学技术出版社, 2022.8
ISBN 978-7-5578-9474-0

Ⅰ.①临… Ⅱ.①赵… ②闫… ③吴… Ⅲ.①妇幼保
健 Ⅳ.①R17

中国版本图书馆CIP数据核字(2022)第115985号

临床妇幼保健新进展

主　　编　赵艳军　闫一娇　吴海燕
出 版 人　宛　霞
责任编辑　孟　盟
封面设计　潍坊高新区行人广告设计中心
制　　版　山东道克图文快印有限公司
幅面尺寸　185mm×260mm
字　　数　600 千字
印　　张　21.75
印　　数　1-1500 册
版　　次　2022年8月第1版
印　　次　2023年3月第1次印刷

出　　版　吉林科学技术出版社
发　　行　吉林科学技术出版社
地　　址　长春市福祉大路5788号
邮　　编　130118
发行部电话/传真　0431-81629529 81629530 81629531
　　　　　　　　　81629532 81629533 81629534
储运部电话　0431-86059116
编辑部电话　0431-81629518
印　　刷　三河市嵩川印刷有限公司

书　　号　ISBN 978-7-5578-9474-0
定　　价　158.00元

编 委 会

目　录

第一章　　婚前医学检查

婚前保健是我国妇幼保健工作的重要组成部分，我国婚前保健工作自五十年代起步，八十年代以来有了很大进展，迄今全国婚前保健服务机构坚持婚前医学检查、婚前卫生指导和婚前卫生咨询全方位的服务模式，有着不断完善的服务规范。这些服务对促进婚姻美满、家庭幸福、生殖健康，预防和减少严重先天性病残儿的出生，起到了积极作用。

婚前保健是对即将婚配的男女双方在结婚登记前进行的健康检查和保健指导。婚前保健的目的在于保障男女青年健康的婚配，防止各种疾病，特别是遗传性疾病的延续和传染性疾病的传播，避免有血缘关系和遗传病之间的人结婚和生育。通过婚前卫生指导，为即将结婚的青年男女掌握必要的婚育知识打下良好的基础。婚前保健工作是优生优育的基础工作，是防止先天性疾病儿出生和遗传病延续的第1次优生监督，是提高我国出生人口质量不可缺少的预防保健措施。

第一节　　婚前医学检查内容

婚前医学检查亦是《母婴保健法》规定的医疗机构应当为公民提供的三项婚前保健技术服务内容之一。婚前医学检查是对准备结婚的男女双方可能患影响结婚和生育的疾病进行的医学检查。通过详细询问病史、全身体格检查、生殖器官检查，必要的辅助检查及实验室化验检查，以确定有无影响结婚和生育的疾病。

一、询问病史

此项内容非常重要。认真询问病史，常能够协助发现靠体格检查难以查出的异常情况。包括如下内容：

（一）一般情况

姓名、出生日期、出生地、文化程度、职业、工作单位、地址、邮编、电话等。

（二）现病史

现在存在的疾病及其发生、发展、变化和治疗的全过程。

（三）既往史

既往有无影响婚育健康的精神病、遗传病、指定传染病、性传播疾病、糖尿病、结核病及重要脏器疾病、泌尿生殖系统疾病等。

（四）月经史及婚育史

女方月经史，初潮年龄、月经周期、经期、经量、有否痛经和闭经。女方白带情况，白带量、性状、色、有否腥臭味及伴有外阴瘙痒、灼痛等。既往婚育史，如为再婚特别注意有无流产、死胎、早产、死产史，若生育过先天性缺陷儿，则应注意了解孕期患病、用药、不良环境接触史及可能发生的原因。

（五）个人史

双方有无可能影响生育功能的工作环境和居住环境、接触有害因素的时间和剂量、烟酒嗜好、男方手淫及遗精史等。

（六）家族史

双方有无家族中的遗传病史及家族近亲婚配史。

（七）家族近亲婚配史

双方血缘关系，双方是否为直系血亲和三代以内的旁系血亲。近亲是指有血缘关系的直系血亲和三代以内的旁系血亲。

二、体格检查

（一）全身检查

除进行一般项目检查外，还应注意第二性征发育、精神、语言、行为、智力有无异常。全身皮肤有无麻风结节、皮疹及其他传染性皮肤病；血压是否正常，心、肺、肝、肾、乳房有无严重疾病；有无遗传性疾病如色盲、近视、聋哑等。

（二）生殖器官检查

应注意有无畸形，发育是否良好。女性应检查外阴、阴道外口及处女膜、前庭、子宫、盆腔，以及有无性病特征等。男性要注意有无尿道裂、包皮过长、包茎、睾丸发育不良、隐睾症、睾丸鞘膜积液、精索静脉曲张、前列腺炎及精囊炎、性病等。

三、医技检查

（一）常规必检项目

血、尿常规，乙肝表面抗原（HBsAg），快速转氨酶（ALT），梅毒初筛的快速血浆反应素环状卡片试验（RPR试验）。胸部透视亦属必检项目，但女性受检者如有妊娠可能，应避免检查。

女性受检者还需作阴道积液（白带）常规检查。如可疑有淋病或在性病高发地区，男性取尿道、女性取宫颈内（或尿道）分泌物作涂片检查及淋菌培养。涂片检查常会出现假阴性，特别是女性患者。淋病确诊应依靠培养结果，对男性有并发症或症状不典型的患者意义则更大。

在涉外婚前医学检查中，应加试抗人类免疫缺陷病毒（HIV）抗体试验，作为艾滋病的筛查。

（二）其他辅助检查

根据询问病史、物理检查和实验室等常规检查结果，可进一步选用其他各种辅助检查。

如乙肝表面抗原阳性、转氨酶升高，应作肝功能试验及HBsAg－抗－HBs，HBcAg－抗－HBc，HBeAg（"两对半"）检查，以了解其传染性及病情、预后等。

对女性受检者如可疑早孕，可作尿妊娠试验和（或）超声波检查。对男性受检者检出有可能影响生育的疾病，应作精液常规检验，但需注意的是应在排精后3～5天内检查，其结果较为准确。

如发现女性受检者患有子宫发育异常，子宫或附件肿块、多囊卵巢综合征等，或男性可疑睾丸缺如或隐睾位于腹腔者，均可做超声波检查协助诊断。

其他辅助检查，如染色体核型分析、激素测定、活组织病理检查、心电图、脑电图、智商测定、心理检查等可根据需要，转至有关各专科进行检查诊断。

第二节　婚前检查后的处理

1. 对未发现异常情况者，出具"婚前医学检查证明可以结婚"字样，允许其至民政部门办理登记结婚手续，取得结婚证，即确定夫妻关系。

2. 发现异常者，根据情况分类指导。

（1）经婚前医学检查，对患指定传染病在传染期内或者有关精神病在发病期内的，医师应当提出医学意见；准备结婚的男女双方应当暂缓结婚。

（2）经婚前医学检查，对诊断患医学上认为不宜生育的严重遗传性疾病的，医师应当向男女双方说明情况，提出医学意见；经男女双方同意，采取长效避孕措施或者施行结扎手术后不生育的，可以结婚。但《中华人民共和国婚姻法》规定禁止结婚的除外。

（3）下列情况不能结婚：

1）直系血亲或三代以内的旁系血亲之间禁止通婚。直系血亲指祖父母—父母—自己，自己—子女—孙子女等。三代以内的旁系血亲指与自己有同一祖父母或外祖父母的非直系血亲，如自己的叔、伯、姑、舅、姨、兄弟姐妹、堂兄弟姐妹、表兄弟姐妹等。亲属级别是按基本传递规律区别的。一级亲属指父母与亲生子女之间、同胞兄弟姐妹之间及异卵双生子之间，其基因有1/2可能相同；二级亲属指一个人和他的祖父母、外祖父母、叔、伯、姑、舅、姨之间，其基因有1/4可能相同；三级亲属指一个人与其表（堂）兄弟姐妹之间及曾祖父母与曾孙子女之间，其基因有1/8可能相同。由于近亲婚配双方的基因来源于同一祖代，个体之间容易携带相同的隐性致病基因，使隐性致病基因呈纯合子的概率加大，因此，近亲婚配容易出生有常染色体隐性遗传病的后代。据统计，在正常人身上，每人都带有5～6种常染色体隐性遗传病基因，近亲婚配明显提高了常染色体隐性遗传病的发病率。近亲婚配的后代，遗传病发生率比非近亲婚配后代高150倍，胎儿畸形率及胎婴儿死亡率也高3倍以上，低能儿出生率也明显升高。

2）一方或双方均患有重度、极重度智力低下，不具有婚姻意识能力；重型精神病，在病情发作期有攻击危害行为的。

第二章　婚前卫生保健

第一节　婚前卫生教育

婚前卫生指导是《母婴保健法》规定医疗机构应当为公民提供的3项婚前保健技术服务内容之一。婚前卫生指导是对准备结婚的男女双方进行的以生殖健康为核心，与结婚和生育有关的保健知识的宣传教育。

《婚前保健工作规范（修订）》规定了婚前卫生指导的内容包括性保健和性教育、新婚避孕知识及计划生育指导、受孕前的准备、环境和疾病对后代影响等孕前保健知识、遗传病的基本知识、影响婚育的有关疾病的基本知识，其他生殖健康知识。

一、婚姻道德教育

婚姻道德教育包括高尚、纯洁、完美的性道德，正确对待恋爱、结婚；夫妻间忠诚相爱，杜绝婚外性行为，认真履行家庭职责，促进性文明；夫妻间发生性生活不和谐寻求科学指导，力争婚后创建美满幸福的小家庭等。

二、性保健指导

性健康是指在性道德、性观念、性社会适应能力、性生理和性心理等方面综合的健康状态。为促使人们能享受满意而安全的性生活，在婚前卫生指导中进行科学的、健康的、适度适量的性保健教育，将有利于他们在婚前就能对性生活有正确的认识，夫妻性关系从新婚开始就能沿着健康的方向发展。

性保健教育可分为性道德教育和性保健知识教育。性保健知识包括性生理、性心理和性卫生的基础知识。

（一）性生理

性生理知识教育除应讲解男、女生殖器官的解剖与功能外，还应介绍有关两性性生理活动的科学知识。

1. 男性生殖器官结构与功能　正常男性生殖器官可分内外两部分。外生殖器官包括阴茎、阴囊；内生殖器官包括睾丸、附睾、输精管、精囊、射精管及前列腺、尿道球腺等。

（1）外生殖器官

1）阴茎：男性的外生殖器官。其中包括前尿道，故兼有排尿和射精功能。阴茎皮肤菲薄，伸展性极佳，以适应勃起时因充血增长增粗的生理功能。阴茎后部为阴茎根，阴茎中部为阴茎体，呈圆柱形，属于可动部分，其前部膨大为阴茎头，也称龟头。龟头对机械性刺激（尤其是异性的摸、摩）非常敏感，因其内部含有丰富的感觉神经末梢，性交时产生特殊快感。龟头后部是冠状沟，是阴茎颈部，也是性敏感区。

阴茎体平时处于松弛状态。阴茎的大小有一定正常范围，即阴茎于松弛时长为5~10cm，横径为2.5cm，勃起时增长至13~18cm。通常较大的阴茎勃起比率小，偏小的阴茎勃起比率大，使阴茎勃起后大小相差不多。

阴茎内部由三根平行的长柱状海绵体组成。男性性兴奋时阴茎勃起，是由于海绵体内腔充血，阴茎变粗变长变硬。阴茎勃起是一种反射活动，受性刺激后作用于阴茎或阴囊引起。性交时，包皮（靠近阴茎头部的皮肤向内反折成双层，覆盖阴茎头）向后方滑动，暴露出阴茎头和阴茎颈。在阴茎头下方，包皮与尿道外口相连的皱襞为阴茎系带，也是性敏感区。尿道贯通于阴茎中间。后尿道处有尿道嵴，也称精阜，是射精管开口的地方，如肥大、异位则可产生逆向射精。尿道直通膀胱，平时用它来排尿，性交时用来射出精液，将精子输送入阴道深处。

阴茎根部上方皮肤含有大量脂肪，叫阴阜。上面有阴毛。性生活时，阴毛可减少摩擦，减轻不适，增加快感。

阴茎勃起若性持续存在时，就会引起射精，射精是阴茎根部周围的肌群以及输送精液的管道合力收缩时，将精液作连续冲击状喷射而出的过程。它也完全受植物神经的控制，一般在性高潮时出现射精现象。

对于包皮过长的人，由于包皮腔内易积存污垢，轻则引起炎症，重者可诱发阴茎癌。因此，需每天清洗包皮腔或行包皮环切术。

2）阴囊：阴囊是指阴茎根部下垂的由皮肤、纤维和肌肉组织构成的囊袋，左右各一。其内容纳睾丸、附睾和输精管起始段。阴囊及大腿内侧皮肤也是性敏感区。阴囊皮肤薄而柔软，色素沉着明显，有稀疏阴毛。阴囊的收缩与松弛功能良好，对温度极为敏感。遇冷时阴囊收缩。睾丸提升，有利于保温；遇热时阴囊松弛下垂，睾丸下降，有利于散热。这种变化对调节睾丸的温度十分重要，有利于精子的生存，有利于保护睾丸、附睾、精索不受损伤。对于想生育的男性不要常泡热水澡。

（2）内生殖器：内生殖器位于体内，从体表看不到。包括睾丸、附睾、输精管、射精管、精囊腺、前列腺、尿道球腺等。

1）睾丸：为男性性腺，是产生精子和分泌雄性激素的器官。睾丸呈卵圆形，位于阴囊内。成人的睾丸长平均4~5cm，宽2.5cm，前后直径3cm，如两个微扁的椭圆体，左侧较右侧略低。

睾丸的外面包着一层比较厚的白膜，从白膜发出的许多结缔组织的纵隔，把睾丸分隔成300多个小叶，其间有曲细精管，是产生精子的场所。各曲细精管逐渐汇合成睾丸网，从网内发出输出管而进入附睾。精子由曲细精管产生，进入附睾内进一步成熟，并贮存在附睾内。

睾丸不仅能够产生精子，而且能够分泌雄性激素。睾丸中间质细胞是男性雄性激素来源的主要部位。雄性激素通过血流可输送到全身，以促进身体发育和精子生长，并可维持男性的性征和性功能。

2）输精管道：精子从睾丸输出小管进入附睾作暂时贮存。附睾主要由附睾管组成。管内分泌液体供精子营养，还可促进精子继续成熟。附睾尾接输精管。输精管长约50cm，管壁有肌肉，肌肉收缩能使精子排出。输精管上行通过骨盆进入下腹部，与精囊腺相接。该腺分泌黄色黏稠液体，内含果糖，有营养精子，助其活动及润滑排精通道的作用，也是精液的主要组成部分。如果没有它，不少精子往往成为畸形精子。精囊腺的排泄管接射精管，后者为输精管道最短的一段，长约2cm。它穿入前列腺底部，开口于尿道前列腺部。射精管平时处于关闭状态，只有在很强的性兴奋时才放开，让精液进入尿道排出体外。

3）前列腺：前列腺为肌性腺组织、状若板栗，尖端接尿生殖膈上筋膜，后面紧邻直肠，前列腺静脉丛围绕下外侧面。前面距耻骨联合2cm，其间有阴部静脉丛。

前列腺实质的表面包裹有前列腺固有膜及前列腺囊，前列腺固有膜由平滑肌和纤维组织构成。前列腺为复管泡成腺，由40～50条腺体构成，各腺的导管开口于尿道嵴两侧。前列腺分泌黏稠的蛋白液，分泌液呈碱性，含酸性磷酸酶、枸橼酸盐、蛋白质和淀粉等，每日排出1～2ml，随尿排出，为精液的组成部分。前列腺还产生活性物质——前列腺素。整个前列腺环绕尿道，位于膀胱下边、直肠的前面。老年人患前列腺肥大时，常因尿道受挤压而引起排尿困难。在性高潮时，前列腺收缩，使前列腺分泌物排空，液体经腺导管进入尿道。进入尿道的精液，包括从睾丸和附睾来的精子、精囊腺的液体以及前列腺收缩释放的液体。进入尿道的液体使男性有迫近性高潮的感觉。事实上，一旦前列腺收缩，射精将不可避免。每次射精总量2～5ml，含3～5亿个精子。

4）尿道球腺：紧挨着前列腺，为两个豌豆大小的球形器官，和前列腺一起包着尿道，以细长的排泄管开口于尿道。在性兴奋过程中，它分泌黏液，起一定的润滑作用，而且精子遇着它，活动能力增强。在性兴奋冲动，阴茎勃起之初，尿道口出现几滴少量的黏液，是正常现象，主要是尿道球分泌物，不是遗精、滑精现象。

2. 性的概念　性是人类一种自然需要的体现，也是整个人类得以生存和繁衍的基础。从生物学角度来讲，性是一种自然现象和生理现象。从社会学角度来讲，人类的性不仅是生命实体的存在状态，也被赋予精神和文化内涵，所以性也是生命健康和幸福的基本要素。

性科学是研究人类性行为的综合学科，其范围涵盖医学、心理学和社会科学，其中以性医学为其核心。妇产科临床经常碰到妇女有关性方面的问题。这些问题的解决有赖于性医学乃至性科学的基本理论和基本知识。

性是生命的源泉，因为只有男女两性的结合，才有可能孕育出新的生命。在旧社会，大部分人把性的问题都看成是淫秽、羞耻的事情。因此，大家都避而不谈，即使有人想获得这些方面的知识，也不敢向人请教。儿童与青年遇到或提出的问题，又常常得不到正确的答复，或得到的却是敷衍搪塞。这样，性的问题就变得神秘莫测了，以至于一般青年男女，直到结婚以后，仍然缺乏应有的性知识。这种情况，不但可能引起夫妻间的矛盾和误会，影响性生活的美满与和谐，而且有损于健康，甚至造成婚姻关系破裂，给个人和家庭造成不幸和烦恼。近年来，随着社会主义现代化建设事业的不断发展，在两性关系、婚姻问题中，封建思想与传统观念的束缚不断被破除，人们的思想意识已经在各方面都发生了显著的变化。在对待性的问题上，许多男女已经能够直率地、诚恳地提出，要求得到正确知识，保证他们的健康。因此，帮助青年男女正确地认识性的问题和对待恋爱、婚姻和家庭的问题，是我们义不容辞的责任。

（1）性爱：性爱是情爱和情欲，是男女异性间的一种本能反应，它包含着人的理智、精神、爱情、性欲、性交的综合，故有人归纳性爱是人类的性欲、性交与理智相结合的产物。性爱在人类应该受到道德规范的制约，以性爱为基础建立起来的家庭，也必须遵守社会主义法律和道德标准，首先是夫妻双方要有诚挚亲密的感情和互相体贴、互相理解的性生活；都必须按照婚姻法规定的内容，自觉地为家庭尽义务，特别重要的是，要赡养老人和抚养子女；当然，共同的信仰、志趣，也是夫妻间不可缺少的东西。那种把异性吸引看成高于一切，把欲望和需要的满足当成爱情的基础和目标都是错误的。

（2）性功能：性功能即人类生殖器官的生理功能，包括性行为功能和性感觉功能。

1）性行为功能：性行为功能包括性交前准备动作（包括接吻、抚摸、拥抱等调情动作）、性交及性交后的情感交流动作。此外，还应包括非性交需求的各种性爱交流动作。

2）性感觉功能：性感觉功能是指对性刺激出现的反应，如男性抚摸女性乳房及乳头、男性拥抱女性等调情动作。女性在接受男性各种调情动作时，或是作出积极的反应或是消极反应。女性的上述表现，则属于性感觉功能。

（3）性心理：性心理通常是指人类性行为活动中的各种心理活动。性行为活动是在人的思想意识支配下发生的，又是在人的某些心理因素和一定精神动力驱使下变化的。在人的性行为活动中，性心理占有举足轻重的地位。

（4）性意识：意识通常是指人类对客观世界自觉的、有目的的反映，是在心理发展的基础上，通过社会劳动、人际间交往和语言的作用而产生，所以意识活动是人类所特有。而性意识则是指人类在性行为活动中自觉的、有目的的心理活动。

（5）性兴奋：性兴奋是指男女之间受到精神的或肉体的性刺激（对性敏感和生殖

器官的刺激动作，如触摸乳房、接吻、拥抱、抚摸、手淫等）后，生殖器官及其相关部位出现的一系列生理反应。性兴奋具体表现在男性为阴茎勃起和性行为的要求及射精，女性主要表现为外阴及阴道湿润、"高潮平台"、阴蒂勃起和出现性高潮。

（6）性欲：性欲（libido）是人的本能，通常是指男性和女性进入青春期之后的一种常见的生理和心理现象，具体地讲，性欲是指在具有适当的性刺激条件下出现性兴奋，有要进行性行为活动的欲望。进入青春期的男女，均有性欲。性欲的发生取决于三个因素：外源性刺激的强度、接受性刺激的敏感度和性生理反应的强度。

性欲包括接触欲和排泄欲两大类，接触欲包括接吻、抚摸、身体紧贴，直至外生殖器的直接接触。女性接触欲明显强于男性。性成熟期的男性，睾丸产生大量精液，输精管内的精液积累至有胀满感时，有试图将胀满感去除的迫切愿望，性成熟期的女性排泄欲主要表现为前庭大腺分泌黏液明显增多，阴道渗液增加，阴蒂及乳头均勃起。性欲可受生理因素制约及心理因素影响。

（7）性行为：性行为是指性成熟期男女在性兴奋的基础上进行性交的过程，或虽无性交但有与性交相关联的活动如手淫。

3. 性生理活动的调控　性生理活动是由性心理所驱动，在神经、内分泌和生殖系统健康协调的情况下进行的。要在性生活中充分发挥性功能，必须具备以下几方面的条件。

（1）健全的神经、内分泌调节系统：无论男女，正常的性生理活动，必须在大脑皮质的主宰下，通过一系列神经、内分泌活动对性器官进行协调控制才能完成。

（2）适量的性激素：男性的性功能发挥必须借助于雄激素。雌激素在控制女性性生理活动中能起到诱发和驱动性欲的作用，尤其在缺乏性经验的婚后早期阶段，其作用更为明显。正常水平的性激素能维持正常的性功能。

（3）正常的性器官：男女任何一方如存在性器官的某些缺陷或病变，都可能引起性生理活动的障碍。

（4）必要的性刺激：性刺激是诱发性生理反应的先决条件。来自性对象的视觉、听觉或触觉刺激，甚至想象、回忆、文字、图画等都能成为有效的性刺激。各种性刺激都要通过大脑皮质转化为性欲，继而激起性控制中枢的兴奋，通过神经传递到性器官而完成一系列的性生理活动。

4. 性功能发挥的过程　为了使人类真正认识自己，并能遵循道德规范与生理规律，自如地驾驭性生活，提高性生活质量，有必要熟悉人类性反应周期及其特点。

（1）兴奋期：兴奋期是指性欲发动，身体开始呈现性紧张阶段，又称唤起期。性兴奋是由肉体和精神心理的刺激所引起的。其所需时间快慢不一，快时只需二三分钟，最慢时可长达一小时以上。出现这种差异与当事人的心理状态、情绪、心境、疲劳程度、性刺激的时间、环境、有效性等多种因素有关。一般男性兴奋急而快，而女性兴奋慢而缓。

性兴奋开始时，生理反应包括心率加快、肌肉紧张和生殖器充血。

兴奋期男性突出的表现是全身肌肉紧张有力、肛门收缩、瞳孔缩小、心跳加快、血压上升。阴茎海绵体内血管充血，使阴茎胀大、挺举勃起，尿道口有少许分泌物溢出，阴囊上提并绷紧，精索收缩，睾丸上移。如不立即性交，时间稍长，阴茎充血可消退，勃起疲软，但再度刺激，仍可再次勃起，以至于多次反复。

兴奋期女性的突出表现是全身肌肉收缩，心跳加快、呼吸换气过度、血压上升。面部表情温柔、面色潮红，眼神妩媚动人，表现出性的诱惑力。局部乳房增大，乳头竖起，大小阴唇充血胀肿，当两侧大阴唇的前庭大腺分泌物增加时阴道口湿润，阴唇逐渐分开。阴蒂头充血明显增大，且极为敏感。子宫由于兴奋提升，宫颈也上升，阴道腔呈球形膨胀，使阴道变深和空间加大，以使有足够的空间来容纳阴茎。

（2）持续期（即高涨期）：从阴茎开始插入阴道起，双方都应相继进入持续期。通过阴茎不断在阴道内摩擦抽动，性兴奋会持续高涨。男性表现为阴茎进一步充血胀大而持续勃起，尿道口可能流出少量黏液，系尿道球腺分泌物。女性则在兴奋期的各种变化进一步发展，尤其阴道下段显著肿胀，更加强了对阴茎的围裹，前庭大腺也分泌黏液，使阴部更为湿润。随着性器官摩擦抽动的频率和幅度不断增强，精神上的激动也迅速倍增而促发性快感的体现。

随着阴茎抽动摩擦的频率及幅度不断增快增强，精神激动倍增，从而使男女双方尽早进入高潮期。

此期性兴奋维持在比较高的水平上，男女更要耐心地配合，男性抽动不要粗暴，尤其是在即将达到高潮时，若女性暗示未到较高的快感水平，而男性又将射精时，应采取"动动停停"的办法来延长平台期，以达到男女同时进入平台期。

（3）高潮期：高潮期是指性反应周期过程中为时最短仅3～15秒的阶段。男女生殖器历经平台期的持续快速相互摩擦，使性兴奋达到高峰，男女双方相继能够获得性满足。高潮期的舒适是许多学者企图详尽描述但又无法完全形容的感受。高潮期是男女性交心理过程的一个重要阶段，是性交满意与否的重要条件，也是性生活和谐的最高表现。

高潮期男性的明显标志是阴茎更加挺拔，副性器官（前列腺、精囊腺、尿道球腺）相互配合出现节律性收缩，使精液汇集在尿道的前列腺部，由于尿道肌发生波浪式收缩，产生压力射精，精液喷射而出。男性此时自己能明显地感觉到精液自阴茎射出，出现性高潮——快感的射精动作。中老年人随着年龄的增长，常自觉射精无力，不像年轻人那样急迫有力。

高潮期女性的明显标志是肌肉收缩开始于阴道下部，紧接着发生子宫节律性收缩，从子宫底一直发展到子宫颈，其高潮阶段肌肉痉挛发生的次数较多，经历时间也较长。有人形容，此时像轻微触电样，或者似有一股暖流从会阴通向全身。绝大多数在高潮中有紧抱对方的表现。

男女双方随着身心极度兴奋，全身处于紧张状态，精神高度集中，心率增快达每分钟140～180次，呼吸加快每分钟达40次以上，血压升高明显。

高潮强度取决于性刺激的方式与有效强度，也取决于体力、心理承受程度及双方人际关系的亲密程度。

（4）消退期：消退期是指性反应周期历经兴奋期、平台期和高潮期之后，身体出现的各种生理改变迅速恢复至原来状态的阶段，为性行为的全部结束过程。射精后阴茎很快疲软，肌肉放松，呼吸心跳恢复，性器官充血逐渐消退。但女性的性欲消退较慢，若女性未达到性满足，男性应继续进行抚慰性活动，如接吻、抚摸等，使女性达到心理满足。消退期后，男性还有"不应期"，此时男性对任何精神刺激或周围刺激都不会有勃起反应，1～2小时后才能恢复勃起，但有的人数日才能恢复。不应期的长短因人而异，与多种因素有关。女性无不应期，若再次刺激，仍可出现性高潮。

5. 男女性反应的特点　男女性生理活动必备的条件类同，性功能发挥过程也具有基本相似的程序，但性反应的表现存在着差异。

（1）男强女弱、男快女慢是男女性反应的基本差异：大多数男子的性欲比较旺盛，性冲动易于激发且发展也快，平复迅速。女子的性要求一般较男子弱，性兴奋不易被唤起，进展亦慢，消退徐缓。按一般规律，女子性兴奋之前，需要一定的诱导阶段。

（2）两性对各种性刺激的敏感度并不一致：性刺激是诱发性功能发挥的必备条件之一。性的想象和视觉刺激是对男子的有效兴奋剂。女方的体态、亲昵的表情往往很容易唤起男方的性冲动，女子除对性想象的反应和男子相仿外，对触觉、听觉的性刺激比较敏感，性兴奋往往容易被甜蜜的话语、热情的拥抱、接吻和爱抚所驱动。

（3）动情部位男女亦有异同：人体的某些部位在受到性刺激后，易于诱发性兴奋者称为动情部位或性敏感区。男女双方相互对性敏感区的柔情爱抚能加速性功能的发挥。男性最敏感的部位集中在外生殖器及其附近，尤其是阴茎头部特别敏感。女性动情部位分布较广，阴蒂、阴唇、阴道及其外口周围、会阴、大腿内侧以及臀部、乳房、唇、舌、脸颊，甚至耳朵、颈项、腋部、腹部等，都可成为性敏感地带，但以阴蒂最为敏感。动情部位的所在和分布，除存在性别差异外，也具有因人而异的特点，而且在同一个人身上，不同部位的敏感度也有高低之分。

6. 性活动的和谐　掌握了男女性反应的规律和特点，就可以在性生活实践中，运用性技巧来提高性生活的和谐程度。

（1）争取双方在同步状态下进入持续期和高潮期：从理论上讲，性生活和谐的理想境界是夫妻双方性反应各期都能契合无间，性高潮应同时到达。但在实际生活中，这种完全一致的和谐是很难达到的。双方如能在同步状态下进入持续期和高潮期，即使性高潮的出现略有先后，只要各自均有性的满足，就应该认作性生活和谐。由于女子性反应进程大多落后于男子，所以男方应适当控制自己性反应的进度，女方则要摆脱有意的控制和干扰。

（2）注意弥补消退期的两性差异：一般男子在射精活动后，都会迅速进入消退阶段，常带着满足的神态疲惫入睡，女子却兴奋解除徐缓，仍有似终未终的依恋之情，尚需继续的抚爱和温存。男方注意射精后温馨的尾声，不仅能增加性生活的和谐程度，还能弥补性高潮中的不足。

（3）选择和变换合适的性交姿势：一般最常用的姿势为男上女下位。在性生活实践中，选择或变换其他各种姿势也有可能促进性生活的和谐。

（4）逐步探索对方性反应的规律：性高潮并非人人都能达到，也不是每次都可获得的。一般男子较易体验，女子则常无此感受，尤其在新婚阶段。必须经过学习和实践，逐步探索对方性反应的规律，再加上默契的配合，才有可能达到知己知彼，心意沟通的境界。

（二）性心理

性心理是心理学的一部分，是研究性心理发育、变态性心理与性行为的心理学分析，是性活动的重要基础，性心理的发育从婴儿期开始到青春后期逐渐发育成熟。在现实社会中，人们普遍接受性功能正常与否、性生活的质量好坏由生理因素决定。如果有了性功能的障碍，一般首先寻求的是男科医生或妇产科医生，试图从生理上找到原因所在。但是，性心理学认为，人类的性行为绝不仅仅是生物的本能反应，而是包括感知、记忆、思维、态度、情感、意志和个性特征在内的心理因素，以及人际关系、群体作用、责任、道德、理智、品质和信仰等社会意识因素与生物学因素相互作用的结果。

性心理的发展除具有生理基础之外，还应包括文化、伦理、生活等方面的社会基础，绝非一朝一夕能形成，是受个人生物学条件、心理气质、文化教养、生活经验等影响而具有独立性、历史性和习惯性，要改变一个人已经定型的性心理是非常困难的。所以，必须重视对青年男女进行适度的性医学知识教育和性道德、性伦理等社会科学的宣传，以促进性心理的健康发展。对夫妻生活中的性卫生保健，既要注意性生理的保护，也不能忽视性心理的调适。

（三）性卫生

新婚期由于性活动的频繁，男女双方都更应该注意良好的卫生习惯，经常保持外阴部的清洁卫生，每次性生活的前后都应该将外阴清洗干净，以预防疾病的发生。

1. 泌尿系统感染 蜜月期间，由于性生活频繁，加之女性泌尿道的解剖特点，如果不注意性生活的卫生，容易发生泌尿系统感染。这时应该停止性生活，立即到医院诊治。泌尿系统的感染可以预防，注意休息，不要太劳累，平时保持外阴的清洁，性生活之前清洗外阴，性生活以后排尿1次，蜜月期间多饮开水等。

2. 女阴损伤 蜜月期间，尤其是新婚之夜，由于男子的性冲动过分强烈，动作过于粗暴，在性交时可造成女阴损伤。外阴损伤有会阴部损伤、阴道撕裂、阴道穹隆损伤等。如诊治不及时或治疗不当会造成严重后果，甚至会危及生命。为避免发生外阴损伤，男子的动作不应过于粗暴，女方也应主动配合，防止体位不适宜的性交。

3. 包皮嵌顿　患有包茎或包皮过长的男子在蜜月期间，尤其是新婚之夜，可能发生包皮嵌顿。其症状是性生活以后，男子的包皮嵌顿在冠状沟的部分，且不能活动，局部出现水肿，有剧烈的疼痛。发生这种情况后，应停止性交，直至阴茎肿胀消除，包皮不再嵌顿为止。一般只要保持外阴清洁，定时用凉开水清洗阴茎，防止擦伤，可以自行恢复。如嵌顿严重，肿胀日渐加剧，应及时去医院诊治，否则可能会出现出血、坏死、造成严重后果。为了预防这种情况发生，包茎患者最好在婚前作包皮环切手术，包皮过长的，经常把包皮向根部牵引达到冠状沟处，经常清洗，性生活前多给女方以爱抚，促使阴道润滑，可防止包皮嵌顿。

三、熟悉受孕原理，掌握受孕的必备条件

（一）受孕原理

男子的精子和女子的卵子相结合，在母体内发育成胎，叫作怀孕。身体健康的成年妇女，每月月经来潮前约14天出现排卵，性交时，男子每次排出精液2~5ml，每1ml里约有1亿多个精子，多数精子在酸性阴道液中死亡，仅有一少部分精子会慢慢地进入子宫颈，达到子宫腔，然后再进入输卵管里，此时若精子与卵子相遇，一当精子头部与卵子表面接触，便开始了受精过程。已获能的精子穿过次级卵母细胞透明带，为受精的开始。受精的卵子叫作受精卵，也叫孕卵。受精卵在输卵管里一面发育，一面被输卵管的收缩蠕动作用送到子宫里去，这个时间大约需要4~5天。输送到子宫腔里的受精卵继续发育，再经3~4天就被埋在肥厚松软的子宫蜕膜里，这叫作"受精卵着床"，着床的部位多数在子宫体的前后壁，此后受精卵就在子宫里发育成长，经过280天左右就发育成一个成熟的胎儿。

（二）受孕的必备条件

为了使受孕能够成功，必须具备以下条件：

1. 女性有卵子从卵巢排出，成熟卵子进入输卵管后，停留在壶腹部与峡部连接处等待受精。

2. 男性精液中有足量发育正常的精子，并能射入阴道内。

3. 女性宫颈黏液稀薄，适合精子顺利通过。

4. 输送精子和卵子的通道，包括阴道、子宫颈管、子宫腔、输卵管以及输精管，均必须通畅。

5. 成熟卵子必须能与已获能的精子在输卵管壶腹部与峡部连接处相遇。卵子受精能力在排卵24小时以内最佳。精子必须在女性排卵后不久进入输卵管内。

6. 子宫内膜发育良好，处于分泌期改变，有利于受精卵着床。

（三）妊娠的最佳时期

妊娠最好是在男女双方都处在身体健康、精神饱满的情况下进行。新婚阶段男女双方精力疲惫、体力和精力消耗较大，休息不好，睡眠不足，接触烟酒的机会较多，这时受孕常会影响孕妇的健康和胎儿的正常发育。一般认为最好延续到结婚3个月后受孕，因为经过几个月的夫妻生活后，新婚阶段的体力疲惫已经恢复，性生活已初步适应并逐渐和谐，工作及家务也安排就绪，夫妻双方在各方面能够互相适应，夫妻双方体力、精力充沛，就可以考虑计划受孕。在季节上选择夏末秋初的季节受孕，第二年春末夏初分娩较为理想。但旅游结婚时期最好不要妊娠，因为旅途劳累、休息不好、睡眠不足、紧张，男方的体力和潜力消耗很大，影响精子的质量，对妊娠不利。而且，旅游中生活无规律，孕妇身体薄弱，容易患感冒和其他疾病，不利于胎儿的生长发育。新婚伊始感情热烈难以控制，频繁的性生活，易于引起流产。

（四）计划受孕前避免不利因素的干扰

计划受孕前男女双方都应避免接触烟酒，排除不良的环境和刺激，脱离有害的化学、物理环境，避免病毒和一些微生物的感染，慎用药物，保持营养均衡和身体健康。

第二节　婚前卫生指导

一、婚前卫生指导方法

婚前卫生指导对服务对象是一种动员和教育的过程，促使服务对象认识到增强自我保健意识及保护个人生殖权利的重要性，同时为孕育健康后代奠定良好基础，从而愿意接受生殖保健知识，并产生获得更多、更详细生殖保健知识的愿望，主动向医师提出问题，相互之间融洽交谈。关于婚前卫生指导方法，婚前保健机构应采取多种形式的健康教育，制作的宣传材料应适应地区的发展水平、习俗和人群的教育程度，使材料被群众认可和接受。我国各级妇幼保健服务机构在婚前卫生指导方面已积累了许多丰富的经验，一般包括以下各种形式：

1. 集体听课　开设婚前学校、婚前卫生指导班等系列讲座。
2. 观看录像　根据新婚保健知识制作的录像片或幻灯片，在婚前医学检查时，等候报告期间放映，组织分批观看。
3. 环境宣教　在宣教的地点设置宣教版面或陈列柜，陈列有婚前保健有关用品，以增加他们的感性认识和宣教气氛。
4. 个别指导　对服务对象提出的问题，婚前保健服务人员应给予详细解答，热情指导。

5. 提供资料　为服务对象提供婚前卫生指导小册子，如《新婚指南》《新婚保健》等。

二、新婚避孕指导

（一）讲解避孕原理

只要切断或阻挠受孕过程中的任何一个环节，均能达到避孕效果。临床上常用以下避孕方法：

1. 抑制排卵，以短效口服避孕药、长效口服避孕药、长效避孕针最常用，效果确切。

2. 机械方法阻止精液进入阴道或子宫腔，主要有男用阴茎套，女用阴道隔膜。

3. 化学方法阻止精液进入子宫腔，主要有缓慢释放药物的阴道避孕环，还有避孕药膏、药片和药膜。

4. 改变子宫腔的内在环境，影响受精卵着床，如宫内节育器。

选用的方法要求安全、有效、方便、实用、经济，不影响性生活和今后的生育机能。

（二）新婚期间避孕方法的选择

新婚是青年男女建立幸福家庭的开始，除非年龄较大，多数不希望短时间受孕，需要选择最恰当的避孕方法，新婚妇女在短期内避孕，可以选择以下避孕方法：

作用机制：①抑制排卵：抑制下丘脑释放LHRH，影响垂体对FSH和LH的合成分泌，使卵巢的卵细胞发育障碍，不发生排卵或黄体功能不足。②改变宫颈黏液：使宫颈黏液分泌量减少，黏稠度增加，拉丝度减少，不利于精子穿过。③影响子宫内膜：子宫内膜在小剂量雌激素的持续作用下，内膜腺生长发育迟缓，腺体较小，萎缩变窄，内膜增殖期变化受限，同时又受孕激素作用使子宫内膜腺体、间质提前发生类分泌期变化，呈现分泌不良，不利于孕卵着床。

用法和注意事项：自月经周期第5日开始，每晚1片，连服22日停药。避免漏服，如当晚忘记服药，次晨应补上，而次日晚上照服1片。停药2～3日发生撤退性出血，视为月经来潮，并于第5日开始服用一周期药物。如果停药7日尚无月经来潮，于当晚开始服用下一周期药物。连续2个月无月经来潮，应停止服药，检查原因并处理。

药物不良反应：①类早孕反应：避孕药中含有雌激素，可刺激胃黏膜，服药初期出现恶心、呕吐、头晕、乏力、纳差等，较轻的一般不需处理，数日后可自行消失。重者可服维生素 B_6 10mg或山莨菪碱10mg，每日3次。②月经改变：不规则出血：多见于漏服或服减量制剂。月经周期前半期出血，是由于雌激素量不足；可服炔雌醇1～2片／d，直至服完22日为止。后半期出血可能为孕激素量不足，可增加避孕药1片／d，同服至第

22日。如出血量多如月经应停药，待出血第5日再开始下一周期用药。如为漏服者，次晨补服。闭经：由于药物抑制丘脑-垂体轴所致，应停避孕药改用雌激素调整月经。体重增加及色素沉着：一般不需做处理，如症状显著者改用其他避孕措施。

复方短效口服避孕药效果可靠，为减少其副作用，对甾体激素配方进行改革，现已研制出一种复方三相口服避孕药（简称三相片）。国内生产的三相片由炔雌醇和左旋18-甲基炔诺酮组成。与单相片比较，雌激素剂量变化不大，孕激素服药周期总量减少30%～40%。三相片模仿正常月经周期中内源性雌、孕激素水平变化，将1个周期服药日数分成3个阶段，各阶段雌、孕激素剂量均不相同，顺序服用，每日1片，共21日。具体如下：①第一相：即月经周期早期给予两种激素量均低的药片，计1～6片，浅黄色；②第二相：即月经周期中期给予两种激素量均高的药片，计1～6片，浅黄色；③第三相：即月经周期后期给予孕激素量高而雌激素量低的药片，计12～21片，棕色。第一周期从月经周期第1日开始服用，第二周期后改为第3日开始。若停药7日无撤药性出血，则自停药第8日开始服下周期三相片。三相片配方合理，避孕效果可靠，控制月经周期良好，突破出血和闭经发生率显著低于单相制剂，且恶心、呕吐、头晕等副作用少。

新婚时期不宜选用长效剂型。为了保证下一代的健康发育，应在计划妊娠的半年之前改用工具避孕。

1. 速效避孕药（探亲避孕药）

（1）作用机制：①改变子宫内膜形态与功能阻碍受精卵着床。②改变宫颈黏液的性状，使宫颈黏液变稠不利于精子穿过。③如在月经周期前半期服用可起抗排卵作用的药物。

（2）种类及用药方法：

①甲地孕酮（探亲片1号）：每片含甲地孕酮2mg，于探亲当天中午服1片，当晚开始，每晚1片，探亲结束之次晨加服1片。

②炔诺酮（探亲避孕片）：每片含炔诺酮5mg，于探亲当晚开始服用，每晚1片，探亲1个月者，连服14片后接服短效避孕药至探亲结束。

③53号避孕药：每片含双炔失碳酯7.5mg。每次性交后立即服1片，第一次性交后次日晨应加服1片。

④18-甲基炔诺酮：每片含18-甲基炔诺酮3mg。于探亲同居前1～2天开始服，每天1片，连续14～15天。如需继续避孕，可接服短效避孕药。

2. 紧急避孕药 紧急避孕是指在无保护的性交后给予临时性的措施以减少非意愿妊娠的发生。紧急避孕药是无保护性交后使用的女用避孕药。

（1）机制：阻止或延迟排卵，干扰受精或阻止着床。

（2）适应证：在性生活中：①未使用任何避孕方法；②避孕失败，包括避孕套破裂、滑脱，体外排精未能做到，安全期计算错误，漏服避孕药，宫内节育环脱落；③遭到性暴力。

（3）禁忌证：已确定怀孕的妇女。若妇女要求紧急避孕但不能绝对排除妊娠时，经解释后可以给药，但应说明可能无效。

（4）紧急避孕药有激素类或非激素两类，适合于那些仅需临时避孕的妇女。一般应在无保护性生活后3日（72小时）之内口服紧急避孕药，其有效率可达98%。

1）激素类：

①雌、孕激素复方制剂：标准的YUZPE方案，是采用左旋18-甲基炔诺酮0.5mg+炔雌醇0.05 mg。我国现有的为复方左旋18-甲基炔诺酮避孕药，首剂4片，然后相距12小时再服4片。

②单纯孕激素制剂：18-甲基炔诺酮，首剂半片，相隔12小时再服半片。

③单纯雌激素制剂：53号避孕药，性交后立即服1片，次晨加服1片。

2）非激素类：近年来米非司酮作为紧急避孕药展示极好前景。许多研究表明，大大低于抗早孕剂量的米非司酮，仍有很好的抗生育作用。实验室研究证实，5mg米非司酮可以使卵泡发育停止；当卵泡直径大于18mm时，给予10mg米非司酮，可以阻止排卵。

（5）副作用：可能出现恶心、呕吐、不规则阴道流血，但非激素类——米非司酮的副作用少而轻，一般不需特殊处理。

紧急避孕药对大多数妇女来讲是安全的，在过去20年中，尚未有服用紧急避孕药引起死亡或严重并发症的报道。广泛使用紧急避孕药会降低人工流产率，避免不必要的痛苦和并发症，节省医疗开支。

3. 外用避孕药　由阴道给药，以杀精或使精子灭活达到避孕。目前常用的避孕药膜以壬苯醇醚为主药，聚乙烯醇为水溶性成膜材料制成。壬苯醇醚具有快速高效的杀精能力，最快者5秒钟内使精细胞膜产生不可逆改变；每张药膜含主药50mg，但其1／30剂量即足以杀灭一次射精中的全部精子。性交前5分钟将药膜揉成团置阴道深处，待其溶解后即可性交。正确使用的避孕效果达95%以上。一般对局部黏膜无刺激或损害，少数妇女自感阴道灼热。我国南京研制以壬苯醇醚为主药，以水溶性基质制成胶冻，称乐乐迷胶冻。该药注入阴道后，对精子细胞蛋白膜起作用，杀死精子，达到避孕目的。上海试制成复方18-甲基炔诺酮阴道泡腾片，有效率达99.3%，副作用小。

4. 阴茎套　阴茎套是由乳胶或其他材料（如鱼鳔、羊肠等）制成的袋状男用避孕工具，前部呈小囊状，排精时精液潴留于小囊内，使精子不能进入宫腔而达到避孕的目的。阴茎套还具有防止性传播疾病的传染作用。阴茎套依筒径不同有29、31、33、35mm 4种型号可供选择。用前吹气检查有无漏气，用时将前端小囊捏扁排出小囊内空气，然后套在阴茎头上，将卷折部分向阴茎根部展开套好。如在套前部涂上避孕药膏可起润滑作用。射精后阴茎尚未软缩时，即捏住套口和阴茎一起退出，以免精液外溢或阴茎套滑落在阴道内。一旦滑脱在阴道内，则应立即捏住套口轻轻拉出，并向阴道内挤入避孕药膏或放入避孕药膜。

（三）避孕失败的补救措施

避孕失败而意外妊娠，有效的补救措施是设法终止妊娠。根据孕期不同阶段，早期妊娠多采用吸宫术或吸宫辅以钳刮术，统称为人工流产术；中期妊娠多采用药物诱发子宫收缩，促使胎儿排出，故称为中期妊娠引产术。使用药物达到终止妊娠的方法称为药物流产法。

1. 药物流产　药物流产的优点是方法简便，不需宫内操作，故无创伤性。目前最常用的药物是米非司酮（RU486）。临床采用RU486与PG配伍为目前最佳方案，因两者起协同作用，可提高终止妊娠的效果，并使用药量减少。RU486 25mg，每日口服2次，共3日，于第4天上午配伍米索前列醇（PG）0.4mg，一次服完。一般用于停经7周内孕妇，结果完全流产率达90%～95%。用药后应严密随访，若药物流产失败，宜及时手术终止妊娠。

2. 人工流产术　妊娠10周以内，可用吸管进入宫腔，将胚胎组织吸出终止妊娠。妊娠10～14周时，用钳刮术结合吸出术终止妊娠。

（1）适应证：因避孕失败，要求终止妊娠而无禁忌证者，或因各种疾病不宜继续妊娠者。

（2）禁忌证：

1）各种急性传染病或慢性传染病急性发作时。

2）慢性病引起全身情况差，不能胜任手术者。

3）生殖器有急性炎症时。

4）术前2次体温在37.5℃以上者。

5）妊娠剧吐伴酸中毒尚未纠正者。

6）三天之内有性交史者暂缓。

（3）术前准备：

1）术前准备同置宫内节育器术。做钳刮术前需做血常规、出凝血时间检查，并术前作阴道冲洗。

2）无菌手术器械及敷料与放宫内节育器同，另加4～6号或7号宫颈扩张器一套，6号或7号吸管1，小头卵圆钳1，刮匙1，敷料另加洞巾，脚套和袖套各1副。

3）吸宫术时另备负压吸引瓶1个，或人流负压吸引器一套。

4）钳刮术时，术前24小时要在宫颈管放18号导尿膏，还可用宫颈扩张棒或宫颈扩张栓。使宫颈自动缓慢扩张，受术者应住院1日。

（4）吸宫术：吸宫术是应用负压吸引的方法将宫内妊娠产物吸出，而达到终止妊娠的目的。

受术者排空膀胱后，取膀胱截石位。常规消毒外阴、阴道，铺消毒洞巾。行双合诊检查子宫位置、大小及附件情况。用阴道窥器暴露宫颈并消毒，用棉签蘸1%丁卡因或利多卡因溶液置于宫颈管内3~5分钟。手术者按常规准备。

探测宫腔，扩张宫颈：宫颈钳夹持宫颈前（或后）唇，用子宫探针探测子宫屈向和深度，以执笔式持宫颈扩张器顺子宫位置方向扩张宫颈，自5号起扩张至大于准备用的吸管半号或1号。扩张时注意用力适应，切忌强行伸入。

吸管吸引：此前先连接吸引管，进行负压吸引试验无误后，按孕周选择吸管号及负压大小，孕7周以下者用5~6号吸管，负压为53.2kPa；孕7~9周用6~7号吸管，负压为53.2~66.5kPa；孕9周以上用7~8号吸管，负压为66.5~73.1kPa，所用负压不宜超过79.8kPa。一般按顺时针方向吸引宫腔1~2周，当感觉子宫缩小，子宫壁粗糙，吸头紧贴宫壁，上下移动受阻时，可慢慢取出吸管，如仅见少量血性泡沫而无出血时，表示已吸净。若术前曾行B超定位，则将吸管开口处对准胎盘附着处吸引，可迅速吸出胎囊及胎盘组织，使出血量减少。吸引结束后，用小号刮匙轻刮宫腔一周，特别是宫底和两宫角处。将全部吸出物用纱布过滤，仔细检查有无绒毛及胎儿组织，肉眼观察发现异常者，即送病理检查。

（5）钳刮术：钳刮术指用机械方法或药物扩张宫颈，钳取胎儿及胎盘的手术，适用于终止11~14周妊娠，因胎儿较大，容易造成并发症如出血多、宫颈裂伤、子宫穿孔、流产不全等，应当尽量避免大月份钳刮术。

（6）手术流产后处理：

1）术后应留在医院观察，注意阴道流血等情况，若无异常可回家休息。

2）术后一个月内禁止盆浴及避免性生活，术后应给予抗生素及促进子宫收缩的药物。

3）指导避孕及落实避孕措施。

（7）手术流产的并发症：

1）子宫穿孔：哺乳期妊娠子宫特别柔软，剖宫产后妊娠子宫有瘢痕，子宫过度倾曲或有畸形等情况，施行人工流产时易致子宫穿孔。术者应查清子宫大小及位置，谨慎操作，探针需沿子宫屈向伸入，动作轻柔；扩张宫颈时需从小号顺序渐进，切忌暴力；应用吸管吸引、卵圆钳钳取妊娠物时，操作幅度不宜过大。器械进入宫腔突然出现"无底"感觉，或其深度明显超过检查时子宫大小，均可诊断为子宫穿孔，应立即停止手术，给予缩宫素和抗生素，严密观察患者的生命体征，有无腹痛、阴道流血及腹腔内出血征象。子宫穿孔后，若患者情况稳定，胚胎组织尚未吸净者，可在B型超声或腹腔镜监护下清宫；尚未进行吸宫操作者，则可等待1周后再清除宫腔内容物。发现内出血增多或疑有脏器损伤者，<u>应立即剖腹探查修补穿孔处。</u>

2）人流综合征：多在吸引术中或结束时发生，表现为头晕、恶心、呕吐、面色苍白、出冷汗甚至晕厥。心跳过缓少于60次/分，心律不齐，血压下降。预防：手术操作轻柔；扩张宫颈缓慢；负压不宜过高，特别是宫腔已收缩后；勿过度、多次吸引或吸刮；精神过度紧张者术前采取止痛措施；心脏病及原心率偏慢者术前给阿托品0.5mg。

处理：①发生在手术结束时而且不重者可平卧，待其自然恢复后再起床；反应较重，心率在50次／分以下者应静脉给阿托品0.5mg，并吸氧。②取人中穴、承浆穴，用30号1寸长针以15°角斜刺进针，患者感到酸、麻、胀时，接通电麻仪。承浆穴接正极，人中穴接负极。通电大小一般以患者酸、麻、胀感能忍受为度。诱导15～30分钟，吸宫时适当加大电流量，待组织吸出后停止通电，手术结束后取针，可防止人工流产综合反应。

3）手术中出血：原因可能是胎儿及其附属物未能迅速吸出或刮出，部分组织仍留在子宫腔内，影响子宫收缩，血窦开放而出血；子宫收缩不良；子宫损伤，如子宫穿孔、宫颈裂伤等；伴有凝血功能障碍，如严重的肝病、血液病等。处理方法是迅速清除宫腔内组织为止血的首要方法；注射子宫收缩剂，如缩宫素（催产素）；经腹或经阴道双合诊按摩子宫；可用浸有乙醚的纱布块涂擦阴道下1／3处，能反射性地引起子宫收缩；因损伤所致出血，参见子宫穿孔的处理；必要时应及时补液、输血等。

4）人流后感染：是指手术前无生殖器炎症，人工流产后1～2周内，因致病细菌的侵入而发生的生殖器官炎症。常见的是子宫内膜炎、子宫肌炎、附件炎、盆腔炎等，多为急性发病。严重者可出现败血症、感染性休克等。人流过程中手术器械多次进出宫腔增加感染机会，不全人工流产也是感染的常见原因，有宫腔内残留组织或积血者在给抗炎药物的同时，选择时机及时清理宫腔，以去除感染病灶。其他请参见宫内节育器放、取术感染及有关章节内容。

5）吸宫不全：由于技术不熟练、子宫过屈造成胚胎或其附属物残留。患者表现反复出血超过10天，B超检查可协助诊断。诊断吸宫不全者应尽快清宫，伴感染者应控制感染后再清宫。

6）漏吸：胚胎组织未被吸出或刮出，妊娠继续进行。往往由于子宫过屈、子宫畸形、妊娠早期胎囊过小等原因造成。术中吸出组织中未见胎囊时，应考虑漏吸可能，但还需排除异位妊娠。诊断漏吸，应建议重做人工流产术。

7）术后远期并发症：由于子宫颈管或子宫腔粘连，可引起闭经、经量减少、子宫内膜异位症等。常因过度吸刮、多次人工流产、感染所致。术后远期并发症关键是预防，确诊后应根据情况选择行粘连分解术。

（四）为降低新婚避孕失败率，需做好下列两项工作

1. 纠正口服避孕药的偏见。小剂量短效口服避孕药对肝肾功能正常的妇女，是绝对安全的，仅在开始服用期间，有时发生轻微的胃肠道反应。最理想的避孕方案，是于蜜月期间服用一段时期短效口服避孕药。想妊娠的前3～6个月，改用阴茎套避孕。

2. 对男女青年在结婚前详尽讲解科学的避孕知识，强调不能有侥幸心理，坚持每次性交均应采取避孕措施，才能使晚育工作真正落实，安全期避孕、体外排精、男性尿道压迫等避孕方法均不可取，新婚时间不提倡使用。

第三章　妊娠生理与妊娠诊断

　　妊娠是胚胎和胎儿在母体内发育成长的过程。妊娠全过程的生理变化是极其复杂的，卵子受精是妊娠的开始，胎儿及其附属物自母体排出是妊娠的终止。妊娠期特有的改变为胎儿提供了良好的环境，同时不影响母体的健康，妊娠妇女多数系统的生理活动是增强的，但也有活动减弱的如平滑肌和胃肠道，许多实验室的指标较非孕期发生明显的变化。充分认识妊娠所致的生理变化是正确理解妊娠并发症的基础。

第一节　受精及受精卵的发育、运送与着床

一、受精

　　精子和次级卵母细胞相结合形成受精卵的过程称为受精。受精后的卵子称孕卵或受精卵。正常发育成熟并已获能的精子和正常发育成熟的卵子相遇是受精的必要条件。受精必须在卵子尚未进入子宫之前，一般认为，卵子排出后15～18小时之内最易受精，因卵子的寿命仅1～2日，超过24小时常因迅速变性而失去受精能力。受精的部位一般在输卵管的壶腹部。

（一）精子的运行与获能

　　精子发生于睾丸曲细精管壁上的精原细胞，在附睾中发育，经过女性生殖道时，发生一系列形态、生理和生化的变化后，才具备使卵子受精的能力，此过程称为获能。当精子到达输卵管时已具备这种能力，表现为顶体有秩序地释放出水解酶，以便在接近卵子时释放一系列水解酶，消化卵子周围的放射冠和透明带。一般认为，精子在女性生殖道内能存活1～3日，但以性交后36～48小时之内受精能力最强。

（二）卵子的成熟与迁移

　　卵泡发育成熟后破裂，卵细胞及其周围的透明带、放射冠及部分卵丘的颗粒细胞随卵泡液流出。卵细胞较大，直径约200μm，无主动活动能力。排卵后由于输卵管伞部的"拾卵"作用，即依靠输卵管肌肉节律性地收缩、输卵管内膜纤毛细胞的向心性摆动及

输卵管液的流动，将卵细胞输送到壶腹部。由于壶腹部和峡部管腔直径的明显差别，输卵管液在壶腹部流速较峡部为慢，故卵细胞在壶腹部停留时间较长，以利于受精。

（三）受精的过程

性交时，精液射入阴道后穹隆，刚射出的精液呈胶冻状，2～5ml，每毫升内约有数千万个精子。待精液液化后精子活动力增强。大部分精子在酸性阴道液内不久死亡，仅一小部分可能借助于子宫颈稀薄的精液和子宫收缩作用而通过宫颈直接进入宫腔。精子通过宫颈到达输卵管需要的时间最短数分钟，长者达1～1.5小时或更长，进入输卵管的精子一般不超过200个。已获能的精子与卵子在输卵管壶腹部相遇，精子顶体释放出水解酶，分解卵子表面的放射冠和透明带。一个精子穿过透明带与卵子表面接触，此时，卵细胞完成第二次成熟分裂，产生一个成熟的卵细胞和一个第二极体。卵细胞核含有单倍体数染色体。精子头部、体部进入卵细胞后，尾部很快消失，精子和卵子的细胞膜相融合，精原核和卵原核相融合，形成一个新细胞，含父、母系各23条染色体，孕卵又恢复46条染色体。当精子穿过透明带后，卵膜即发生变化，形成阻止其他精子进入卵子内的屏障，故人类卵子受精为单卵受精。通过两性原核的融合。核膜消失，形成一个新的细胞，至此，受精过程即告完成。

二、受精卵的发育和运送

（一）受精卵的分裂

卵子受精后即开始分裂，细胞数目不断增多，成为一个实体细胞团，称桑葚胚。继续分裂，外层细胞分裂快，形成囊壁，称滋养层。内层细胞分裂较慢，形成内细胞块。内外两层之间形成一腔隙，称囊胚腔，此时孕卵称囊胚。囊胚植入子宫内膜后迅速发育，内细胞块增生、分化，形成2个囊腔，靠近滋养层的称羊膜腔；面向囊胚腔的称卵黄囊。两囊相接处之羊膜囊细胞称外胚层，卵黄囊细胞称内胚层。内、外两胚层相贴呈圆盘状称胚盘，是胎体发生的始基。

（二）着床

晚期囊胚侵入到子宫内膜的过程，称植入，也称着床（图3-1）。在受精后第6～7日开始，11～12日结束。着床需经过定位、粘着和穿透3个阶段。完成着床须具备的条件是：①透明带必须消失；②囊胚细胞滋养细胞必须分化出合体滋养层细胞；③囊胚和子宫内膜必须同步发育并相互配合；④孕妇体内必须有足够数量的孕酮，子宫有一个极短的敏感期允许受精卵着床。此外，近年检出有早孕因子，是由受精后24小时的受精卵产生，它能抑制母体淋巴细胞的活性，防止囊胚被排斥，有利于着床。

受精卵着床后，在孕酮作用下，子宫内膜腺体增大弯曲，腺腔中含有大量黏液及糖原，内膜血管充血，结缔组织细胞肥大，月经周期变化暂时停止。此时的子宫内膜称蜕膜。按蜕膜与受精卵的部位关系，将蜕膜分为三部分：

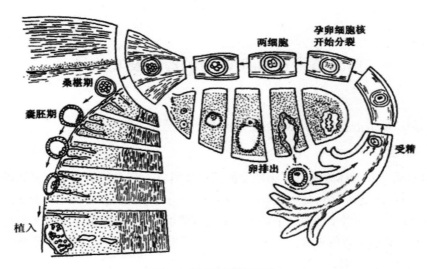

图3-1 卵子受精与植入

（1）底蜕膜：指囊胚植入深处的子宫蜕膜，将来发育成为胎盘的母体部分。

（2）包蜕膜：覆盖在囊胚上面的蜕膜。包蜕膜随囊胚发育逐渐突向子宫腔，由于这部分蜕膜高度伸展，缺乏营养而逐渐退化，约在妊娠12周因羊膜腔明显增大，使包蜕膜和真蜕膜相贴近，子宫腔消失，包蜕膜与真蜕膜逐渐融合，于分娩时这两层已无法分开。

（3）真蜕膜（壁蜕膜）：指底蜕膜与包蜕膜以外覆盖子宫腔的蜕膜（图3-2）。

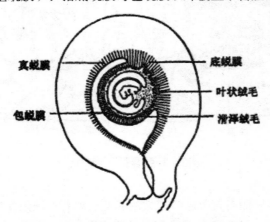

图3-2 早期妊娠子宫蜕膜与绒毛的关系

第二节　胎儿附属物的形成及其功能

胎儿附属物是指胎儿以外的组织，包括胎盘、胎膜、羊水和脐带。

一、胎盘

胎盘是胎儿和母体之间进行物质交换的重要器官。足月的胎盘呈圆形或椭圆形，重450~650g，直径16~20cm，中间厚、边缘薄。分为胎儿面和母体面。胎儿面表面被覆羊膜呈灰白色，光滑半透明，中央或稍偏处有脐带附着，脐带动静脉从附着处分支呈放射状分布，直达胎盘的边缘。母体面呈暗红色，粗糙，有18~20个胎盘小叶。

（一）胎盘的形成

胎盘由羊膜、叶状绒毛膜和底蜕膜（图3-3），是母体与胎儿进行物质交换的重要器官。

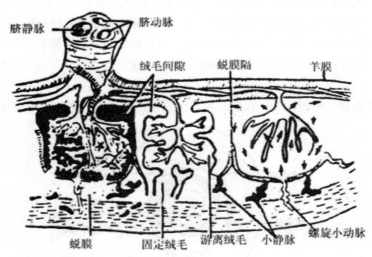

图3-3 胎盘循环模式

1. 羊膜　羊膜是胚胎时期羊膜囊扩大的囊壁，附着于绒毛膜板表面的透明薄膜，是构成胎盘的胎儿部分，为胎盘的最内层。羊膜光滑，无血管、神经及淋巴，有一定弹性，厚度仅0.02~0.05mm，自内向外由上皮细胞层、基底膜、致密层、纤维母细胞层和海绵层组成。电镜下见上皮细胞表面有微绒毛，随妊娠进展而增多。羊膜最初附着于胎盘边缘，以后随胚盘卷折，羊膜腔的扩大，附着点也转向胎儿腹侧，最后会合于脐部并包围在脐带的表面。

2. 叶状绒毛膜 构成胎盘的胎儿部分，占妊娠足月胎盘主要部分。晚期囊胚着床后，滋养层迅速分裂增生。内层为细胞滋养细胞，是分裂生长的细胞；外层为合体滋养细胞，是执行功能的细胞，由细胞滋养细胞分化而来。在滋养层里面有一层细胞称胚外中胚层，与滋养层共同组成绒毛膜。与底蜕膜相接触的绒毛，因营养丰富发育良好，称叶状绒毛膜。绒毛滋养层合体细胞溶解周围的蜕膜形成绒毛间隙，大部分绒毛游离其中，称为游离绒毛，少数绒毛紧附着于蜕膜深部，起固定作用，称固定绒毛。绒毛间隙之间有蜕膜隔将胎盘隔成15~20个胎盘小叶。绒毛间隙的胎儿侧是相通的，母体侧为底蜕膜，其内动、静脉血管都开口于绒毛间隙，因动脉血压力高达于绒毛膜板下后随即散向四周，流入胎盘母侧面，再经蜕膜小静脉流回母体血循环，故绒毛间隙充满母血。绒毛中的毛细血管所含胎儿血，隔着血管壁、绒毛间质、绒毛上皮与母血进行各种物质交换，由此可知，母血与胎儿血不直接相通。妊娠5个月后，绒毛上皮细胞滋养层逐渐退化，滋养层以合体细胞为主，母血与胎儿血相隔更近，更利于物质交换的进行。

3. 底蜕膜 构成胎盘的母体部分，占足月妊娠胎盘很小部分，分娩时胎盘即由此剥离。

（二）胎盘功能

1. 气体交换 氧气（O_2）是维持胎儿生命最重要的物质，在母胎之间氧气（O_2）和二氧化碳（CO_2）是以简单扩散方式进行交换的，可替代胎儿呼吸系统功能。母体动脉血氧分压（PO_2）为12.66~13.33kPa，绒毛间隙中PO_2为5.33~6.67kPa，胎儿脐动脉血的PO_2为2.67~4kPa，便于氧气自母体通过绒毛间隙向胎儿扩散。妊娠足月时脐动脉血的二氧化碳分压（PCO_2）平均为6.4kPa，较绒毛间隙PCO_2高0.8~1.33kPa，有利于CO_2自胎儿通过绒毛间隙向母体扩散。

2. 供给营养 可替代胎儿消化系统的功能。葡萄糖是胎儿热能的主要来源，以易化扩散方式通过胎盘。氨基酸以主动运输方式通过胎盘。自由脂肪酸能较快地通过胎盘。电解质及维生素多数以主动运输方式通过胎盘。胎儿通过绒毛血管从绒毛间隙的母血中摄取各种营养，以保证其生长及发育的需要。

3. 排泄废物 胎儿代谢产物如尿素、肌酐、肌酸等，经胎盘渗入母血而排出，故代替胎儿泌尿系统的功能。

4. 防御功能 正常胎盘能防止一般细菌及其他病原体直接通过，但各种病毒（如风疹病毒、巨细胞病毒等）、分子量小对胎儿有害的药物，均可通过胎盘影响胎儿致畸甚至死亡。细菌、弓形虫、衣原体、螺旋体可在胎盘部位形成病灶，破坏绒毛结构进入胎体感染胎儿。母血中免疫抗体如IgG能通过胎盘，胎儿从母体得到抗体，使胎儿在生后短期内获被动免疫力。

5. 合成功能 胎盘具有合成物质的能力，主要合成激素和酶。激素主要有绒毛膜促性腺激素（HCG）、胎盘生乳素（HPL）、妊娠特异性β_1糖蛋白（$PS\beta_1G$）、雌激素、孕激素等。酶主要为催产素酶、耐热性碱性磷酸酶等。

（1）绒毛膜促性腺激素（HCG）：是一种糖蛋白激素，由α、β两个不同亚基组成，β-亚基的结构与垂体分泌的FSH、LH和TSH等基本相似，故相互间能发生交叉反应，而β-亚基的结构各不相似。β-HCG与β-LH的结构较近似，但最后30个氨基酸则各不相同，所以临床应用β-亚基的特性做特异抗体用作诊断，以避免LH的干扰。HCG在停经后第32天（即受孕后17天）就能在孕妇血清和尿中测出，但量不多，在末次月经后8~10周血中浓度达到最高峰，可超过10万IU／L，此后迅速下降，中、晚期妊娠时血中浓度仅为高峰时的10%（1万~2万IU／L）持续到分娩，一般于产后2周消失。HCG于妊娠早期对营养黄体、维持妊娠起重要作用。

（2）雌激素：从孕17周开始母血中雌激素水平逐渐增高，胎盘能使雌二醇与雌酮互相转化。雌三醇的产生需胎盘与健康胎儿共同作用，所以，尿雌三醇的测定是监测胎儿胎盘功能的一项重要指标。

（3）胎盘生乳素（HPL）：于妊娠的第2个月开始分泌，第9个月达到高峰，直至分娩。产后HPL迅速下降，约产后7小时即不能测出。HPL的主要作用是促进母体乳腺生长发育。

（4）孕激素：由合体细胞产生，随妊娠进展而增高，从妊娠8~10周后切除双侧卵巢并不会使妊娠中断。与雌激素共同参与妊娠期母体各系统的生理变化。

（5）缩宫素酶（oxytocinase）：由合体滋养细胞产生的糖蛋白，分子量约为30万。因其能使缩宫素在胱氨酸分子上发生裂解，故又称15-胱氨酸氨基肽酶（15-cystine amin-opeptidase）。随着妊娠进展逐渐增多，至妊娠末期达高值，其生物学意义尚不十分明了，主要使缩宫素分子灭活，起到维持妊娠的作用。胎盘功能不良时，血中缩宫素酶呈低值，见于死胎、妊娠期高血压疾病、胎儿生长受限（fetal growth restriction，FCR）时。

（6）耐热性碱性磷酸酶（HSAP）：由合体滋养细胞分泌。于妊娠16~20周母血清中可测出。随着妊娠进展而增多，直至胎盘娩出后其值下降，产后3~6日内消失。动态测其数值可作为胎盘功能检查的一项指标。

二、胎膜

胎膜（fetal membranes）是由绒毛膜和羊膜组成。胎膜的外层是绒毛膜，在发育过程中缺乏营养供应而逐渐萎缩成为平滑绒毛膜（chorion leave）。胎膜的内层为羊膜，与覆盖胎盘、脐带的羊膜层相连接。至妊娠晚期，平滑绒毛膜与羊膜紧密相贴，但可以完全分开。妊娠14周末，羊膜与绒毛膜的胚外中胚层连接封闭胚外体腔，羊膜腔占据了整个子宫腔并随妊娠进展而逐渐增大。胎膜含有的多种酶，其活性与甾体激素代谢有关。胎膜含多量花生四烯酸（前列腺素前身物质）的磷脂，而且含有能催化磷脂生成游离花生四烯酸的溶酶体，因此，胎膜在分娩发动上有一定作用。

三、羊水

羊膜腔内的液体称羊水。

（一）羊水的来源

妊娠早期，羊水主要是母体血清通过胎膜进入羊膜腔的漏出液，也可通过脐带华尔通胶和胎盘表面的羊膜漏出。因此，妊娠早期羊水除蛋白质、钠浓度稍低外，与母体血清和其他部位的组织液十分相似，但量极少。自妊娠11～14周起胎儿肾脏即有排尿功能，妊娠晚期胎尿逐渐增多，经B型超声估计每日尿量为600～800ml，低张的尿液进入羊水，使羊水的渗透压逐渐降低，而肌酐、尿素及尿酸的浓度均高于血清，说明胎儿尿液可能为羊水的重要来源。若胎儿泌尿系统畸形，如先天性肾缺如、肾发育不全等，则可发生羊水过少。近年来证实，妊娠24～26周以后，胎儿肺泡Ⅱ型上皮能合成表面活性物质，羊水中可以测到这些物质，从而认为胎儿肺也参与羊水的生成，但量少，对羊水量影响不大。

（二）羊水的吸收

胎膜在羊水的产生和吸收方面起着重要作用。羊水的交换大约有50%是由羊膜完成。胎儿的消化道也是羊水排出的重要途径。足月胎儿每24小时可以吞咽羊水约500ml，经过消化道进入胎血循环，形成尿液再排出羊膜腔内，妊娠后半期，脐带、角化前胎儿皮肤也有吸收功能。

（三）母体、胎儿、羊水三者之间的液体交换

三者之间不断进行液体交换，才能保持羊水量的恒定，交换占主要地位的是羊膜。

1. 母儿之间液体交换主要通过胎盘，每小时约为3600ml。

2. 母体与羊水的交换主要经胎膜，每小时约400ml。

3. 羊水与胎儿的交换量较低，主要通过消化道、呼吸道、泌尿道及胎儿角化前皮肤等。

通过上述交换，约每3小时羊水即更换一次。

（四）羊水的容量、性状与成分

羊水量在妊娠10周时约30ml，妊娠20周时约400ml，妊娠38周时达高峰，可达1000ml，以后有所下降，妊娠足月时羊水量约800ml，妊娠过期有时羊水可少于500ml。

羊水的比重约为1.008。弱碱性。早孕时羊水澄清。妊娠足月时羊水略混浊，不透明，内含胎脂、毳毛、胎儿的脱落细胞、毛发、少量白细胞、白蛋白、尿酸盐及其他有机盐、无机盐类以及大量的激素和酶。当胎儿缺氧时，羊水内可混有胎粪。

（五）羊水的功能

1. 防止羊膜与胎体粘连。

2. 起缓冲作用，保护胎儿正常发育及不受外力冲击，避免由胎动引起的不适和母体与胎儿间的直接压迫。

3. 保持宫腔的恒温与恒压。

4. 使胎儿在宫腔内有一定活动度。

5. 传导压力，在分娩过程中形成前羊膜囊，促使子宫颈口扩张。

6. 破膜后流出羊水可润滑产道，有利于胎儿娩出并可减少感染。

7. 通过羊水检查可监测胎儿的成熟度、性别及某些遗传性疾病。

四、脐带

脐带（umbilical cord）是由体蒂演变而成，脐带是连于胎儿脐部与胎盘间的条索状结构，脐带一端连于胎儿腹壁脐轮，另一端附着于胎盘胎儿面，胚胎及胎儿借助脐带悬浮于羊水中。妊娠足月胎儿的脐带长30～100cm，平均约55cm，直径0.8～2.0cm，表面被羊膜覆盖，呈灰白色。脐带断面中央有一条管壁较薄、管腔较大的脐静脉；两侧有两条管壁较厚、管腔较小的脐动脉。血管周围为含水量丰富的来自胚外中胚层的胚胎结缔组织，称华通胶（Wharton jelly），保护脐血管。由于脐血管较长，使脐带常呈螺旋状迂曲。脐带是胎儿和母体之间进行物质交换的重要通道和唯一桥梁。若脐带受压而使血流受阻时，缺氧可导致胎儿窒迫，甚则危及胎儿生命。

第三节　胎儿发育及生理特点

一、胚胎、胎儿发育特征

妊娠8周末以前的胎体称胚胎，此阶段主要器官分化已完成。自妊娠9周至分娩前称胎儿，为各器官进一步发育成熟的时期。胚胎及胎儿各期的发育特征如下：

4周末：可辨认胚盘与体蒂。

8周末：胚胎初具人形，头大占整个胎体一半。能分辨出眼、耳、鼻、口。四肢已具雏形。B型超声可见早期心脏形成并有搏动。

12周末：胎儿身长约9cm，顶臀长为7.5cm，头围为7.4cm，体重约20g，外生殖器已发育，四肢可活动。

16周末：胎儿身长约16cm，顶臀长为12.8cm，头围为12.6cm，双顶径为3.79cm，体重约100g。从外生殖器可辨认胎儿性别。头皮已长出毛发，体毛出现，皮肤薄，呈深红色，无皮下脂肪。部分孕妇自觉有胎动。

20周末：胎儿身长约25cm，顶臀长17.7cm，头围为17.6cm，双顶径为4.68cm，体重约300g。皮肤暗红，全身有毳毛及胎脂，开始有吞咽、排尿功能。经孕妇腹壁可听到胎心音。

24周末：胎儿身长约30cm，顶臀长为21.9cm，头围为17.6cm，双顶径为5.8cm，体重约700g。各脏器已发育，皮下脂肪开始沉积，皮肤出现皱纹，出现眉毛及睫毛。

28周末：胎儿身长约35cm，顶臀长为25.5cm，头围为26.3cm，双顶径为7.09cm，体重约1000g。有呼吸运动，生后能啼哭，出生后易患呼吸窘迫综合征。四肢活动好。

32周末：胎儿身长约40cm，体重约1700g。面部毳毛已脱，生活力尚可。此期出生者如注意护理，可以存活。

36周末：胎儿身长约45cm，体重2500g。皮下脂肪发育良好，毳毛明显减少，指（趾）甲已超过指（趾）尖，出生后能啼哭及吸吮，生活力良好，此期出生者基本可以存活。

40周末：胎儿已成熟，身长约50cm，体重约3000g或以上。体形外观丰满，皮肤粉红色，男性睾丸已下降，女性大小阴唇发育良好。出生后哭声响亮，吸吮力强，能很好存活。

临床常用新生儿身长作为判断胎儿月份的依据。妊娠前20周（即前5个妊娠月）的胎儿身长（cm）=妊娠月数的平方。如妊娠4个月时胎儿身长= 4²= 16cm。妊娠后20周（即后5个妊娠月）的胎儿身长（cm）=妊娠月数×5。如妊娠7个月=7×5 =35cm。

二、胎儿生理特点

为了适应胎儿生长发育的需要，其营养供应可分为如下3个阶段：

（1）吸收：于着床前孕卵可以小量地吸收输卵管和宫腔液。

（2）组织营养传递：在胎盘循环建立之前，早期胚胎和蜕膜之间进行胚胎发育需要的物质和代谢物质交换。

（3）血液营养的传递：通过胎盘循环进行交换，从母体取得营养并将代谢产物经母体排出。

因此，胎儿各系统为适应其生存需要，就必须具有某些与成人不同的生理特点。其中，以循环系统与成人差异最大。

（一）循环系统

1. 胎儿循环解剖学特点

（1）1条脐静脉将来自胎盘含氧量较高的血液送入胎儿循环进行交换。出生后胎盘循环停止，脐静脉闭锁成为肝圆韧带；脐静脉末端的静脉导管也闭锁成为静脉韧带。

（2）2条脐动脉将胎体内含氧较低的血液送入胎盘与母体进行交换，出生后脐动脉闭锁成为腹下韧带。

（3）动脉导管位于肺动脉与动脉弓之间，胎儿出生后开始呼吸，肺循环建立，动脉导管闭锁，成为动脉韧带。

（4）卵圆孔位于左右心房之间，卵圆孔在胎儿出生后几分钟内开始关闭，多数婴儿在出生后6~8周完全闭锁，但有少数终生不闭锁，很少有临床症状。

2. 血循环特点　含氧充分（80%）的血液，从胎盘进入脐静脉至肝脏处分为三支：一支直接入肝，一支与门静脉汇合入肝，此两支的血液经肝静脉注入下腔静脉；另一支为静脉导管直接入下腔静脉。在脐静脉入肝处，静脉导管壁内有一个括约肌装置，对脐静脉注入肝的血流量起调节作用。当血液流经下腔静脉时，加入了一小部分来自下肢、腹腔和盆腔的含氧低的血液。下腔静脉将混合血送入右心房。

从下腔静脉导入右心房的血液，受下腔静脉瓣在入口处的引导，血液直接射向卵圆孔，卵圆孔的上缘对流过的血液起分流作用，使大部分血液经卵圆孔进入左心房；小部分血液与上腔静脉来的含氧低的血液汇合入右心室，随后进入肺动脉。由于胎儿肺尚未执行呼吸功能，肺循环阻力较大，肺动脉大部分血液经动脉导管流入降主动脉，仅约1/3的血液入肺后再经肺静脉流回到左心房。

左心房含氧丰富的血液进入左心室，继而注入升主动脉，分送到头、颈、上肢及心脏本身，主要先保证脑发育的需要。当血液流经降主动脉时，又加入了从动脉导管来的含氧量少的血液，故躯干、下肢获得的是含氧量中等的血液。降主动脉的血液除小部分到腹腔器官、盆腔和下肢外，大部分血液经腹下动脉由脐动脉送至胎盘，与母体血液进行气体和物质交换。可见胎儿体内无纯动脉血，而是动静脉混合血，只是流经各部位的血液血氧含量有程度上的差异（图3-4）。

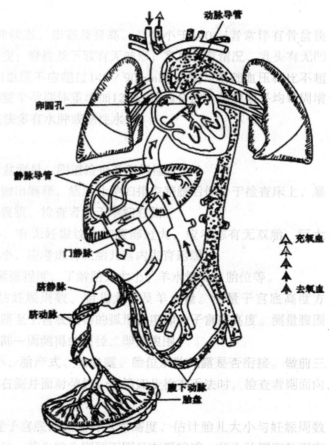

图3-4　胎儿的血液循环

30

（二）血液

1. 红细胞生成　约于受精后3周末胎儿血循环建立，其红细胞主要来自卵黄囊。于妊娠10周，红细胞的主要生成器官是肝，继而骨髓、脾逐渐有造血功能。至足月妊娠时骨髓产生90%红细胞。于妊娠32周时产生大量红细胞生成素，使孕32周以后的早产儿和足月儿的红细胞数均增多，约为6.0×10^{12}／L。因为胎儿红细胞的生命周期短，仅为成人的2／3，故需不断生成红细胞。

2. 血红蛋白生成　血红蛋白在原红细胞、幼红细胞和网织红细胞内合成，包括原始血红蛋白、胎儿血红蛋白和成人血红蛋白。随着妊娠的进展，血红蛋白不仅数量增多，而且逐渐由原始型向成人型过渡。在妊娠前半期，均为胎儿血红蛋白，至妊娠最后4～6周，成人血红蛋白增多，至分娩时仅约25%红细胞含胎儿血红蛋白。含胎儿血红蛋白的红细胞，对氧有较高的亲和力。

3. 白细胞生成　妊娠2个月后，胎儿血循环中出现粒细胞。于妊娠12周，胸腺、脾脏产生淋巴细胞，成为机体内抗体的主要来源。

（三）呼吸系统

胎儿的呼吸功能是由母儿血液在胎盘进行气体交换完成的，但胎儿在出生前肺泡肺循环及呼吸肌均已发育。妊娠11周可看到胎儿胸壁运动，16周胎儿呼吸能使羊水进出呼吸道。但当胎儿窘迫时，正常呼吸运动停止。

（四）消化系统

早在妊娠11周小肠已有蠕动，妊娠4个月时胃肠功能基本建立，胎儿可吞咽羊水，吸收大量水分。

胎儿胃肠能吸收氨基酸、葡萄糖及其他可溶性营养物质，但对脂肪的吸收能力较差。胎儿肝脏内缺乏许多酶，以至于不能结合因红细胞破坏所产生的大量游离胆红素。

（五）泌尿系统

胎儿肾脏在妊娠11～14周时有排泄功能，妊娠14周的胎儿膀胱内已有尿液。妊娠后半期胎尿成为羊水的重要来源之一。

（六）内分泌系统

胎儿甲状腺是胎儿期发育的第一个内分泌腺。早在受精后第4周甲状腺即能合成甲状腺素。胎儿肾上腺的发育最为突出，其重量与胎儿体重之比远超过成年人，且胎儿肾上腺皮质主要由胎儿带组成，占肾上腺的85%以上。出生约半年后消失。胎儿肾上腺皮质是活跃的内分泌器官，产生大量的甾体激素尤其是脱氢表雄酮，与胎儿肝脏、胎盘、母体共同完成雌三醇的合成与排泄。因此，血、尿雌三醇测定成为临床上产前进行宫内监护、估计胎盘功能最常用的有效方法。

（七）生殖系统及性腺分化发育

男性胎儿睾丸发育较早，妊娠第9周开始分化，至妊娠14~18周形成细精管。当有了睾丸时，刺激间质细胞分泌睾酮，促使中肾管发育，而支持细胞产生副中肾管抑制物质，使副中肾管发育受到抑制而退化。外阴部5α-还原酶使睾酮衍化为二氢睾酮，外生殖器向男性分化发育。睾丸于临产前降至阴囊内，右侧睾丸高于左侧且下降较迟。

女性胎儿卵巢发育稍晚，于妊娠11~12周卵巢开始分化。因缺乏副中肾管抑制物质而致副中肾管系统发育，形成阴道、子宫、输卵管。外阴部缺乏5α-还原酶，外生殖器向女性分化发育。

第四节　妊娠期母体变化

妊娠期由于胎儿生长发育的需要，在胎盘产生的激素作用下，母体各系统发生了一系列适应性生理性变化。了解妊娠期母体的变化，有助于护理人员帮助孕妇了解妊娠期的解剖及生理方面的变化；减轻孕妇及其家属由于知识缺乏而引起的焦虑；教育孕妇及其家庭成员处理症状和体征；帮助孕妇识别潜在的或现存的非正常的生理性变化。

一、生殖系统的变化

（一）子宫

1. 子宫体　明显增大变软，早期子宫呈球形且不对称，妊娠12周时，子宫增大均匀并超出盆腔。妊娠晚期子宫多呈不同程度的右旋，与盆腔左侧有乙状结肠占据有关。宫腔容积由非妊娠时5~10ml增加至妊娠足月时约5000ml，子宫大小由非妊娠时的7cm×3cm增大至妊娠足月时的35cm×22cm×25cm。子宫壁厚度非妊娠时约1cm，妊娠中期逐渐增厚，妊娠末期又变薄，妊娠足月时为1.0~1.5cm。子宫动脉逐渐由非妊娠时的屈曲至妊娠足月时变直，以适应胎盘内绒毛间隙血流量增加的需要。妊娠足月时，子宫血流量为500~700ml/min。

2. 峡部　位于宫体部与宫颈之间最狭窄部位。非孕时长约1cm，妊娠后变软，妊娠10周时子宫峡部明显变软。孕12周以后，子宫峡部逐渐伸展、拉长、变薄，扩展成为子宫腔的一部分，形成子宫下段。临产后可伸展到7~10cm长，成为产道的一部分。

3. 宫颈妊娠　早期宫颈组织水肿，黏膜充血，致使宫颈肥大、变软，外观呈紫蓝色。宫颈管内腺体肥大，宫颈黏液分泌量增多，形成黏稠的黏液栓堵塞于宫颈管，有防止病原体入侵宫腔的作用。接近临产时，宫颈管变短并出现轻度扩张。由于宫颈鳞柱状上皮的交界部向外推移，宫颈表面外观色红如糜烂状，称假性糜烂。

（二）卵巢

妊娠期略增大。于一侧卵巢可见妊娠黄体，妊娠6～7周前分泌雌、孕激素维持早期妊娠。黄体功能于10周后由胎盘取代，黄体在妊娠3～4个月时开始萎缩。妊娠期间卵巢停止排卵。

（三）阴道

妊娠时阴道黏膜充血、水肿，外观呈紫蓝色，阴道肌层肥厚，周围结缔组织变软，白带增多。妊娠时阴道上皮细胞内糖原积聚，经阴道杆菌作用后成为乳酸，使阴道pH值降低，抑制致病菌生长，有利于防止感染。

（四）外阴

妊娠期外阴部充血，会阴肥厚变软，大小阴唇有色素沉着，组织变软，以利于胎儿娩出。

二、乳房的变化

妊娠期乳房有显著的改变。妊娠早期的数周内孕妇常感乳房触痛和刺痛。由于乳腺腺管和腺泡的增多致使乳房增大。乳头变大并有色素沉着致呈黑褐色，易勃起，乳晕亦着色，因有较多散在皮脂腺肥大而形成的结节状小隆起，称为蒙氏结节（Montgomery tubercles），是早妊体征之一。妊娠晚期轻轻挤压乳头时，可有少许淡黄色稀薄液体流出，但真正的泌乳则在分娩后出现，这可能与妊娠期血液中有高浓度雌、孕激素而抑制乳腺分泌有关。

三、血液、循环系统的变化

（一）血液的变化

至孕32～34周达高峰，血容量增加30%～45%，维持至分娩。血液稀释系因血浆增加（1000ml）多于红细胞增加（500ml）。红细胞计数约为3.6×10^{12}／L，血红蛋白值为110g／L，红细胞压积为0.31～0.34。孕妇储铁约0.5g，因红细胞增加和孕妇、胎儿的需要，容易缺铁，应自孕中期开始补充铁剂。白细胞总数自孕7～8周开始增加，至孕30周达高峰，约为12×10^9／L，有时可达15×10^9／L，主要是中性粒细胞增多。孕期血液处于高凝状态。凝血因子Ⅱ、Ⅴ、Ⅶ、Ⅷ、Ⅸ、Ⅹ均增多，仅凝血因子Ⅺ、Ⅷ减少。血小板数略减少。血纤维蛋白原值约增加50%，于妊娠期可达4～5g／L。红细胞沉降率加快。血浆蛋白值于孕中期约为65g／L，主要是白蛋白减少。

（二）循环系统的变化

妊娠期由于子宫增大，膈肌升高，心脏向左、向上、向前移位。心脏容量从妊娠早期至妊娠末期约增加10%，心率每分钟增加10～15次。由于心脏移位，血流量增加，血流速度加快，在心尖区可听到柔和吹风样收缩期杂音，产后消失。妊娠10周开始，心搏出量增加，妊娠28周左右达峰值，约增加30%，一直持续到分娩。临产后，特别是第二产程期间，心搏出量显著增加。妊娠早期、中期血压偏低，主要变化是舒张压，因外周血管扩张，血液稀释及胎盘形成动静脉短路，使外周循环阻力减低所致。妊娠晚期血压轻度升高。孕妇体位影响血压，仰卧位时易发生低血压。妊娠后期下腔静脉的回血量增多，增大的子宫压迫，因此，股静脉压力高于非孕期。由于下肢、外阴及直肠下静脉压力增加，血流不畅，下肢及外阴易发生静脉曲张，容易出现痔。

四、呼吸系统的变化

妊娠期耗氧量增加，气体交换量增加，呼吸稍增快。因妊娠子宫增大，膈肌上升，肋骨外展，胸廓横径加宽周径加大，肺活量无改变，以胸式呼吸为主。上呼吸道黏膜水肿、充血、局部抵抗力降低，易发生上呼吸道感染。

五、消化系统的变化

很多孕妇在孕6～10周，可有不同程度的恶心或呕吐，尤其晨间空腹时更加明显，或伴有食欲不振、偏食以及喜食酸味食物等，称为早孕反应。这种反应的程度和持续时间因人而异，但多数不需特殊治疗，在孕10～12周逐渐消失。

妊娠期间牙龈充血、水肿、增生，晨间刷牙时易有牙龈出血，分娩后即消失。妊娠牙齿容易松动和出现龋齿。

妊娠期间随着子宫的增大，胃被上举，肠被推向上方和两侧，盲肠和阑尾向外上方移动，阑尾的基底部在髂嵴水平。

由于雌激素的影响，胃肠平滑肌张力下降使蠕动减少、减弱，胃排空时间延长，易有上腹部饱胀感。妊娠中、晚期，由于胃部受压及幽门括约肌松弛，胃内酸性内容物可回流至食管下部，产生"灼热"感。肠蠕动减弱，易便秘。

六、泌尿系统变化

（一）肾脏

妊娠期由于代谢产物增多，肾脏负担过重。肾血浆流量较非孕时增加35%，肾小球滤过率增加50%，且两者均受体位影响，孕妇仰卧位尿量增加，故夜尿量多于日尿量。代谢产物尿素、尿酸、肌酸、肌酐等排泄增多。当肾小球滤过超过肾小管吸收能力时，可有少量糖排出，称为妊娠生理性糖尿。

（二）输尿管

妊娠期在孕激素作用下，输尿管增粗且蠕动减弱，尿流缓慢，右侧输尿管受右旋妊娠子宫压迫，加之输尿管有尿液逆流现象，孕妇易患急性肾盂肾炎，以右侧多见。

七、皮肤的变化

（一）色素沉着

不少孕妇妊娠期间在面颊、乳头、乳晕、腹白线及外阴等处皮肤有色素沉着，在面颊可呈不规则的褐色斑块或呈蝶形分布，俗称妊娠斑，分娩后逐渐减退，但有时不能完全消失。色素沉着与妊娠期垂体分泌黑色素细胞刺激素增多有关，而且雌、孕激素又有直接促进黑色素细胞的作用，故妊娠皮肤色素沉着增加。

（二）妊娠纹

妊娠期孕妇腹部皮肤可出现不规则平行裂纹，有的甚至出现在大腿、臀部及乳房皮肤，裂纹呈淡红色或紫褐色，质柔软，有皮肤变薄感，称为妊娠纹，见于初产妇。产后上述妊娠纹逐渐退变成银白色，持久不消退。妊娠纹的发生多认为与肾上腺皮质激素分泌过多引起皮内组织发生改变有关，也有人认为与增大的子宫使腹壁皮肤过度扩展有关。

（三）毛发改变

妊娠期极少数孕妇有阴毛和腋毛增多、增粗的现象，可能与睾酮和肾上腺皮质激素增多有关。也有孕妇孕期发生轻度脱发者，极个别严重脱发可致全部脱光。原因不明，产后可自然恢复。

（四）骨骼、关节及韧带的变化

骨质在妊娠期间一般无改变，仅在妊娠次数过多、过密又不注意补充钙质及维生素D时，能引起骨质疏松症。妊娠后期部分孕妇自觉腰骶部及肢体疼痛不适，可能与松弛素（relaxin）使骨盆韧带及椎骨间的关节、韧带松弛有关。

八、内分泌系统的变化

（一）垂体

妊娠期垂体稍增大，尤其在妊娠末期，腺垂体增生肥大明显。嗜酸细胞肥大增多，形成"妊娠细胞"。

1. 促性腺激素（Gonadotropins，Gn）　在妊娠早期，先妊娠黄体后由胎盘分泌大量雌、孕激素，对下丘脑及腺垂体的负反馈作用，使FSH及LH分泌减少，故妊娠期间卵巢内的卵泡不再发育成熟，也无排卵。

2. 催乳激素（Prolactin，PRL）　妊娠7周开始增多，随妊娠进展逐渐增量，妊娠足月分娩前达高峰约150μg/L，为非孕妇女15μg/L的10倍。催乳激素有促进乳腺发育的作用，为产后泌乳做准备。分娩后不哺乳于产后3周内降至非孕时水平，哺乳者多在产后80~100日或更长时间才降至非孕时水平。

（二）肾上腺皮质

1. 皮质醇（cortisol） 为主要的生理糖激素。妊娠期血清皮质醇浓度明显增加，增到原来的3倍以上，进入血液循环后，75%与皮质类固醇结合球蛋白（CBG）结合，15%与白蛋白结合，仅有约10%的游离皮质醇起作用，故孕妇并无肾上腺皮质功能亢进的表现。

2. 醛固酮（aldosterone） 为主要的生理盐激素。妊娠期间醛固酮水平从孕15周开始增加，至足月妊娠时为2780nmol（1mg）左右，是非孕时的139~695nmol（50~250μg）的4~20倍。但仅有30%~40%为有活性作用的游离醛固酮，故不致引起过多的水钠潴留。

（三）甲状腺

妊娠期间甲状腺组织增生，血管增多，使甲状腺体积增大。由于受高雌激素水平的影响，血液循环中甲状腺素结合球蛋白（TBG）显著增加，TBG与T_3、T_4的结合力亦增加，致使血浆中结合型T_3、T_4增多，而游离的T_3（FT_3）及游离的T_4（FT_4）无改变，妊期基础代谢率约增加20%，但孕妇通常无甲状腺功能亢进的表现。孕妇及胎儿体内的促甲状腺激素均不能通过胎盘，而是各自负责自身甲状腺功能的调节。

（四）甲状旁腺

妊娠早期孕妇血浆甲状旁腺素水平降低，随妊娠进展，血容量和肾小球滤过率的增加以及钙的胎儿运输，导致孕妇钙浓度的缓慢降低，造成甲状旁腺素在妊娠中晚期逐渐升高。

九、新陈代谢的变化

（一）糖代谢

妊娠期由于胰岛功能旺盛，胰岛素分泌增多，孕妇血糖偏低。肾脏排糖阈降低，可出现生理性糖尿。

（二）脂肪代谢

妊娠期间由于肠道对脂肪吸收能力增加，血脂水平增高，脂肪储备较多，为妊期、分娩以及产后哺乳的能量消耗做好准备。

（三）蛋白质代谢

妊娠期孕妇处于正氮平衡状态，对蛋白质的需要量增加。母体储备的蛋白质，除供给胎儿生长发育及子宫、乳房增大的需要以外，还为分娩期消耗做准备。

（四）水代谢

妊娠期间母体内总体液量增加平均约为7L，水钠潴留和排泄形成适当比例而不引起水肿。但至妊娠末期组织间液可增加1~2L。

（五）矿物质代谢

胎儿生长发育需要多量的钙和磷，胎儿所需的钙、磷必须从母体骨质中获取，若代谢失常或摄入量不足，母体可因血钙过低造成小腿抽筋或手足搐搦，或骨质疏松。因此，妊娠期应补钙，尤其在妊娠晚期。在补充钙的同时应同时补给维生素 D，促进小肠黏膜对钙的吸收。妊娠期母体铁的需要量也增加。因母体红细胞增加，胎盘发育，子宫长大，以及胎儿造血的需要，需要供应大量铁质。故妊娠后期应给孕妇补充适量的铁剂，否则易发生缺铁性贫血。

（六）基础代谢率

基础代谢率在妊娠早期稍下降，从妊娠中期开始增高，到足月妊娠时可达20%~30%。

十、骨骼、关节、韧带的变化

骨质在妊娠期一般无改变，在妊娠过多、过密时如不注意补充维生素D或钙，可引起骨质疏松症。部分孕妇自觉腰骶部及肢体疼痛不适，可能与松弛素使骨盆韧带及椎骨间的关节、韧带松弛有关。由于子宫增大，重心前移，脊柱略向前凸，为保持身体平衡，孕妇头及肩向后移，腰部曲度增加，容易出现腰背痛。

十一、其他

（一）体重

体重于妊娠13周前无明显变化，以后平均每周增加350g，正常不应超过500g，至妊娠足月时，体重约增加12.5kg，包括胎儿、胎盘、羊水、子宫、乳房、血液、组织间液、脂肪沉积等。

（二）矿物质

胎儿生长发育需要大量的钙、磷、铁。胎儿骨骼及胎盘形成，需要较多的钙，近足月妊娠的胎儿体内含钙约25g，磷24g，绝大部分是在妊娠末期2个月内积累的，故应于妊娠后3个月补充维生素及钙，以提高血钙含量。

第五节 早期妊娠的诊断

一、病史与症状

（一）停经

生育年龄的已婚健康妇女，平时月经周期规律，一旦月经过期10日或以上，应疑为妊娠。但需与内分泌紊乱、哺乳期、口服避孕药引起的闭经相鉴别。

（二）早孕反应

约60%的妇女在停经6周左右出现畏寒、头晕、乏力、嗜睡、流涎、食欲不振、喜食酸物或厌恶油腻、恶心、晨起呕吐等一系列症状，称早孕反应。早孕反应约持续2个月自行消失。

（三）尿频

于妊娠早期出现，增大的前倾子宫在盆腔内压迫膀胱所致，当子宫逐渐增大超出盆腔后，尿频症状自然消失。

（四）乳房变化

体内增多的雄激素促进乳腺腺管发育及脂肪沉积，孕激素促进乳腺腺泡发育。催乳激素、生长激素、胰岛素、皮质醇和表皮生长因子协同作用，使腺体干细胞分化为腺泡细胞和肌上皮细胞。查体可见乳房逐渐增大，感觉乳房胀痛。哺乳妇女妊娠后乳汁明显减少。乳头及乳晕着色加深，由于皮脂腺增生，乳晕周围出现深褐色结节——蒙氏结节（Montgomery tubercles）。

二、体征

（一）生殖器官的变化

妊娠后阴道壁及子宫颈充血变软，呈紫蓝色。双合诊检查子宫体增大变软，最初子宫前后径变宽变饱满，继后宫体呈球形。孕12周时，宫底超出盆腔，在耻骨联合上可扪及宫体。黑加征出现，子宫峡部极软，宫体与宫颈似不相连，妊娠10周后羊膜囊逐渐下移，此体征消失。

（二）乳房变化

妊娠8周起，乳房逐渐长大，肿胀疼痛，乳头、乳晕着色加深，乳晕周围蒙氏结节出现。

38

三、辅助检查

（一）妊娠试验

孕卵着床后滋养细胞分泌绒毛膜促性腺激素，孕妇血清中和尿液中含有绒毛膜促性腺激素，利用其生物学和免疫学特点，检查血或尿液，结果阳性可协助诊断早孕。常用检测方法有酶免疫测定法、放射免疫测定法及生物测定法。

（二）超声检查

1. B型超声显像法是诊断早期妊娠最快速准确的方法。经腹部超声扫描在妊娠5周时可见妊娠环，6~8周在妊娠环内可见胎心搏动。阴道超声扫描对早孕诊断较腹部超声扫描提前1周左右。

2. 超声多普勒法在增大的子宫区内可听到有节律的单—高调胎心音，最早可出现在妊娠7周时。

（三）黄体酮试验

利用孕激素在体内突然撤退可引起子宫出血的原理，对可疑早孕的妇女，每日肌内注射黄体酮20mg，连用3~5日。停药后超过7日未出现阴道流血，提示早期妊娠可能性大。

（四）宫颈黏液检查

宫颈黏液量少、黏稠，拉丝度差，涂片干燥后光镜下仅见排列成行的椭圆体，不见羊齿植物叶状结晶，则早期妊娠的可能性较大。

（五）基础体温测定

每日清晨醒来后（夜班工作者于休息6~8小时后），尚未起床、进食、谈话等任何活动之前，量体温5分钟（多测口腔体温），并记录于基础体温单上，按日连成曲线。如有感冒、发热或用药治疗等情况，在体温单上注明。具有双相型体温的妇女，停经后高温持续18日不见下降者，早孕可能性大；如果高温持续3周以上，则早孕可能性更大。

临床上要将病史、体征及辅助检查结合起来才能确诊早孕，不应将妊娠试验作为唯一的诊断依据，因妊娠试验有时可出现假阳性或假阴性。若就诊时停经日数尚短，临床表现及辅助检查结果还不能判定为早孕时，应嘱7~10日后复查。在诊断早孕时，应注意与卵巢囊肿、子宫肿瘤及尿潴留相鉴别。

第六节　中期及晚期妊娠的诊断

妊娠中期以后，胎儿和子宫增大，自腹部可扪及胎儿，听到胎心音，孕4个月左右，孕妇可自觉胎动，B超检查可见到胎儿，不难诊断。同时，妊娠12周以后，孕妇面部出现棕色蝴蝶状斑点，脐耻之间皮肤黑白线色素加深，以及腹部、大腿外侧、乳房周围出现妊娠纹（系组织伸展皮下弹性纤维断裂所致），有助于诊断。需要注意的是要定期产检，及时发现各种孕期异常情况，如胎儿畸形，胎盘、羊水、脐带情况，是否双胎等。

一、病史及症状

有早期妊娠的经过，并逐渐感到腹部增大和胎动，以及一些早期妊娠伴随症状。

二、检查与体征

（一）子宫增大

子宫随着妊娠进展逐渐增大。检查腹部时，根据手测子宫高度及尺测耻上子宫长度，可以判断妊娠周数（表3–1）。但子宫底高度存在个体差异。

表3–1　不同妊娠周数的宫底高度、子宫长度、双顶径大小

妊娠周数	手测宫底高度	尺测耻上子宫长度（cm）	双顶径（mm）
12周末	耻骨联合上2~3横指		23.0 ± 5.4
16周末	脐耻之间		36.2 ± 5.8
20周末	脐下1横指	18（15.3~21.4）	48.8 ± 5.6
24周末	脐上1横指	24（22.0~25.1）	60.5 ± 5.0
28周末	脐上3横指	26（22.4~29.0）	72.4 ± 6.7
32周末	脐与剑突之间	29（25.3~32.0）	81.7 ± 6.5
36周末	剑突下2横指	32（29.8~34.5）	88.1 ± 5.7
40周末	脐与剑突之间或略高	33（30.0~35.3）	92.8 ± 5.0

（二）胎动

胎儿在子宫内的活动称为胎动。胎动是胎儿情况良好的表现。孕妇于妊娠18~20周开始自觉胎动，平均每小时3~5次。随着妊娠周数越多，胎动越活跃，妊娠末期由于胎先露的入盆，胎动稍减少。

（三）胎心音

于妊娠18～20周用听诊器经孕妇腹壁能听到胎心音。胎心音呈双音，第一音和第二音很接近，似钟表"嘀嗒"声，速度较快，每分钟120～160次。于妊娠24周以前，胎心音多在脐下正中或稍偏左、右听到。于妊娠24周以后，胎心音多在胎背所在侧听得最清楚。听到胎心音即可确诊妊娠且为活胎。胎心音需与子宫杂音、腹主动脉音、胎动音及脐带杂音相鉴别。

三、辅助检查

（一）超声检查

B型超声显像法可显示胎儿数目、胎产式、胎先露、胎方位、有无胎心搏动以及胎盘位置，且能测量胎体的多条径线，并可观察胎儿有无体表畸形。超声多普勒法能探出胎心音、胎动音、脐带血流音及胎血流音。

（二）胎心电子监护

对妊娠30周以上者，用胎心电子监护做胎心监护，了解胎儿的胎心率、胎心变异度及胎动后胎心率改变（即无应激试验，NST）。宫缩时，观察宫缩应激实验（CST）。必要时还可做催产素激惹实验（OCT），可观察胎儿胎盘的储备功能。

（三）胎儿心电图

胎儿心电图可反映胎心活动情况。妊娠12周后可经孕妇体表测得胎儿心电图，成功率80.3%。随着孕龄数的增加，成功率愈高。胎儿心电图有助于判断胎儿是否存活、胎心是否异常、胎儿有无发育迟缓、宫内缺氧、先天性心脏病、过期妊娠或母儿血型不合等。

（四）X线

孕20周后X线可显示胎儿骨骼，但因X线对胎儿生长发育不利，目前极少采用，若孕妇必须作X线检查，应尽量延至孕7个半月以上。

第七节　胎产式、胎先露、胎方位

妊娠28周以前，由于羊水相对较多，胎儿较小，胎儿在子宫内有较大的活动范围，其位置和姿势容易改变。随妊娠进展，胎儿生长迅速，胎儿在子宫内活动范围逐渐减小，至妊娠32周后，胎儿的位置和姿势相对恒定。为适应椭圆形宫腔的形状，胎儿在子宫内所取的姿势（简称胎势）为：胎头俯屈，脊柱略向前弯，四肢屈曲交叉于胸腹前。

由于胎儿在子宫内的位置不同，即形成了不同的胎产式、胎先露及胎方位。

一、胎产式

胎体纵轴与母体纵轴的关系称胎产式。两轴平行者称纵产式，占妊娠足月分娩总数的99.75%；两轴垂直者称横产式（图3-5）。两轴交叉者称斜产式，此产式属暂时的，在分娩过程中多数转为纵产式，偶尔转成横产式。

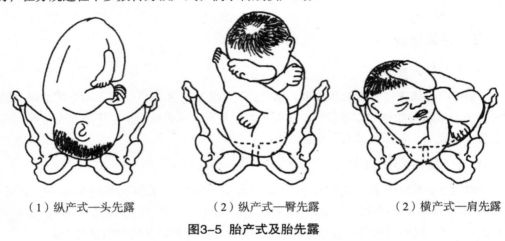

（1）纵产式—头先露　　　（2）纵产式—臀先露　　　（2）横产式—肩先露

图3-5 胎产式及胎先露

二、胎先露

最先进入骨盆上口（旧称骨盆入口）的胎儿部分称为胎先露。纵产式有头先露和臀先露。头先露因胎头屈曲的程度不同，又分为枕先露、前囟先露、额先露及面先露（图3-6）。

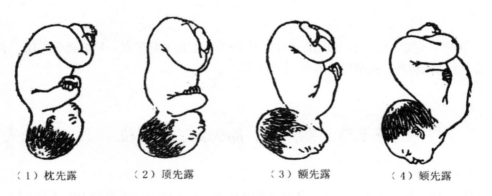

（1）枕先露　　　（2）顶先露　　　（3）额先露　　　（4）颏先露

图3-6 头先露的类型

头先露发生率为纵产式的95.75%～97.75%，其中，枕先露发生率为纵产式的95.55%～97.55%，面先露为0.2%。臀先露因入盆先露不同，又分为混合臀先露（完全臀先露），单臀先露、单足先露和双足先露（图3-7）。臀先露发生率为纵产式的2%～4%。横产式为肩先露。偶尔头先露或臀先露与胎手或胎足同时入盆，称复合先露。

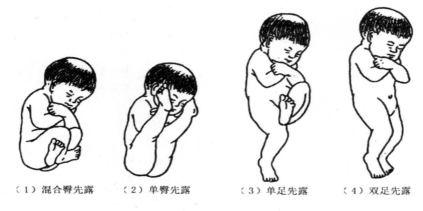

（1）混合臀先露　　（2）单臀先露　　（3）单足先露　　（4）双足先露

图3-7 臀先露的类型

三、胎方位

胎方位是指胎儿先露部位的指示点与母体骨盆直接的关系（简称胎位）。枕先露以枕骨为指示点，面先露以颏骨为指示点，臀先露以骶骨为指示点，肩先露以肩胛骨为指示点。根据指示点与母体骨盆前、后、左、右横的关系而有不同的胎方位（表3-2）。

胎儿在宫内的胎产式、胎先露、胎方位，对分娩过程影响极大，故在产前或分娩时，明确诊断胎位，及时纠正异常胎位极为重要。

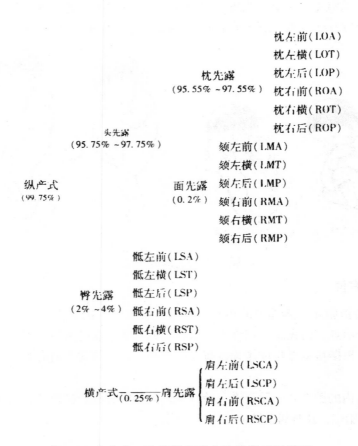

表3-2　胎产式、胎先露和胎方位的关系及种类

第四章　孕期监护及保健

孕妇各系统因胎儿生长发育出现一系列相适应的变化。这些变化一旦超越生理范畴或孕妇患病不能适应妊娠的变化，则孕妇和胎儿均可出现病理情况，成为高危妊娠。通过对孕妇及胎儿的孕期监护和保健，能够及早发现并治疗并发症（如妊娠高血压综合征、心脏病合并妊娠等），及时纠正异常胎位和发现胎儿发育异常等，结合孕妇及胎儿的具体情况，确定分娩方式。

孕期监护包括对孕妇的定期产前检查和对胎儿监护，以及胎盘及胎儿成熟度的监测，是贯彻预防为主、及早发现高危妊娠、保障孕妇及胎儿健康、安全分娩的必要措施。此外，还应对孕妇在妊娠期间出现的一些症状予以及时处理，并进行卫生指导，使孕妇正确认识妊娠和分娩，消除不必要的顾虑，增强体质，预防妊娠并发症的发生。

围生期是指产前、产时和产后的一段时期。我国对围生期的规定是：从妊娠满28周（即胎儿体重≥1000g或身长≥35cm）至产后1周。降低围生儿死亡率是产科医师和儿科医师的共同责任。

第一节　产前检查

一、检查的时间

产前检查于确诊早孕时开始。早孕检查一次后，未见异常者应于孕20周起进行产前系列检查，每4周一次，32孕周后改为每2周一次，36孕周后每周检查一次，高危孕妇应酌情增加检查次数。

二、首次产前检查

（一）采集病史

1. 首次产前检查　应询问姓名、年龄、职业、婚龄、孕产次、籍贯及地址。注意年龄过小易发生难产，35岁以上的初产妇易发生妊娠期高血压疾病、产力异常和产道异常。接触有毒物质的孕妇，应检测血常规及肝功能。

2. 本次妊娠情况　了解妊娠早期有无早孕反应、感冒发热及用药情况；胎动开始时间；有无阴道流血、头晕、头痛、心悸、气短及下肢浮肿等症状。

3. 月经史及既往孕产史　了解初潮年龄、月经周期、末次月经日期；有无流产及难产史、死胎死产史、分娩方式、新生儿情况及有无产后出血等。

4. 既往史及家族史　有无心脏病、高血压、肺结核、糖尿病、血液病、肝肾疾病；有无剖宫产手术史等。同时了解家族史中有无精神病史、遗传病史及丈夫健康状况。

5. 推算预产期（expected date of confinement，EDC）　问清末次月经日期推算预产期，从末次月经（last menstrual period，LMP）第一日算起，月份减3或加9，日数加7（农历加14）。例如，末次月经第一日是公历2004年11月21日，预产期应为2005年8月28日。若末次月经记不清或哺乳期无月经来潮而妊娠者，应根据早孕反应、HCG测定数值、胎动开始时间、宫底高度及B型超声测胎头双顶径、顶臀长度加以估计。

（二）全身检查

观察孕妇发育、营养、精神状态、步态及身高。身高小于140cm者常伴有骨盆狭窄；注意心、肝、肺、肾有无病变；脊柱及下肢有无畸形；乳房发育情况，乳头有无凹陷；记录血压及体重，正常孕妇血压不应超过140／90mmHg；或与基础血压相比不超过30／15 mmHg；正常单胎孕妇整个孕期体重增加12.5kg较为合适，孕晚期平均每周增加0.5kg，若短时间内体重增加过快多有水肿或隐性水肿。

（三）产科检查

产科检查包括腹部检查、骨盆测量、阴道检查及肛门检查。

1. 腹部检查　首先向孕妇做出解释，然后让孕妇排空膀胱后仰卧于检查床上，暴露腹部、双腿略屈曲分开，放松腹肌，检查者站于孕妇右侧。

（1）视诊：观察腹部大小，有无妊娠纹。如腹部过大，应考虑有无双胎、巨大儿、羊水过多的可能。如腹部过小，应考虑有无胎儿宫内发育迟缓。

（2）触诊：检查腹部肌肉紧张程度，了解胎儿大小、羊水情况、胎位等。

测子宫底高度、腹围：评估妊娠周数、胎儿大小及羊水量。测量子宫底高度方法：用软尺由耻骨联合上缘、经脐至子宫底测得的弧形长度即为子宫底高度。测量腹围的方法：用软尺经脐中央、绕腹部一周测得的周径，即为腹围。

四步触诊法：检查子宫大小、胎产式、胎先露、胎位及胎先露是否衔接。做前三步检查手法时，检查者站于孕妇右侧并面对孕妇。做第四步检查手法时，检查者则面向孕妇足端。

第一步手法：检查者两手置子宫底部，测得宫底高度，估计胎儿大小与妊娠周数是否相符。判断宫底部的胎儿部分，若为胎头则硬而圆且有浮球感，若为胎臀则软而宽且形状略不规则。若在宫底部未触及大的部分，应想到可能为横产式。

第二步手法：检查者两手分别置于腹部左右侧，一手固定，另一手轻轻深按检查，两手交替，仔细分辨胎背及胎儿四肢的位置。平坦饱满者为胎背，并确定胎背向前、侧方或向后。可变形的高低不平部分是胎儿肢体，有时感到胎儿肢体活动，更易诊断。

第三步手法：检查者右手拇指与其余四指分开，置于耻骨联合上方握住胎先露部，判断先露部是胎头或胎臀，左右推动以确定是否衔接。若胎先露部仍浮动，表示尚未入盆。若已衔接，则胎先露部不能被推动。

第四步手法：检查者左右手分别置于胎先露部的两侧，向骨盆入口方向深按，进一步确定胎先露部入盆的程度。若胎先露部为胎头，在两手分别下按的过程中，一手可顺利进入骨盆入口，另一手则被胎头隆起部阻挡不能顺利进入，该隆起部称胎头隆突。枕先露（胎头俯屈）时，胎头隆突为额骨，与胎儿肢体同侧；面先露（胎头仰伸）时，胎头隆突为枕骨，与胎背同侧，但多不清楚。

经上述四步触诊法，若胎先露部仍难以确定，可行肛诊及B超检查等协助诊断。

（3）听诊：妊娠20周后，在靠近胎背上方的腹壁用听诊器能听到有节律的钟表样"嘀嗒"的胎心音，其速率为120～160次／分，应注意有无与胎心率一致的吹风样脐带杂音。枕先露时，胎心音在脐的右（左）下方；臀先露时，胎心音在脐右（左）上方；肩先露时，胎心音在靠近脐部下方听得最清楚（图3-2）。

2. 骨盆测量　骨盆大小及形状与胎儿娩出顺利与否关系密切，因此，产前检查时必须常规测量骨盆。

（1）骨盆外测量：髂棘间径（interspinal diameter, IS）：测量两髂前上棘外缘的距离。正常值为23～26cm。

髂嵴间径：测量两髂嵴外缘最宽的距离，正常值为25～28cm。

骶耻外径：测量第5腰椎棘突下至耻骨联合上缘中点的距离，正常值为18～20cm，此径线可间接推测骨盆入口前后径长度，是骨盆外测量中最重要径线。

坐骨结节间径（出口横径）：孕妇取仰卧位，两腿弯曲，双手抱双膝。测量两坐骨结节内侧缘的距离，正常值为8.5～9.5cm。也可用手拳测量，若能容纳一成人横置手拳，即属正常，若此径值小于8cm时，应加测出口后矢状径。

耻骨弓角度：两手拇指尖斜着对拢，放置于耻骨弓顶端，左右两拇指平放在耻骨降支上面，测量两拇指间的角度为耻骨弓角度，正常值为90°，小于80°为不正常。

（2）骨盆内测量：适用于骨盆外测量有狭窄者，在妊娠24周以后会阴较松弛且不致引起感染时进行。

对角径：耻骨联合下缘至骶岬前缘中点的距离，正常值为12.5～13cm，此值减去1.5～2.0cm为骨盆入口前后径长度；方法为在孕24～36周时，检查者将一手的食、中指伸入阴道，用中指尖触到骶岬上缘中点，食指上缘紧贴耻骨联合下缘，另一手食指固定标记此接触点，抽出阴道内的手指，测量中指尖到此接触点距离为对角径。

坐骨棘间径：测量两坐骨棘间的距离，正常值为10cm；方法为一手食、中指放入阴道内，触摸两侧坐骨棘，估计其间距离。

3. 阴道检查　了解软产道有无异常，测量对角径、坐骨棘间径，判断有无骨盆狭窄，胎先露下降情况。注意在妊娠最后一个月内及临产后，应避免不必要的阴道检查。

4. 肛诊　了解胎先露部，骶骨前面弯曲度，坐骨棘及坐骨切迹宽度以及骶尾关节活动度，可结合肛诊测得出口后矢状径。

5. 绘制妊娠图　将检查结果，如血压、体重、子宫长度、腹围、胎位、胎心率、浮肿、胎头双顶径等每次检查测得的值记录于妊娠图中，绘制成曲线图，动态观察孕妇和胎儿的情况，可及早发现异常。

（四）辅助检查

1. 常规检查　血常规、血型、输血前8项、肝肾功能、出血时间、凝血时间、糖筛查试验、糖耐量试验（OCTT）、尿常规、白带常规、甘胆酸检查、心电图、B超（产科）、胎心监护、尿雌三醇/肌酐（E/C）等。

2. 其他检查遗传学检查、羊水细胞学检查、唐氏筛查等。

（五）复诊产前检查

为了解前次产前检查后有何不适，便于及早发现高危妊娠。

1. 询问上次产前检查后，有无特殊情况发生，例如眼花、头痛、浮肿、阴道流血、胎动出现特殊变化等，经检查后给予相应治疗。

2. 测量体重、血压，检查有无浮肿及其他异常，复查有无蛋白尿。

3. 复查胎心率、胎位，并注意胎儿大小，尺测耻上宫高及腹围，判断与妊娠周数是否相吻合。必要时进行B超检查。

三、预后评价

产前检查的目的是及早发现高危妊娠，预防妊娠并发症的发生。

（一）体重增加

在孕期约12.5kg，其中妊娠期平均每周增加0.5kg，如短时间内增加过快，应注意巨大胎儿、羊水过多、妊娠水肿等，若体重增加不多，或一段时间不增加，应注意孕妇营养状况及胎儿生长情况。

（二）血压

正常妊娠期血压不应超过140/90mmHg，于孕20～26周应测平均动脉压（MAP），计算公式为舒张压+（1/3脉压），正常<85mmHg。若MAP≥85mmHg，妊娠晚期有发生妊娠期高血压疾病的可能。

（三）胎儿发育指数

$$胎儿发育指数=宫高（cm）-3×（孕月+1）$$

指数在 $-3 \sim +3$ 为正常。低于 -3 提示FGR。

（四）B超观察胎儿双顶径

孕24周前每周增加约3mm，25～32周每周增加约2mm，33～38周每周增加约1mm，38周后胎头生长速度明显减慢，甚至可能停止生长。连续、动态观察，及早发现FGR。

第二节　孕期营养

孕期营养是孕期保健中十分重要的环节。孕妇为适应妊娠期子宫、乳房增大和胎盘、胎儿生长发育的需要，孕期所需的营养必定要高于非孕期。若孕妇在孕期出现营养平衡失调，会直接影响胎儿生长发育甚至导致产科并发症的发生，所以要强调孕期营养指导，加强孕妇对各种营养元素摄取的意识，合理补充，平衡膳食。

一、热能

高能量饮食不但维持孕妇正常生理功能、体力活动，还使孕妇体重增加，胎儿出生体重正常。孕中期胎儿生长发育较快，平均每日增加重量10g，基础代谢率增高10%～20%，孕期热量估计需要增加大约（113～356）$\times 10^3$kJ。中国营养学会推荐孕妇在孕4个月后平均每日应增加热能837kJ，达到9623 kJ；如孕期继续保持正常劳动量，则每日需增加1004kJ，重体力劳动者需增加1715 kJ。

二、蛋白质

孕妇需要大量储备蛋白质，在妊娠中期及晚期更为显著。妊娠期通过胎盘泌乳激素及垂体生长激素等作用，加强氮滞留及蛋白质的存储，使蛋白质得以供给胎儿发育及能量的需要。其次通过孕妇旺盛的食欲来保证蛋白质的摄取量，减慢肠蠕动以增加吸收量。通过消化道吸收的氨基酸，一部分经血循环输送至胎体，供给胎儿生长发育所需；部分形成血浆蛋白，其余部分在肝脏储存起来。

在正常情况下，健康孕妇每天摄取蛋白量约为每千克体重1～2g，一般每天60～70g蛋白质，即每天摄取10～20gN（lgN=6.25g蛋白质），足够新陈代谢所需。在孕早期，由于胚胎缺乏合成氨基酸的酶类，不能合成自身所需的氨基酸，因此应选用容易消化、吸收利用的优质蛋白质，如牛奶、蛋类、鱼禽畜肉及豆制品。中、晚期妊娠期间，应注意优质蛋白质的摄入，根据WHO的建议每日需分别增加优质蛋白质9g及35g。一般在妊娠后半期每天可从饮食中储存2～3g，至妊娠末期母体及胎儿共储备约500g（即3125g蛋白质）。母体储备中的50%供给胎儿、胎盘的发育成长，50%供给子宫、乳腺及其他母体组织增生肥大之用，后者中相当大部分的N是为增加红细胞容量所需。

三、糖类

胎儿生长发育的能量主要依靠葡萄糖。近足月时胎儿每天要接受母体输送的葡萄糖约30g，因而在皮质激素及胎盘泌乳激素抑制胰岛素功能的作用下，孕妇对外周葡萄糖的利用率降低，肌肉内糖原储存量减少，血糖量增加及餐后血糖维持时间延长，借此可有更多的糖量透过胎盘，进入胎体以满足胎儿需要。孕妇本身能量来源由糖代谢转变为以脂肪代谢为主。为此造成孕妇空腹血糖降低，血中酮体浓度增加，故晚期孕妇易发生低血糖，加速饥饿感和有发生酮症酸中毒的倾向。

目前有关孕妇的营养方面在民间存在一个误区，过分强调动物性食物的摄入，认为孕妇的食物结构应为高脂肪、高蛋白质、高热量"三高"膳食。据调查北京市市区45岁以上妇女体重超重者达50%。营养结构发生了变化，表现在脂肪的摄入量逐年上升，碳水化合物逐年下降。在人体内储备的能源物质中糖的储备量最少而糖却是代谢中耗氧少、输出功率最大的能源物质；因而胎儿生长发育所需能量主要依靠葡萄糖，而对脂肪的氧化和异生功能很差。按照合理的膳食要求，每天的食物中碳水化合物提供的能量应占总能量摄入的60%～65%，蛋白质的热量占15%左右，脂肪的热量占20%～25%。

四、脂肪

孕妇肠道吸收脂肪的能力加强。胆汁滞留，血脂随着胆汁排出明显减少，因而血脂增高是正常妊娠的另一特点，并导致脂肪积储。

妊娠期脂肪积储是母体储藏能量的主要形式，在孕30周机体已有4kg脂肪储存，双侧乳房虽增大，但脂肪储存量并不显著，仅20g左右。脂肪多半储存在腹壁、背、大腿、腹膜后间隙及胎儿皮下等处。

妊娠前半期与妊娠后半期在脂肪和糖的新陈代谢方面有明显差异。早孕时血浆胰岛素的基础浓度正常，孕晚期则上升；晚期妊娠时，葡萄糖刺激胰岛素分泌的作用大大增强，而通过胰岛素清除葡萄糖的能力却显著削弱。因此，母体清除血糖能力随妊娠进展，进行性下降，至足月时已低于正常。脂肪储备在妊娠前半期极度加速而至后期几乎全部停顿。所以，妊娠前半期母体储备能量的能力加强，为妊娠合成代谢阶段；及至妊娠晚期，胎儿生长发育快，能量需求量增加，这一时期母体对胰岛素不敏感，对葡萄糖的利用和消耗降低，大部经胎盘血液循环输入胎体。在妊娠前半期所储备的脂肪在这时就作为主要能量供应母体需要，故系妊娠分解代谢阶段。

五、维生素的补充

维生素及微量元素尽管需要量极小，但为维持生命所必需。它们不但在许多新陈代谢反应中起辅助功能，还是一些新生组织的重要构成成分。可是超量时却可导致体内生化的失衡及有害的不良反应，包括改变其他营养物质的新陈代谢，例如，维生素C的超量可干扰维生素B_{12}的运用。

生活实践证明，维生素除因摄入不足外，还可能受一些其他因素的限制，如不合理的饮食习惯、食品加工、过度烹调等，在日常膳食中的摄入难以达到平衡，而发生某些维生素及微量元素的缺乏，尤其在围受孕期（从受孕前1个月至孕后3个月）对婴儿的健康有长期影响，其幅度可包括明显的出生缺陷直至童年时期的行为举止、学习无能等问题。因此，有些孕妇在医生指导下，适当补充多种维生素是必要的。

（一）维生素A

肝脏、鱼肝油、全乳或乳酸乳、胡萝卜及绿叶蔬菜最富于维生素A。含胡萝卜素最高的是：胡萝卜、西红柿、白薯、菠菜和绿色植物。维生素A是组织生成和再生必不可少的物质，调控糖蛋白（黏多糖）的生物合成，主要在胶原及分泌黏液结构这一层面。故参与骨骼、牙齿的构成和精子的形成，在养护皮肤、黏膜、骨骼组织及胎盘中起重要作用，并能提高皮肤和皮脂腺的抗感染能力，具有消除炎症，抵抗引起癌变的放射性物质的功效。它又是周边视觉及色觉的必需的关键性组成成分，故有助于视力的改善。在胃肠道内视黄醇及β胡萝卜素两者转化为视黄醛，后者在视网膜中与视蛋白结合形成视觉色素。

妊娠期间维生素A的需要量略有增加，一般为800μg／d（约2700U）。但血浆浓度却有所下降，这是由于消耗量大于从肝脏储存中释出量之故。它可穿越胎盘，但胎盘对其穿越却有所限制，因而治疗量对孕妇、对妊娠进展、对胎儿均无危害。可是超量应用，即具有胚胎、胎儿的毒性作用及致畸作用，包括流产、白内障、泌尿生殖系统畸形、中耳及外耳畸形、腭裂、无脑儿等。

（二）维生素D

维生素D在体内不能合成，必须由食物来供应。可是日光直接照射皮肤即可产生胆固化醇，因此，成人晒一天太阳，可在体内形成维生素D 1万U，为每日需要量的100倍。所以经常户外活动的人，不易发生维生素D缺乏。中国营养学会维生素D推荐供给量：0～16岁每天400U（10μg），17～60岁每天200U，61～80岁每天400U。妊娠期及哺乳期间维生素D的日需要量并不增加，保持200U／d即可。中国营养学会则推荐为：婴儿、儿童、青少年、孕产妇、乳母400U／d。

妊娠期中服用治疗剂量的维生素D对胎儿无危害。但每日摄入45μg（1800U）即可出现毒性作用，孕期应用100μg（4000U），即可引起先天性心血管系统畸形（尤其以心室上主动脉狭窄为多）智力发育迟缓、特发性高钙血症及先天性弥漫性骨硬化（播散性骨致密性骨病）。还可引起：①由于胎盘的过度钙化，减少母婴物质交换面积而致胎儿宫内窒息；②引起胎儿颅骨过度骨化造成难产；③偶有肾脏过度钙化，肺、肾动脉狭窄伴动脉性高血压等出现。婴幼儿过量摄入维生素D亦可出现婴幼儿高钙血症，脑、心血管及肾脏等脏器病变。

（三）维生素E

维生素E是所有生育醇及三烯醇衍生物，包括具有生物活性的生育酚的统称。它仅能由植物合成，植物油中含量最为丰富。食物中维生素E的最佳来源是植物油、种子及谷类植物。

维生素E具有很强的抗氧化作用，维持细胞膜的完整性和正常功能，维持正常的生殖能力和肌肉正常代谢，具有延缓衰老、预防大细胞性溶血性贫血作用等。孕妇维生素E缺乏会导致缺铁性贫血、流产、早产、低出生体重儿、新生儿先天畸形等。我国推荐维生素E孕妇供给量为12mg／d。

（四）维生素B_1（thiamine，硫胺）

维生素B_1是辅酶–辅羧酶的前体，其生理作用是促进d酮酸的脱羧和戊糖的利用，通过对丙酮酸氧化脱羧作用形成乙酰辅酶A及合成乙酰胆碱。由于促进糖的新陈代谢，可使人减轻疲劳，兴奋神经。谷类植物含量最高。猪肉、蔬菜及坚果中亦有中等含量。

孕妇维生素B_1缺乏会导致腓肠肌触痛、膝腰反射迟钝、胃肠蠕动减慢、消化不良症状。我国推荐孕妇维生素B_1的供给量是1.8mg／d。

（五）维生素B_2

维生素B_2是机体各种黄素酶的辅酶部分，在生物氧化过程中广泛地起着递氢作用，并参与机体内三大生热营养素的代谢过程，与热能代谢直接相关。维生素B_2的缺乏集中表现在眼、口、唇、舌和皮肤的炎症反应，伤口愈合不良，贫血等方面。其日需要量为1.5mg，妊娠期及哺乳期需要量有所增加。

（六）维生素B_6

在自然界中以下述三种形式存在，即吡哆醇、吡哆醛及吡哆胺。这些形式在肝脏、红细胞及其他组织内转换为磷酸吡哆醛及磷酸吡哆胺，后两者均为辅酶。在氨基酸新陈代谢中起重要作用，尤其是氨基转移反应、氨基酸脱羧反应。在糖原合成、类脂及核酸代谢过程中也起辅酶作用。

家禽、肝脏、猪肉、鱼及蛋是最佳来源。坚果及谷类有中等含量。日需要量与蛋白质的消耗量呈正相关，约2mg／d。妊娠期及哺乳期需要量有所增加至2.5mg／d。据美国调查仅15%的美国妇女达到这一水平。服用异烟肼、肼苯达嗪、雌激素及口服避孕药时，亦需增加需要量。

以往认为即使在妊娠期大剂量、长时间服用维生素B_6对孕妇、妊娠过程及胚胎无任何危害。可是近年却有报道，孕妇过量服用维生素B_6可使胎儿肝脏内产生诱导酶，导致出生后引起婴儿抽搐。此外，它还抑制乳汁的分泌，因为它是多巴脱羧酶的辅酶，催化L–多巴转换为多巴胺，后者刺激垂体合成催乳素抑制因子（prolactin release inhibiting factor，PIF）而致催乳素分泌减少。

（七）维生素B$_{12}$（cyanocobalamin，氰钴胺）

在体内其CN基被腺嘌呤核苷取代成为（5'-脱氧）腺苷钴胺（cobamamide），起辅酶作用。它是血细胞生成的必需因子之一。此外，还是细胞生长繁殖和维持神经系统髓鞘完整所必需的物质。由于参与核酸的合成，因而其需要量与细胞的增生程度成正比，尤其是生长迅速的组织需要量更大。

它的饮食来源仅为动物产品。存在于牛肉、牛奶、鱼及水生贝壳类动物。缺乏这类维生素最常见的是引起大红细胞性贫血及巨幼细胞性贫血。在美国因饮食缺乏者少见，多数为吸收不良。

维生素B$_{12}$可穿越胎盘屏障到达胎儿血液，在娩出时其血液浓度有时可高于母体血液浓度。在胎体内还可引起抗体及总蛋白量的增加，如白蛋白及丙种球蛋白。妊娠期及哺乳期的需要量有所增加，分别为2.2μg/d及2.6μg/d。尽管在妊娠期给予大剂量，既无胚胎胎儿毒性作用，也无致畸作用。给予实验动物（大鼠）食物含量达1000μg/kg或皮下注射100μg/周，未出现毒性反应，亦不影响生殖功能。

（八）叶酸

叶酸是20世纪40年代中后期被发现分离出来的B族维生素之一。由于开始是从菠菜的叶子中提取而得以冠名。叶酸广泛存在于植物作物及蔬菜类食物中。肝脏、食用菌类及绿叶蔬菜中最为丰富。但在食品清洗、切碎、烹调过程中会大量丢失；并且由于它代谢十分活跃，在有氧条件下储存，尤其受热、光照及金属离子影响极易氧化而生成对生理无活性的化合物。动物来源的叶酸利用率高于植物来源的。实验证明，不同方式的摄入，叶酸吸收率的差别很大，在铁的存在与维生素C缺乏、pH低等情况下，叶酸的利用价值下降。食物中有轭合酶抑制物（如卷心菜、橘子、酵母、豆类）存在，叶酸的利用率显著下降，如橘子汁仅为54%。最高生物利用率如蛋类为72%，肝为70%，菠菜为63%。因此，随食品摄入的叶酸吸收率通常只有服用单纯叶酸片剂的一半左右。

妊娠期叶酸缺乏，甚至可延续到婴儿出生后的智力发育障碍。此外，贫血还可导致孕妇胎盘早剥，先兆子痫等高危妊娠。如在受孕前及早孕期间给予补充叶酸，上述先天性畸形的发生率至少可减少1/2。妊娠期及哺乳期叶酸的日需要量分别为600μg，500μg。

我国是神经管畸形（包括脊柱裂和无脑畸形）的高发区，每年发生8万～10万病例。高危人群主要分布在我国北方。实验已证实，妇女在妊娠前后每天单纯服用含0.4mg叶酸增补剂"斯利安"片，在神经管畸形高发区和低发区都能降低神经管畸形的危险性。这无疑对提高人口素质，降低围生儿死亡率和婴儿死亡率起到重要作用。

（九）烟酸（niacin）

它是尼古酸及烟酰胺的总称，是两种吡啶类辅酶的前体。它们存在于所有细胞中，在许多代谢过程、如糖酵解、脂肪酸代谢及组织呼吸等过程中起催化作用。

烟酸在自然界分布甚广，正常情况下一般都能满足需要，部分可由食物中的色氨酸转化而来。肝脏及鱼是它最好的食物来源，坚果、肉类、芦笋及花椰菜含有中等量。虽然牛奶及鸡蛋等食物中含量较少，可是有足够的色氨酸来补偿。在妊娠期及哺乳期需要量分别增加至18mg／d、17mg／d。临床根据其血管扩张作用，曾用于治疗妊娠高血压疾病及子痫患者，在治疗过程中未曾发现对孕妇及胎儿有任何不良反应，亦未发现胎儿畸形。有报道，应用烟酸治疗乳汁减少症，虽排入乳汁，但并未影响乳汁的组成成分。

（十）维生素C

因维生素C具有防治坏血病的功能，故又称抗坏血酸，是人体最重要的营养物质之一，又是人体需要量最多的一种水溶性维生素。它的生理功能极为复杂又很重要。是一个自然抗氧化剂，在生命活动极其重要的氧化还原反应过程中发挥着重要的作用。

维生素C的最多来源是水果及蔬菜，尤其是花椰菜、卷心菜、橘柑、番木瓜及草莓。乳制品及家畜产品中含量极微。由于我国的烹调习惯使大量维生素C丢失而它又不能在体内合成，因而每日给予补充是必要的。

妊娠期及哺乳期维生素C的需要量分别增加至70mg／d、95 mg／d。应用大剂量维生素C一般无毒性作用。但妊娠期孕妇长期摄取大剂量维生素C，可干扰胎儿体内生理过程，造成对维生素C的依赖，胎儿一旦娩出，产后"停药反应"，新生儿可出现反跳性坏血病；还可导致孕妇白细胞杀菌效能削弱及尿酸尿，结果形成肾结石等报道。

六、矿物质及微量元素的补充

人体是由几十种化学元素组成的。根据这些元素的含量和需要，可分为常量元素和微量元素两大类。每人每日需要量在100mg以上的称为常量元素，如钾、钠、钙、镁、磷等。需要量在100mg以下的称为微量元素，目前已确认为必需的微量元素有14种，即碘、铁、锌、硒、氟、钴、锰等，它是通过食物、水和空气经消化道或呼吸道进入人体。人体内某些微量元素是体内有些酶的活性基团、辅助因子和激活剂，其作用和蛋白质、激素、维生素及酶系统有密切关系，因此，它对人的生长发育，代谢、免疫功能，细胞呼吸，造血、骨组织生成等一系列生理过程有重要影响。各种微量元素对胎儿的生长发育亦具有重要意义，因此孕妇需要量增加，其血清微量元素水平也产生了一系列的适应性变化。

（一）钙

血钙有三种成分，蛋白结合钙、复合钙及游离钙。后者是发挥生理作用的钙，也是血清中重要的阳离子之一，约占总血清钙的46%。钙在人类生命的过程中，如骨骼形成、肌肉收缩、心脏跳动及大脑思维活动等人体的一切新陈代谢活动中发挥着重要的生理作用。

奶及奶制品、虾皮、鱼及贝壳类、动物骨骼是钙的最好来源，其次是蔬菜及豆类。

（二）铁

铁是唯一的在细胞水平上对氧的输送和能量的产生方面起重要作用的元素。缺铁可使细胞色素和含铁酶活性减弱，而使供氧不足，使氧还原及能量代谢紊乱，免疫功能下降，并导致贫血症。孕妇缺铁对母体会造成低血红蛋白性贫血，严重者导致机体免疫功能降低，并可能引起甲状腺功能的降低及全身改变；对胎儿则可致慢性缺氧，使胎儿早产率和围生儿病死率明显提高。我国推荐孕妇摄铁量为28mg／d。

（三）碘

碘是甲状腺素的主要成分。甲状腺素在体内具有广泛的生物活性，对人体的生长、各器官成熟、神经系统的发育具有重要的调节、促进作用；许多生理功能、器官组织的功能状况，都有赖于甲状腺素的支持。

甲状腺在妊娠期的基本功能是诱导新生蛋白质，包括特殊酶的合成。在生理条件下，甲状腺激素为高级神经系统及全身组织的生发长发育所必需。碘营养素缺乏可导致甲状腺素减少，直接影响妇女的生殖功能，能引起流产、死胎、胎儿先天畸形、体重过低，甚至婴儿出生后成活能力差等后果。尤其胚胎早期严重的宫内碘缺乏，常使胚胎大脑皮质神经细胞的数目与大小低于正常，危害神经系统的发育，造成终生智力障碍。因此，孕妇在妊娠期间摄入足够的碘，除保证自身健康外，更重要的是使胎儿发育良好，尤其是脑发育良好。

正常成人从饮食摄入75μg／d时，即能满足人体合成甲状腺素的基本需要。但一般人认为，碘的供应量应达到正常生理需要量的2倍，即150μg／d。孕妇由于胚胎对碘的需要量增加，哺乳期妇女要通过乳汁把碘输给婴儿，因此，碘的需要量都大大增加，约需200μg／d。母亲的乳腺有聚合碘的能力，只要母亲不缺碘，婴幼儿吃母乳便不会缺碘。

（四）铜

铜是人体必需的重要微量元素，是铜蓝蛋白和超氧化物歧化酶等的组成部分，在代谢过程中起着生物催化剂的作用，并参与造血过程，影响铁的代谢和运输；铜能加速铁的利用和吸收。缺铜时赖氨酸氧化酶活性降低，胶原蛋白及弹性蛋白成熟迟缓，影响羊膜的韧性、弹性和厚度，羊膜变薄，易导致胎膜破裂。

（五）锰

锰是人体最重要的微量元素，锰直接参与体内DNA和RNA的合成，促进骨质形成；在骨髓造血过程中，锰与铁具有协同作用，而含锰的超氧化物歧化酶具有较强的抗氧化作用，能抗击自由基对人体细胞的损害，从而延缓衰老进程。锰缺乏时可影响骨骼的发育，导致胰腺发育不良，影响智力发育等。

（六）镍

成人体内含镍量为6～10mg，主要存在于脑部和肝脏中。在体内主要是维持细胞的正常结构和参与体内的物质代谢，同时是精氨酸酶等的激活剂；镍更是 RNA和DNA的必需组成成分，它能参与稳定DNA双螺旋结构，促进DNA的复制和RNA的转录以及蛋白质的生物合成，并能促进铁的吸收。镍缺乏时可导致贫血、骨钙含量降低、降低胰岛素活性等。

（七）硒

硒是人体必需的微量元素。它是谷胱甘肽过氧化物酶活性部位的组成成分之一，具有较强的抗氧化、消除自由基等作用。还参与辅酶A的合成，有利于维持心血管系统的正常结构和功能。近年来，由于它能保护细胞膜免受过氧化物的损伤，从而具有抗化学性致癌作用，受到关注。

人体对硒的最低需要量为17μg／d；生理需要量为40μg／d；界限中毒量为800μg／d；由此推荐膳食硒供给量为50～250μg／d。有关硒对妊娠、胎儿的影响还有待深入研究。

第三节　环境对孕妇及胎儿的影响

环境包括自然环境和居住环境。环境质量的好坏对孕妇及其胚胎、胎儿是至关重要的，如孕妇居住地区的水、土壤中含氟量高，可引起地方性氟中毒；饮水中缺碘可引起地方性甲状腺肿；孕妇骨盆接受X射线及微波照射，均能使自然流产率增高；孕妇较长时间接触100dB以上的大强度噪声，容易发生妊娠剧吐、妊娠高血压综合征，胎儿容易发生宫内发育迟缓及胎动活跃，易致胎儿脐带绕颈；孕妇长时间接触金属毒物如铅、汞、镉、锰、砷时，容易发生流产及妊高征；孕妇长时期接触有机溶剂如二硫化碳、苯、甲苯、二甲苯，容易造成早期流产率及胎儿畸形率增高；孕妇长时期接触农药如除草剂2、4、5-T，其副产品为致畸剂，易致胎儿发生神经管缺陷畸形等；孕期主动或被动吸烟，可使自然流产、早产、胎盘早剥等的发生率增加，而且易发生胎儿宫内发育迟缓，增加围生儿死亡率；孕期饮酒可致胎儿畸形及发育障碍等。因此，全社会均应注意保护环境，造福人类。

第四节　孕妇用药对胎儿的影响

孕期明显的生理变化能改变药物在体内的分布，也会改变药物对孕妇和胎儿的疗效。这些变化可归纳为以下特点：

（1）孕妇血浆容量到妊娠晚期增加30%～50%，同时脂肪会出现相应的增加，这会使水溶性和脂溶性的药物在体内过度稀释。

（2）孕期的血液稀释可出现低蛋白血症，清蛋白从47 g／L降至36g／L，而且从孕早期开始。大多数药物与体内的蛋白质结合，而这种稀释性低蛋白血症使药物与蛋白的结合力下降，导致药物在体内游离分布量的增加。

（3）由于孕期肝脏功能及酶系统的变化，可使机体对某些药物的血浆廓清率增强。

（4）孕期肾脏负担加重，肾血流量增加35%，肾小球滤过率增加30%～50%，肌酐清除率也相应增加，药物排泄过程加快，致使血药浓度不同程度降低，但肾脏功能不全的患者，药物排泄减少，容易在体内蓄积。

（5）妊娠期间胃排空时间延长，而且胃肠道平滑肌张力减退，肠蠕动减弱，造成口服药物吸收延缓，血药峰浓度出现延迟，且峰值常偏低。

一、孕期用药的基本原则

1. 用药必须有明确的指征，避免不必要的用药。
2. 应在医生指导下用药，不要擅自使用药品。
3. 在妊娠早期若病情允许，尽量推迟到妊娠中、晚期再用药。
4. 对于病情危重的孕妇，虽然有些药物对胎儿有影响，应充分权衡利弊后使用，根据病情随时调整用量，及时停药，必要时进行血药浓度监测。

二、孕期用药对胎儿的影响

（一）孕期用药对胎儿的影响

严重者可造成胎儿死亡、中毒或致畸的后果，也可通过促使胎儿血管收缩，从而减少母子之间气体交换及营养物质及代谢产物的转运；还有导致严重的子宫低张力造成胎儿缺氧性损伤；更有间接地改变孕母的生化动力学。

（二）孕期用药对胎儿影响的程度

主要与胎儿的胎龄、药效、剂量相关。

着床时：在受精卵着床后的20天以内用药，可直接导致胚胎死亡。

妊娠早期：当妊娠3～8周，胎儿的器官正值发育阶段，当药物进入胚胎后主要是导致胎儿畸形，或可引起流产，或造成功能性的缺损，这种缺损可在出生长大后的生活中才被发现。

妊娠中、后期：妊娠中、后期用药不太会致畸，但仍有可能改变正常形成的胎儿器官和组织的发育和功能。

（三）孕期用药对胎儿影响的方式

药物通过胎盘的方式与进入其他组织的方式相同，也是通过弥散方式影响胎儿的，孕母服药后脐静脉中药物浓度高于脐动脉血中的药物浓度。孕母血中的药浓度与胎儿组织药浓度之间的平衡至少需要弥散40分钟才能平衡。分娩前数小时给孕母用药（如局部麻醉药），可通过胎盘影响胎儿，应谨慎使用，以免胎儿中毒，因为断脐后新生儿由于其代谢功能和分泌功能尚未成熟，因此其肝脏对药物的代谢和（或）肾脏对药物的廓清能力相当慢或功能较差。

美国食品和药品管理局根据药物对人类的不同致畸情况，将药物对胎儿危险性的等级标准分为A、B、C、D、X5个级别，A级药物对人类胎儿无不良影响，是安全的；B级药物对人类无有害证据，动物试验亦无有害发现，比较安全，但在人类无充分研究；C级药物在动物实验时证明对胚胎致畸或可杀死胚胎，尚未在人类研究证实，确认利大于弊时方能对孕妇应用；D级药物对胎儿的危害有确切证据，若非孕妇用药后有绝对的效果，否则不应考虑使用；X级药物有确切证据表明可致胎儿异常，在妊娠期间禁止使用（表4-1）。

表4-1 现存药物根据FDA分类标准所占比例

分类	比例（%）
A：对照试验显示对人类胎儿没有危险	0.7
B：没有证据表明对人类胎儿有危险	19
C：不能排除对人类胎儿的危害	66
D：有证据表明对人类胎儿有危害	7
X：妊娠期禁止使用的药物	7

为防止药物诱发胎儿畸形，在妊娠前3个月，最好不用C、D、X级药物，出现紧急情况必须用药时，应该尽量选用A、B级药物。

三、妊娠期用药对胎儿影响的药物

（一）抗肿瘤药物

因胎儿对抗肿瘤药物也很敏感，如甲氨蝶呤、CTX、苯丁酸氮芥和白消安等均可导致胎儿异常：例如胎儿宫内发育迟缓，下颌异常、腭裂、颅骨发育不全、耳缺损、足畸形等。现又证明秋水仙碱、长春碱、长春新碱和放线菌素D在动物中有致畸作用，但尚无证据表明对人类也有致畸作用。

（二）合成维甲酸

妊娠早期服用异维甲酸可导致自发性流产或新生儿畸形，包括心脏缺陷、小耳朵、脑积水等。该药致畸的危险性约25%，另有25%可能造成智力障碍。口服该药后可在皮下脂肪组织中积蓄并缓慢释放。其代谢产物在停药2年后仍有潜在致畸作用，它对动物和人类都有致畸作用。

（三）性激素

妊娠期前12周服用雄激素和合成孕激素可导致女婴的外生殖器男性化。孕母服用己烯雌酚可致青春期女孩阴道发生透明细胞癌，但很少见。己烯雌酚的影响是目前发现人类经胎盘致癌效应中最强的，当女性胎儿在宫内接受己烯雌酚后，可发生如下异常：排卵前黏液异常、T型宫腔、月经不调、自发性流产、宫颈功能不全、宫外孕和早产的可能性增加。围生儿病死率增高、男性胎儿接受己烯雌酚后可发生尿道狭窄和（或）尿道下裂。

（四）抗惊厥药

患有癫痫的孕妇致胎儿产生畸形的危险概率与孕妇癫痫发作的频率和严重程度有关，与每日服用1种大剂量或同时服用3种以上的抗癫痫药有关。三甲双酮的致畸作用最强，所以已被禁用于孕妇。当妊娠早期服用苯妥英钠有致畸的危险。近年报道苯巴比妥和卡马西平也可导致与苯妥英钠所引起的类似畸形。当临产时胎儿宫内接触过苯妥英钠、卡马西平或苯巴比妥的新生儿有出血倾向的可能性增加，因这些药可引起维生素K缺乏，故妊娠后期或预产期前1个月服用维生素K或在新生儿出生后就给予肌内注射维生素K则可避免出血的发生。

（五）抗精神病药和抗焦虑药

妊娠期用以止吐和调节精神状态的硫代二苯胺，该药可通过胎盘，有可能对胎儿造成威胁。妊娠末期服用地西泮可导致新生儿抑郁、激惹、震颤和反射亢进。妊娠早期服用碳酸锂约有19%左右的胎儿出现相关畸形，最常见的是心血管畸形。碳酸锂在围生期的作用可造成新生儿昏睡、肌张力低、喂养困难、甲减、甲亢和肾脏糖尿病等异常现象。

（六）抗菌药

妊娠中、后期服用四环素可透过胎盘与钙结合并聚集沉积于胎儿骨骼和牙齿。胎儿在宫内接触四环素，可导致牙齿永久性的黄染和（或）易患龋病及牙釉质发育不良，还可导致骨骼生长迟缓。因此在妊娠期应尽量避免服用四环素。

卡那霉素、庆大霉素、链霉素等氨基糖苷类耳毒性药物必须避免在妊娠期应用，因为它们可通过胎盘进入胎儿耳迷路。当治疗孕母危重病时，又对青霉素和头孢菌素耐药，以抢救生命为主，则考虑该类药物的耳毒性乃属次要地位。新生儿不能完全清除青霉素，但它对胎儿并无毒性，而使在妊娠期孕妇应用大剂量青霉素时也是如此。然而当妊娠期应用氯霉素会导致胎儿血氯霉素水平较高，而可能引起灰婴综合征。青霉素则安全得多。

磺胺类药，尤以长效磺胺具有高蛋白结合链，它们可从蛋白结合链上竞争性地替代胆红素而通过胎盘。当妊娠34周前服用磺胺，通过胎盘能将胆红素排泄，从而减少对胎儿的危害性。当临产时孕母服用磺胺，可导致新生儿出现黄疸，如不及时治疗可发展成核黄疸。磺胺类药物中的柳氮磺吡啶可例外，由于它在胎儿的活性代谢产物——磺胺吡啶的胆红素竞争性替代活性较弱，所以对胎儿影响较少。

头孢菌素对人类的影响，尽管研究得比较多，但迄今没有明确的有害证据的发现。对妊娠期服用头孢菌素应强调要有明确的指征。

喹诺酮类抗生素在妊娠期应用一直受到质疑，因为曾有报道环丙沙星／诺氟沙星对骨和软骨的亲和力比较强，可能导致新生儿潜在性的关节损害。但最近的研究报道认为喹诺酮类抗生素与新生儿畸形和骨骼、肌肉缺损无关。

（七）抗凝药

香豆素类药可通过胎盘进入胎儿体内，而且胎儿对香豆素非常敏感。妊娠早期服用华法林，约有25%可能出现胎儿—新生儿华法林综合征，包括鼻发育不良、骨点采（X线摄片上表现）、双侧视神经（视觉）萎缩和智力发育异常。妊娠中、后期服用华法林可致视神经萎缩、白内障、小头、小眼畸形及智力发育异常。孕母和胎儿都有出血倾向。肝素分子量大，不会通过胎盘对胎儿无损害，所以临床上在妊娠期应用抗凝药以肝素作为首选药，但需强调的是，在妊娠期应用肝素时间太长（>6个月）可造成孕母骨质疏松或血小板减少症。

（八）心血管药

强心苷可通过胎盘，但新生儿-婴幼儿对强心苷的毒性有抵抗／耐受力。妊娠期注射洋地黄后，在胎儿体内会出现有1%的原形和3%的代谢产物，但当妊娠早期使用洋地黄可能会造成胎儿血洋地黄浓度过高。妊娠期服用地高辛，其所生的新生儿血地高辛浓度可与母血中地高辛浓度相同，但没有不良反应。

妊娠期服用治疗高血压的药物，可通过胎盘影响新生儿。普萘洛尔（propranolol）可通过胎盘导致胎儿到新生儿心动过缓、低血糖及不同程度的胎儿宫内发育迟缓。妊娠期尚需避免应用噻嗪类利尿药，因为该类药物会降低孕母血容量和减少胎儿的营养和氧合作用，有可能造成新生儿低钠、低钾血症／血小板减少症。

（九）甲状腺药

妊娠期间用以治疗孕母甲状腺疾病的放射性碘（^{131}I）可以通过胎盘而损害胎儿的

甲状腺或引起新生儿甲减。丙硫氧嘧啶、甲巯咪唑和三碘甲状腺苷酸均可通过胎盘而引起胎儿-新生儿甲减。碘化钾饱和溶液通常用于孕母严重的甲亢时，以阻止甲状腺释放过多的甲状腺素，由于它也可通过胎盘引起胎儿-新生儿甲减，导致新生儿气管被压迫而造成梗阻性呼吸困难。甲巯咪唑可导致新生儿头皮缺损，所以妊娠期的抗甲状腺药物宜选择丙硫氧嘧啶为妥。

（十）止痛药和麻醉药

妊娠期间应用止痛药和麻醉药，两者均可通过胎盘，在胎儿体内达到很高水平。水杨酸盐可与胆红素竞争性替代蛋白结合链，而造成游离胆红素血浓度增加而引起新生儿核黄疸。大剂量阿司匹林可引起宫缩发动延迟，并可导致胎儿动脉导管关闭不全，在临产时或产后母体可呈现出血倾向或造成新生儿出血。

（十一）疫苗

妊娠期或拟诊为怀孕的妇女应避免使用活的病毒疫苗。风疹病毒疫苗可通过胎盘引起胎儿-新生儿感染。当妊娠期有传染病风险者可谨慎应用。

（十二）临产时常用药

甲哌卡因（卡波卡因）、利多卡因、丙胺卡因等局部麻醉剂均可通过胎盘，还可通过外阴、宫颈周围等许多部位吸收，导致胎儿心动过缓和中枢神经被抑制。静脉给予缩宫素（催产素）以加强宫缩来引产是较为安全的，但有时会造成子宫收缩过度，对胎儿有不利影响。临产前给予孕妇大剂量地西泮可导致新生儿肌张力减退，Apgar评分低，神经系统受抑制，对冷应激反应减弱。静脉注射硫酸镁常用于避免或抑制子痫惊厥，且可导致新生儿昏睡、张力降低、呼吸暂停。临床上用静注硫酸镁而引起新生儿严重的并发症并不常见。

（十三）其他药物

1956年发明的沙利度胺（thalidomide）用来治疗感冒，现亦用于治疗麻风。直到1962年才被发现当妊娠早期即胎儿器官发育期服用会出现胎儿畸形，如双侧缺肢或短肢，或双肢发育不良，或伴有消化道及心血管畸形。

妊娠期服用维生素A> 10 000IU／d可增加致畸的风险，但维生素A服用<5000IU／d没有致畸的报道。

妊娠期糖尿病可用胰岛素来控制，因为胰岛素不能通过胎盘，不会影响新生儿血糖浓度，所以妊娠期糖尿病用胰岛素仍是首选药物。

妊娠期有病毒感染，口服或局部应用阿昔洛韦（无环鸟苷）可能是安全的。

妊娠期服用氯霉素、磺胺、维生素K、呋喃妥因、磷酸伯氨喹、萘及氧化剂等可引起孕母溶血、胎儿-新生儿葡萄糖-6磷酸脱氢酶（G-6PD）缺乏性溶血。

（十四）禁用药物

妊娠妇女患有苯丙酮尿症者，禁止服用天冬氨酸和苯丙氨酸。由于天冬氨酸的主要代谢产物苯丙氨酸可经胎盘很快转运给胎儿，聚集于胎儿体内，一旦其浓度达到中毒水平，可导致胎儿-新生儿智力发育迟缓。但在常用剂量范围内摄入，胎儿体内的苯丙氨酸浓度不会达到中毒水平。妊娠期服用中等剂量的天冬氨酸导致胎儿中毒的危险性很少。尽管如此，若孕妇患有苯丙酮尿症时，天冬氨酸和苯丙氨酸仍然列为禁用药物。

（十五）社会因素

社会上部分妊娠妇女有不良嗜好，如吸烟、饮酒，尝试性地服用兴奋剂、镇静剂和（或）情绪调节药物。

四、孕期药物的选择

（一）妊娠期抗生素的选择

根据抗菌药物对胎儿有无致畸、毒性作用和对母体的毒性作用，将分为三类，即妊娠期可以选用的、慎用的和禁用的三种。

1. 妊娠期可以选用的抗生素

（1）青霉素类：该类抗生素的杀菌原理是阻碍细菌细胞壁的合成，哺乳类动物无细胞壁，故该类抗生素对人体毒性最小，不致胎儿畸形，且对母体肝肾功能影响小。但其缺点是抗菌谱较窄，对细菌产生的β-内酰胺酶不稳定，易产生耐药性，对酸不稳定，不能口服；易出现过敏反应。但许多半合成的青霉素制剂已从多方面弥补了这些缺点，例如青霉素V钾片，耐酸耐酶不易产生过敏反应；阿莫西林耐酸耐酶且为广谱抗生素。现投入使用的半合成青霉素类制剂种类繁多，每一种制剂抗菌谱有所区别，但共同点是无致畸胎作用，治疗量对孕妇及胎儿毒性小，故应用时应详读说明书，针对孕妇感染的特点，选用对细菌敏感的品种，注意询问有无过敏史。

（2）先锋霉素类：该类抗生素在化学结构、理化特性、生物活性、作用原理及临床应用方面和青霉素类极为相似，对胎儿的影响也比较小；比青霉素类更为优越的是其抗菌谱广，对酸及各种细菌产生的β-内酰胺酶稳定，过敏反应发生率低，对肾脏已基本无毒性，孕妇可以选用，现临床上已用到第三代。常用制剂有头孢噻肟钠、头孢哌酮钠、头孢哌唑、头孢噻甲羧肟、头孢三嗪产头孢噻肟等。

（3）大环内酯类抗生素：主要品种有红霉素、螺旋霉素、交沙霉素、1985~1995年上市的还有罗红霉素、阿奇霉素、克拉霉素、2-醋酸麦迪霉素等。该类抗生素是抑菌剂，抗菌谱与青霉素相似；但其特点：对一般细菌引起的呼吸道感染很有用，对支原体、衣原体、弓形虫等也有效；血药浓度不高，但组织分布与细胞内移行性良好，毒性低，变态反应少，是孕期可安全使用的抗生素，对青霉素过敏或弓形虫、衣原体感染或上呼吸道感染首选此类药物，其中阿奇霉素对流感杆菌抑制能力强于红霉素。

（4）抗菌中草药：黄连、黄檗、金银花、苦参、鱼腥草是孕期可安全使用的抗菌中草药，但要在医生指导下使用，不可过量。

（5）抗真菌药：制霉菌素、克霉唑孕期可选用，对胎儿较安全。

2. 妊娠期不宜选用的抗菌药物

（1）无味红霉素：可导致孕妇肝内胆汁淤积症和肝脏受损，孕期禁用。

（2）磺胺类：妊娠中晚期禁用。

（3）四环素类：故整个孕期应禁用四环素类抗生素。

（4）氯霉素类：故孕期禁用。

（5）抗真菌药：酮康唑可透过胎盘，经动物实验证实，本品可致畸形，孕期不宜选用。

（6）抗结核药物：利福平动物实验有致畸胎作用，故妊娠3个月以内禁用。

（7）抗菌中草药：穿心莲可对抗孕酮，抑制绒毛滋养细胞生成，可导致流产，孕早期不宜应用。

3. 孕期慎重选用的抗菌药物

（1）氨基糖苷类抗生素：应根据病情，谨慎使用。婴儿出现听力障碍主要与用药量有关，与妊娠月份的关系不大，必要时可考虑药量及给药时间的长短。

（2）甲硝唑：抗厌氧菌及治疗滴虫病，对细胞有致突变作用，故认为对人类亦有危险。因此，妊娠前3个月不要轻易使用，确有必要应用时，以局部应用为妥。

（3）抗结核药：异烟肼易透过胎盘，脐血浓度高于母血浓度，对大鼠和家兔试验证实异烟肼可引起死胎，在人类中虽然证实有问题，但孕妇应用时必须充分权衡利弊。

（4）抗菌中草药：大青叶有直接兴奋子宫平滑肌的作用，大量应用可致早产，应慎用。板蓝根和大青叶属同类植物，亦应慎用。

（5）喹诺酮类抗菌药：孕妇、哺乳期妇女不宜久用，也有人认为孕妇、哺乳期妇女忌用。

（二）抗病毒药物在妊娠期的应用

1. 利巴韦林 化学合成抗病毒药，对多种RNA型病毒均有抑制作用，是目前常用的广谱抗病毒药，动物实验有致畸作用，故妊娠3个月以内禁用。

2. 金刚烷胺 虽然能抑制某些流感病毒的穿入与脱壳，用于预防和治疗早期流感的甲型病毒感染，但可致畸，孕妇应忌用。

3. 无环鸟苷（阿昔洛韦） 为化学合成的高效抗病毒药，能抑制病毒DNA多聚合酶的活性，阻止DNA病毒繁殖，主要对疱疹病毒有效，如孕妇患单纯疱疹病毒感染可用此药治疗。

4. 抗病毒中草药 上呼吸道感染性疾病多由鼻病毒、流感病毒、腺病毒、呼吸道合胞病毒、柯萨奇病毒等引起，柯萨奇B组病毒是病毒性心肌炎中最常见的致病因子，蒲公英、石韦、乌药、青木香、败酱草对柯萨奇病毒和呼吸道合胞病毒有明显抑制作用。尚未见这些中草药有致畸的作用，孕妇必要时可选用。

（三）抗寄生虫药在妊娠期的应用

1. 抗肠虫药

（1）枸橼酸哌嗪（驱蛔灵）：本品有效剂量与中毒剂量相差较大，无致畸发现，适用于蛔虫和蛲虫感染，孕期可选用。

（2）氯硝柳胺（灭绦灵）：适用于绦虫感染，用于孕妇未见明显不良反应。

（3）甲苯达唑、盐酸左旋咪唑：可治疗各种肠道寄生虫感染，但可致畸形，孕妇禁用。

2. 抗疟药

（1）妊娠期可以，选用的抗疟药青蒿琥酯、蒿甲醚，对各型红细胞内期的疟原虫有杀灭作用，可控制各型疟疾的症状，毒副作用较轻，孕妇可以选用。

（2）妊娠期禁用的抗疟药磷酸氯喹、乙胺嘧啶均可致畸，孕妇应禁用。

（四）妊娠期甾体激素的应用

1. 雌激素

雌激素对胎儿可能产生的近期影响：

（1）生殖系统异常：孕期服用雌激素可导致男、女婴儿生殖器官异常，由于苗勒管是在胚胎期6～16周发育，孕早、中期服用雌激素，可作用于苗勒管，导致生殖器发育异常，男婴发生睾丸发育不良，附睾囊肿、精子缺陷、隐睾症等，女婴则可发生男性化及阴蒂肥大、阴唇融合。可能由于雌激素刺激胎儿肾上腺，增加雄激素分泌或代谢成分具有雄激素活性物质所致。约有半数于孕早期服用己烯雌酚的患者，其女性后代有子宫发育不良、呈T型、粘连及单角子宫、宫颈柱状上皮增生性糜烂。

（2）心脏畸形：宫内接触性激素的胎儿，先天性心脏病发生率明显增高，约为正常人群的2～3倍，最多见的心脏畸形是大血管转位及室间隔缺损。

（3）肢体畸形：孕期接触雌激素，胎儿畸形发生率增加，主要是肢体的血管发育异常，如血管瘤和毛细血管瘤。

（4）多发性畸形：孕早期接触雌激素，后代发生多发性畸形明显增加，多发性畸形包括脊柱、肛门、心脏、气管、食道、肾脏、肢体等多器官畸形。

雌激素对胎儿可能产生的远期影响：

（1）阴道腺病：女性在青少年时期发生阴道腺癌与其母亲孕期服用人工合成的雌激素关系密切，通常发病年龄为15～19岁，其母亲在孕前长期、大量地服用过雌激素，或孕早期即开始服用大剂量雌激素，且持续时间较长。

（2）男性睾丸癌：母亲在孕期服用雌激素，其后代发生睾丸癌者明显高于对照组，两者之间呈密切的相关性。这些男性多在18～30岁发病。据推测孕期母亲激素微环境改变使其后代患睾丸癌的比率较正常人高。因此，孕期应禁用雌激素。

2. 孕激素　妊娠期应用孕激素，常见于妊娠试验诊断，治疗先兆流产或习惯性流产，或受孕时间不详而继续服用避孕药等。目前主张孕激素治疗仅适于黄体功能不全病例，特别是原发性孕激素分泌不足者；盲目地使用孕激素保胎，对胚胎有缺陷者，反而干扰自然淘汰，甚至导致过期流产；对黄体功能正常者滥用孕激素，反而干扰内源性孕激素的生成，也难以达到保胎的目的。

3. 雄激素　妊娠期使用雄激素，可使女性胎儿的外阴发生男性化，即发生女性假两性畸形。胚胎时注射雄激素后，对下丘脑周期中枢产生封闭作用，而影响今后月经周期，故孕期禁用雄激素。

4. 溴隐亭　溴隐亭是一种多巴胺促效剂，能有效地抑制功能性高泌乳素血症或肿瘤所引起的高泌乳素血症，同时还能恢复正常排卵月经，能明显提高妊娠率，使用溴隐亭治疗而受孕的，全部新生儿未发现任何畸形。

5. 糖皮质激素　常用于临产前数日以促进胎儿肺成熟及治疗妊娠合并某些内科并发症，如自身免疫性血小板减少性紫癜、支气管哮喘等。对于不可避免早产的胎儿、妊娠合并糖尿病者应用糖皮质激素可降低早产新生儿呼吸窘迫综合征发生率及早产新生儿颅内出血、坏死性小肠结肠炎发生率。常用的有倍他米松、地塞米松，可通过胎盘作用于胎儿Ⅱ型肺泡细胞受体，使受体表面活性物质释放及产生增加。剂量为倍他米松12mg肌内注射，1次／日，共2天；地塞米松6mg，肌内注射2次／日，共2天。过量长期用糖皮质激素有可能导致过期妊娠、胎儿宫内发育迟缓和死胎发生率增高。也有认为可能由于免疫抑制而使感染发生率增高。因此，若确属病情需要而长期应用时，原则上应尽量用较小剂量维持。

（五）镇静安定药

1. 反应停（thalidomide）　曾在20世纪60年代初期广泛用于孕早期治疗妊娠呕吐，导致严重的短肢畸形，已禁用。

2. 巴比妥类药物　过去多认为无致畸作用，但有学者发现常服用者与对照组相比，其先天畸形的发生率明显增加，畸形可表现为无脑儿、先天性心脏病、严重四肢畸形、唇裂、腭裂、两性畸形、先天性髋关节脱位、颈部软组织畸形、尿道下裂、多指（趾）、副耳等。

3. 安定　是临床常用药物，在早孕期服用，胎儿可发生唇裂，其危险性较对照组高4～6倍。

4. 眠尔通、利眠宁等　在孕早期6周内服用，可能有致畸作用，在整个孕期服用可致胎儿宫内发育迟缓。

5. 吗啡类药物　早期妊娠应用吗啡类药物，特别是可待因，婴儿唇裂、腭裂的发生率比对照组明显增高。若在娩出前6小时内注射吗啡，给药后2分钟可在胎体测出，作用可维持4～6小时，新生儿娩出后，会有明显的呼吸中枢抑制作用，因此若估计在6小时内分娩者，应忌用吗啡。

6. 消炎痛　消炎痛具有解热、镇痛及消炎抗风湿作用。妊娠期应用有引起胎儿短肢畸形、阴茎发育不全和新生儿动脉导管未闭的报道。

7. 曲马多（tramadol，CG315反胺苯环醇）　为人工合成的阿片受体激动剂，镇痛作用显著，一般用药后20～35分钟出现镇痛效果，可持续6小时。有效率为63%～93.3%，其中50%以上达到完全镇痛。对产妇心血管及肝肾功能无影响。也不影响前列腺素分泌。可通过胎盘进入胎儿血循环，但无影响。对平滑肌、横纹肌无作用，对产程、胎儿生物物理评分无影响。因无抑制呼吸的作用，对新生儿Apgar评分无影响。但应避免长期应用，因为可能引起新生儿成瘾和戒断症状。对于孕妇本品的应用仅限于单次。口服、注射吸收均好，而镇痛作用相同。但需注意静脉注射速度，不宜过快，否则会导致心悸、出汗等。分娩过程中镇痛以口服或肌内注射为宜，慎用静脉注射的方法。一般口服一次为100mg，肌内注射一次为50～100mg。不良反应有眩晕、恶心、口干等。忌与单胺氧化酶抑制剂，如苯乙肼、帕吉林等合用；与地西泮（diazepan）合用时，其剂量应酌减。

8. 哌替啶（pethidine，度冷丁dolantin）　为人工合成的阿片受体激动剂，因起效快，作用时间适宜，镇痛效果较好，较吗啡不良反应小，且价格低廉，是常用的分娩镇痛剂。其镇痛作用相当于吗啡的1/10～1/8。肌内注射50mg，可使痛阈提高50%；可持续2～4小时。在产程的潜伏期，哌替啶能降低子宫活性与张力，在低张力收缩期甚为显著，产妇得到镇静。一般用量为肌内注射50～100mg，静注25～50mg，镇痛作用最强时间分别在用药后40～50分钟或5～10分钟，对产后子宫复旧及产后出血均无不良影响。产妇用药后约有15%的患者，可能发生恶心、呕吐、体位性低血压。哌替啶是以单纯弥散的方式，透过胎盘作用于胎儿，产妇静注50mg，90秒后药物即可达胎儿血液循环，6分钟后胎儿和母体的血药浓度即可达到平衡。肌内注射2小时胎儿血药浓度达高峰。分娩时母体和脐带血的药物水平无明显差异。哌替啶可使胎儿脑对糖的利用与代谢降低，也可使胎儿宫内呼吸运动受到抑制，胎心率基线变异减少。哌替啶可使新生儿产生建立呼吸时间延长，Apgar评分降低，肺泡通气量减少，呼吸性酸中毒，对声、光刺激的习惯形成时间延长，呼吸抑制。这种严重不良反应与产妇用药量，以及产妇用药至胎儿娩出的时间间隔相关。一般认为产妇用药至胎儿的娩出时间在1小时以内，或4小时以上，对新生儿无影响；而在2～3小时对新生儿抑制作用明显增加。一旦出现新生儿抑制，可用纳洛酮拮抗（静脉注射0.2mg）。

第五节　高危妊娠

高危妊娠（high risk pregnancy）是指妊娠期有个人或社会不良因素及有某种并发症或并发症等可能危害孕妇、胎儿及新生儿、产妇（包括难产）者。高危妊娠的范畴：

（1）孕妇年龄<16岁或>35岁；身高低于145cm；体重不足40kg或重于80kg者。

（2）不孕3年以上经治疗后受孕者。

（3）有异常孕产史者，如自然流产、异位妊娠、早产、死胎、难产、产伤、新生儿死亡、新生儿溶血性黄疸或患有先天性、遗传性疾病等。

（4）孕妇在妊娠期，特别是妊娠早期有不良因素影响史者，如接触大量放射线、化学性毒物；服用对胎儿有影响的药物；有病毒性感染史等。

（5）患有妊娠并发症者，如先兆流产、妊高征、前置胎盘、胎盘早期剥离、羊水过多或过少、母儿血型不合、胎儿宫内生长迟缓、过期妊娠及胎盘功能不良、脐带缠颈（B超下诊断）等。

（6）有妊娠并发症者，如妊娠合并心脏病、糖尿病、高血压、肾脏疾病、肝炎、甲状腺功能亢进、重度贫血等。

（7）本次分娩可能发生难产者，如胎位异常、骨盆异常、软产道异常、巨大儿、多胎妊娠等。

（8）盆腔肿瘤或曾有盆腔手术史等。

一、临床表现和诊断

（一）病史

年龄<18岁和>35岁者分娩的危险因素增加，大于35岁的妇女分娩的新生儿遗传缺陷发生率明显升高。

（二）临床检查

1. 全身检查

（1）一般体态：身高140cm以下者头盆不称发生率显著增加；骨骼粗大者易有男性化骨盆，应注意中骨盆及出口的大小；对步态不正常者应注意有无骨盆不对称。

（2）体重如<40kg或>85kg者危险性增加。

（3）血压有无异常。

（4）心脏各瓣膜区有无杂音，心脏是否扩大和其他异常。

（5）阴道出口是否过小，外阴部有否静脉曲张。

（6）常规检查血液常规，尿液常规，必要时可检查肝功能、肾功能及做眼底检查。

2．产科检查

（1）子宫大小是否与停经月份相符，过大者应注意有无羊水过多或双胎；过小者应注意胎儿宫内生长迟缓。

（2）胎位有无异常。

（3）足月妊娠时估计胎儿≥4000g或<2500g者均应注意。

（4）阴道出口是否过小，外阴部有无静脉曲张。

（5）注意妊娠期中胎动的变化，有无突然减少的情况。

3．分娩期注意事项

（1）有无胎膜早破，羊水中有无胎粪，羊水量的估计。

（2）产程进展是否属于正常产程曲线，胎头是否已入盆并正常下降。

（3）宫缩是否正常，有无继发性子宫收缩乏力，有无出现尿潴留、肠胀气。

（4）注意听胎心率，有无心动过速、心动过缓，并注意有无各种类型的减速现象。

（三）实验室及其他检查

1．B型超声 诊断孕龄、估计胎儿发育情况是一种简便、有效和可靠的方法。通常可测量胎头双顶径、头臀径、股骨长、胸径和腹径等综合判断。

2．胎盘功能检查 通过测胎动，尿E_3／24h，尿雌激素／肌酐（E／C）比值判定，如孕晚期连续监测尿E_3／24h小于10mg，E／C比值小于10均为胎盘功能低下的表现。

3．胎儿成熟度检查 通过B超观察胎儿双顶径大于8.5cm，胎盘功能Ⅲ级提示胎儿成熟，测定羊水中卵磷脂／鞘磷脂比值大于2，提示胎儿肺成熟。

4．胎儿监测 无激惹试验（NST），观察胎动时胎心率加快现象，若评8～10分，胎儿一周内无死亡之虞。催产素激惹试验（OCT）或收缩激惹试验（CST），观察宫缩时胎心率变化情况。如出现重度变异减速、延长减速、晚期减速均提示胎儿储备不良，需马上终止妊娠。胎儿头皮血pH值小于7.20提示胎儿宫内窘迫。

5．胎儿畸形的检查

（1）B超显像：可探测出胎儿神经系统、消化系统、泌尿系统畸形及短肢畸形、胎儿胸腹积水等。

（2）甲胎蛋白（AFP）测定：AFP异常增高是胎儿患有开放性神经管缺损（无脑儿、开放性脊椎裂及脑膨出）的重要指标。但多胎妊娠、死胎及胎儿上消化道闭锁等也伴有孕妇血清AFP值升高。

6．胎儿宫内安危情况的判断 胎儿在宫内的安危取决于有无宫内缺氧及胎儿在宫内的储备能力。其方法有以下几种。

（1）胎动监护：此为孕妇自我监护的重要内容，可靠、简便。具体方法：孕妇早、中、晚各休息1小时，自己计算胎动次数，相加后乘4，即为12小时胎动次数。如大于30次为正常；10～20次，或每小时少于3次为减少；如3天内胎动次数30%以上为危险信号。胎动次数减少或消失，为胎儿宫内缺氧的警告。胎动次数减少或消失1～2天，胎心消失，为胎死宫内。故应重视孕妇的就诊主诉，并及时处理。

（2）胎心监护：听诊胎心率是诊断胎儿宫内缺氧的一种实用、简便的方法。正常胎心率为100～120次／分，胎心率代偿性加快可达160～180次／分。另外，还可用胎心率电子监护及电子监测仪预测胎儿宫内储备能力。

（3）胎儿心电图的探测：探测胎儿心电图有两种方法：一种为宫内探测，另一种为腹壁探测。临床上前一种方法少用，因可导致宫内感染。根据多次测定心电图R波变化及图形的分析，可反映胎儿宫内发育、胎儿存活情况，对多胎、胎位、胎龄、胎盘功能和高危儿具有一定的诊断价值。

（四）诊断标准

初诊时，根据病史及体征有无危险因素进行初步评分，筛选出高危妊娠和低危妊娠，引起临床重视。以后随着妊娠进展，再重新评分。

国内以改良Nestbitt评分指标为主。

评分标准：10分高危、5分中危、0分低危。评分内容及分值如下（括号内是分值）：

1. 孕妇年龄　≤18岁（5）；>35岁（5）；>40岁（10）。

2. 产科史　经产妇（5次以上）（5）。不孕史：3年治愈得孕（10），3年未治得孕（5）。自然流产：3次以上（10），2次流产（5）。早产：3次早产无活婴（10），1～2次早产无活婴（5），有活婴（0）。急产：（5）。剖宫产：2年之内（10），2年以上（5）。阴道难产：产钳（5），穿颅（5），内倒转（5），吸引产（5），中孕引产（5），子宫破裂（10），子宫修补（10）。肌瘤挖出（5）。卵巢切除（5）。死产：新生儿死亡（10），新生儿畸形（10），胎儿畸形（10），重症新生儿黄疸（ABO血型不合，Rh血型不合）（10）。

3. 体型　身长＜150cm（10），体重<40kg（5），胸廓畸形（10），脊柱畸形（10），骨产道畸形（10）。

4. 全身疾患　高血压（非妊娠时17.3／12kPa）（10）。心脏病：心功能Ⅲ～Ⅳ级（10），Ⅰ～Ⅱ级（5），联合瓣膜病（10），青紫型（10）。肺疾患：结核（10），支气管哮喘（10）。糖尿病：药物控制（10），饮食控制（5）。甲亢：药物控制（10），不需用药（5）。贫血：血红蛋白60g／L以下（10），60～80g／L（5）。精神病（10）。孕期确诊急性肝炎（10），慢性迁延性肝炎（10）。肾脏病：肾功能受损（10），病史（5）。遗传病：生活、身体、智力受影响（10），生活、智力发育不受影响（5）。卵巢瘤或子宫肌瘤：对分娩有影响（10），对分娩无影响（5）。

5. 本次妊娠经过　末次月经不明确（5）。受精后服药：前3个月用激素（10），后6个月用激素（5），用避孕药（10），麻醉药长期大量应用（10）。病毒感染：孕3

个月内患风疹病毒，确诊（10），不确诊（5）。不明高烧39℃，持续3天以上（5），7天以上（10），流感（10）。产前不明原因出血（5），前置胎盘（10），胎盘早剥（10），横位、臀位、斜位（10），羊水过多（10），羊水过少（10），双胎（10），胎儿宫内发育迟缓（10），早产（10），过期妊娠（10），重度妊高征（子痫、先兆子痫）（10），中度妊高征（5），胎心100～120次／分（10），胎心160次／分以上（5），胎动少于3次／h（10），胎膜早破（10）。

6. 社会史　吸烟（11支／日以上）（10），饮酒长期（10），近亲结婚（10），未婚（10），离婚或离婚中妊娠（10），无产前检查（5），经济困难（5）。

7. 实验室检查　ABO血型（10），HBsAg阴性（10），风疹、巨细胞病毒、弓形体抗体阴性（10）。

产前检查复诊时注意再次评分，及时根据病情决定复诊时间，进一步进行监护。

二、治疗

（一）一般处理

1. 设立高危妊娠专科门诊　对高危妊娠进行筛选、监护和加强管理。设立咨询门诊，开展有关产前检查。从早孕开始，作血型鉴定、基础血压的测定，每次产前检查时筛选出高危因素。对高危孕妇应登记立册，并定期追访。对妊娠并发症及其他妊娠高危病因应根据各自特点进行特殊处理。

2. 加强营养　给予孕妇足够的营养和纠正贫血，以高蛋白、高热量、高维生素饮食为主，适当补充微量元素，如钙、铁，以及氨基酸、叶酸等。静脉滴注葡萄糖，有助于胎儿宫内的生长发育，改善胎盘功能，预防妊娠并发症发生。

3. 卧床休息　一般取左侧位休息，可以避免增大的子宫对下腔静脉压迫引起的仰卧位低血压综合征的发生，并可改善肾循环、子宫胎盘血循环，增加E_3的合成和排出量。

4. 提高胎儿对缺氧的耐受力　吸氧，每次30分钟，3次／日，可提高血浆中的含氧量，对胎盘功能减退者尤为重要。静脉滴注葡萄糖，以10%葡萄糖500ml，加入维生素C 2g，1次／日，连续5～7日，休息3日后可继续使用。

5. 改善子宫胎盘循环　胎儿宫内生长迟缓、慢性肾炎、妊娠高血压综合征、无血凝缺陷的高危孕妇可用肝素合剂治疗。药物为肝素、低分子右旋糖酐、丹参针剂，缓慢静脉滴注，同时再给予10%葡萄糖500ml及维生素C 2g。还可用沙丁胺醇、苯氯丙酚胺、氨茶碱等扩张血管，松弛子宫，增加胎盘血流量。

（二）病因处理

高危妊娠的因素很多，治疗时应针对不同的病因进行相应处理。疑有先天性、遗传性疾病，应行产前诊断检查，一般于妊娠16周左右行羊膜腔穿刺抽取羊水进行分析，如有异常应终止妊娠。对妊娠期各种并发症或并发症，应针对各自的特点进行相应的处理。

（三）产科处理

1. 提高胎儿对缺氧的耐受性　可给10%葡萄糖液500ml加维生素C 2g行静脉缓慢滴注，每日1次，7天为1疗程，休息3天后重复。胎盘功能减退者还应每日2～3次间断吸氧，每次30分钟。

2. 预防早产　在保证母儿安全的前提下，尽量避免早产，出现先兆者可给予硫酸镁抑制宫缩。

3. 终止妊娠　根据孕妇及胎儿的情况，选择适当的时间用引产或剖宫产终止妊娠。

对需终止妊娠而胎儿尚未成熟者，可于终止妊娠前用肾上腺皮质激素促进胎儿肺成熟，以预防发生新生儿呼吸窘迫综合征。产时应加强对母儿监护，观察病情发展，注意胎心率、羊水性状变化，并及时给氧，尽量少用镇静、麻醉药物，避免加重胎儿缺氧。如发现胎儿窘迫，应尽快结束分娩，并做好抢救新生儿的准备。

第六节　孕期健康指导

一、心理卫生指导

妊娠会使妇女产生一系列特征性的生理变化和心理变化。孕妇对妊娠的态度及由此产生的情绪，因她所处的环境和个性特征而异。大部分孕妇会因自己怀了孕而高兴，产生积极情绪；也有的孕妇则因妊娠给自己生活及学习带来新的问题而恐惧、忧虑，出现消极情绪。因此，组织孕妇在产前学习有关妊娠、分娩及产褥的知识，开展门诊咨询及候诊宣教，消除孕妇的恐惧紧张情绪，使之保持良好的心理状态，十分必要。

二、营养指导

妊娠期应补充富含蛋白质、维生素、铁、钙的食物。饮食注意易消化吸收，避免辛辣。多食水果和蔬菜可预防便秘。不宜吸烟、饮酒。

三、卫生指导

1. 休息　保证充分睡眠；正常妊娠可适当劳动，妊娠32周后应避免过重体力劳动。

2. 清洁卫生　孕妇的汗腺及皮脂腺分泌旺盛，白带增多，要经常洗澡，勤换衣物。外阴部应每日清洗。妊娠最后一个月不宜盆浴，以免污水进入阴道引起感染。

3. 乳头护理　妊娠后期经常用温水擦洗乳头，以防止哺乳期乳头皲裂。如乳头内陷或过于平坦，可经常用手向外牵拉，以保证产后新生儿顺利哺乳。

4. 衣着　孕妇衣着要轻松宽大，寒暖适宜，不可紧束胸腹及使用紧窄的腰带以免影响血液循环及限制胎儿活动。鞋、袜应适足，鞋底以平、软、厚为宜。

5. 性生活　在妊娠12周以内和32周以后应避免性生活，以免因兴奋和机械性刺激引起盆腔充血，子宫收缩而造成流产、早破水或早产，并避免将细菌带入阴道而导致产前、产时和产后的感染。妊娠期的性生活问题应与夫妻二人共同讨论，解答双方的疑问，以使妊娠顺利度过。

四、孕期家庭自我监护

家庭自我监护是指在妊娠晚期，由孕妇本人及其家属，在家庭中对胎儿宫内情况进行监护，协助判断胎儿在宫内的安危。这种家庭自我监护，主要由孕妇本人定时测胎动次数，由其丈夫为孕妇听取胎心率。由于家庭自我监护具有方法简单、不需要特殊设备等优点，近年来，我国大中城市已广泛开展，一致认为家庭自我监护收效显著，值得在全国范围普遍推广。

五、妊娠期常见症状及处理

（一）消化系统症状

于妊娠早期出现胃灼热、恶心、晨起呕吐者，可给予维生素$B_6$10～20mg，每日3次口服；消化不良者，可给予维生素$B_1$20mg、干酵母3片及胃蛋白酶0.3g，饭时与稀盐酸1ml同服，每日3次；也可服用开胃健脾理气中药。若已属妊娠剧吐，则按该病处理。

（二）贫血

孕妇于妊娠后半期对铁需求量增多，仅靠饮食补充明显不足，应适时补充铁剂，如富马酸亚铁0.2g或硫酸亚铁0.3g，每日1次口服预防贫血。若已发生贫血，应查明原因，以缺铁性贫血最常见。治疗时应加大铁剂量，可给予富马酸亚铁0.4g或硫酸亚铁0.6g、维生素C 300mg、乳酸钙1g，每日3次口服。

（三）下肢肌肉痉挛

多见于妊娠后期，常发生于小腿腓肠肌，夜间发作较多。是孕妇缺钙表现，发作时可行局部按摩或伸直痉挛的下肢，症状可迅速缓解。并应及时补充钙剂如乳酸钙1g，每日3次；维生素AD丸1粒，每日3次；维生素E 100mg，每日1～2次口服。

（四）下肢及外阴静脉曲张

随着妊娠进展，下肢及盆腔静脉回流受阻，引起静脉曲张。于妊娠末期应避免长时间站立，下肢绑以弹性绷带，适当卧床并抬高下肢以利静脉回流。外阴静脉曲张者，分娩时应防止曲张的静脉破裂。

（五）下肢浮肿

孕妇于妊娠后期常有踝部及小腿下半部轻度浮肿，经休息后消退，属正常现象。若下肢浮肿明显；经休息后不消退，应想到妊娠高血压综合征，合并肾脏疾病或其他并发症，查明病因后给予及时治疗。此外，睡眠取左侧卧位，下肢垫高15°使下肢血液回流改善，浮肿多可减轻。

（六）痔

痔于妊娠晚期多见或明显加重，系因增大的妊娠子宫压迫和腹压增高，使痔静脉回流受阻和压力增高导致痔静脉曲张。应多吃蔬菜，少吃辛辣食物，必要时服缓泻剂软化大便，纠正便秘。若痔已脱出，可用手法回纳。痔疮症状于分娩后可明显减轻或自行消失。

（七）便秘

于妊娠期间肠蠕动及肠张力减弱，加之孕妇运动量减少，容易发生便秘。由于巨大子宫及胎先露部的压迫，常会感到排便困难。宜每日清晨饮开水一杯，应养成每日按时排便的良好习惯，并多吃含纤维素多的新鲜蔬菜和水果，必要时口服缓泻剂，睡前口服果导片1～2片，或用开塞露、甘油栓，使大便滑润容易排出，但禁用峻泻剂，也不应灌肠，以免引起流产或早产。

（八）腰背痛

妊娠期间由于关节韧带松弛，增大的子宫向前突使躯体重心后移，腰椎向前突使背伸肌处于持续紧张状态，常出现轻微腰背痛。若腰背痛明显者，应及时查找原因，按病因治疗。必要时卧床休息、局部热敷及服止痛片。

（九）仰卧位低血压

于妊娠末期，孕妇较长时间取仰卧姿势，由于巨大的妊娠子宫压迫下腔静脉，使盆腔及下肢静脉回流受阻，回心血量骤然减少，导致心搏出量迅速下降，出现低血压。此时若立即改为侧卧姿势，可使下腔静脉血流通畅，血压迅即恢复正常。

第七节　孕妇系统保健与孕妇管理

根据卫生和计划生育局的要求，国内已经普遍实行孕产期系统保健的三级管理和使用围产保健手册，着重对高危妊娠进行筛查、监护和管理。

一、实行孕产期系统保健的三级管理

对孕妇开展系统管理，为的是认真做到医疗与预防能够紧密结合，加强产科工作的系统性以保证质量，并使有限的人力和物力发挥更大的社会效益和经济效益。如今在我国城乡，对孕产妇均已开展系统保健管理，采用医疗保健机构的三级分工。城市开展医院三级分工（市、区、街道）和妇幼保健机构三级分工（市、区、基层卫生院），实行孕产妇划片分级分工，并健全相互间挂钩、转诊等制度。农村也开展三级分工（县医院和县妇幼保健站、乡卫生院、村妇幼保健人员）。通过三级分工，一级机构（基层医院或保健站）对全体孕产妇负责，定期检查，随时发现异常，及早将高危孕妇（指具有高危妊娠因素的孕妇）或高危胎儿转至上级医院进行监测处理。有条件的地区，可以利用仪器及实验室监测手段，对高危妊娠、胎儿胎盘单位功能以及胎儿成熟度进行监测，以降低孕产妇的并发症，特别是危害胎儿的并发症。

二、建立孕产妇系统保健手册制度

目前全国城乡各地均要求建立孕产妇系统保健手册制度，目的是加强对孕妇的系统管理，提高产科防治质量，降低三率（孕产妇死亡率、围生儿死亡率和病残儿出生率）。使用保健手册需从确诊早孕时即开始，直至产褥期结束。确诊早孕时填写"孕产妇登记册"。凭手册去医院就诊，产前检查后将结果填写在手册上。住院分娩时将手册交医院产科。出院时将住院分娩及产后母婴情况填写完整后将手册交给产妇居住的基层妇幼保健机构。该机构进行产后访视汇总后送至上一级妇幼保健所统计分析，以利于各级妇幼保健机构之间的相互沟通，加强协作，达到防治结合。

三、对高危妊娠的筛查、监护和管理

通过早孕时的初步筛查及每次产前检查均能及时筛查出具有中危或高危因素的孕妇。常见的高危因素有孕妇本人的基本情况（如年龄、身高、体质、不孕史等）、不良孕产史、内外科并发症及产科并发症4个方面，这4方面又分固定因素和动态因素两大类。为了及早识别和预防这些高危因素的发生与发展，通常采用评分方法提示其对母婴危害的严重程度，同时应该考虑有关社会因素，如经济、文化、交通、医疗卫生设施等。对高危孕妇、基层医疗保健机构要专册登记，并在手册上做出特殊标记。对高危因素复杂或病情严重孕妇，应及早转送至上一级医疗单位诊治。上级医疗单位应全面衡量高危因素对孕产妇影响的严重程度，结合胎儿胎盘单位功能的检测和胎儿成熟度的预测，选择对母儿均最有利的分娩方式，决定最恰当时机分娩。有妊娠禁忌证者，经会诊后则应尽早动员终止妊娠。想方设法不断提高高危妊娠管理的三率（高危妊娠检出率、高危妊娠随诊率、高危妊娠住院分娩率），是降低孕产妇死亡率、围生儿死亡率、病残儿出生率的重要手段。

第五章 遗传筛查与产前诊断

第一节 遗传筛查

遗传筛查是指检测异常基因或染色体的携带者；检出患遗传性疾病的个体，给予相应治疗；以及检出其子代患遗传性疾病风险增加的个体或夫妇，对他们进行婚姻和生育指导，以减少和预防遗传性疾病的发生。

一、遗传携带者的检出

患者表型正常，带有致病遗传基因，主要为隐性遗传病杂合体和染色体平衡易位者。一般无临床症状，但能将携带的致病基因或易位的染色体传给子代，可发病；携带者检出是遗传病诊断的重要内容。人群中隐性遗传病发病率虽不高，约数千至数万分之一，但人群中隐性致病基因携带者的比例较高；如白化病群体发病率为1／20000，而人群中携带者频率为1／10；苯丙酮尿症群体发病率为1／10000～1／20000，携带者频率为1／50。携带者频率均比该病发病率高数十或数百倍；染色体发病率为5‰，平衡易位携带者，每250对夫妇有1名携带者。检出携带者是指导婚姻、生育、产前诊断的必要前提，是防止遗传病发生的主要措施。

目前国内较常用的携带者检出内容有：

（1）甲型血友病测定血浆第Ⅷ因子，携带者为正常人的50%，PCR、RFIP分析D.A均可证实。

（2）G-6-PD缺乏症，红细胞组化学测定，携带者为正常红细胞与病态红细胞的嵌合体。

（3）假性肥大型肌营养不良（DMD）携带者有55%～80%血清CPK、LDH、Mb均高于正常人含量，RFIP、PCR分析D.A也可证实；有学者对DMD携带者（244例）采用血清联合测定CPK、LDH、Mb检出率达87.3%。

（4）苯丙酮尿症携带者检出，测定肝细胞苯丙氨酸羟化酶活性为正常人的50%，口服或静脉注射苯丙氨酸负荷试验，血浆苯丙氨酸水平下降缓慢。

（5）半乳糖血症携带者红细胞半乳糖-1-磷酸苷转移酶活性为正常人的50%。

（6）α-地中海贫血携带者，分子杂交法体细胞cDNA（互补D.A）α-球蛋白结构基因数目减少。

（7）糖原代谢病Ⅲ型携带者红细胞脱支酶活性与正常人有差异。

（8）异染性脑白质营养不良携带者白细胞芳基硫酸酯酶A活性约为正常人的50%。

（9）尼曼-匹克病携带者，白细胞神经鞘磷脂酶活性为正常人的54%~57%。

（10）戈谢病携带者，测定白细胞和培养的皮肤成纤维细胞B葡萄糖苷酶活性为正常人的60%。迄今遗传病携带者检出可检测40余种。

二、遗传筛查的方法

产前筛查的方法主要包括影像学检查（如超声检查、磁共振检查等）和生化检测。我国当前产前筛查的主要疾病有：

（一）开放性神经管缺陷（open neural tube defects，ONTD）

开放性神经管缺陷是胎儿神经管闭合异常造成的无脑儿、开放性脊柱裂的总称，发病率2%~6%。在妊娠中期，甲胎蛋白（α-fetoprotein，AFP）主要由胎儿肝脏产生，随着孕周而逐渐增加，并通过胎儿的尿液排进羊水中，也可通过胎盘的跨膜运输进入母体血液循环。当胎儿存在开放性神经管畸形时，AFP从胎儿体内大量漏出，使羊水和母体血清中的浓度明显升高，因此若某孕妇血清中AFP检测值比相同孕周的正常均值升高2倍，提示胎儿可能有ONTD，应当行仔细B型超声检查或羊水AFP、乙酰胆碱酯酶测定以确诊。妊娠16~18周母血清AFP测定是ONTD产前筛查较敏感的方法。

（二）21-三体综合征

21-三体综合征又称唐氏综合征（Down syndrome），是足月新生儿最常见的染色体疾病，以严重的先天性智力障碍为特征。发病率为1/700~111 100。其发生与孕妇的年龄密切相关，发病率随着孕妇的年龄增大而增加。

1. B型超声检查　采用高分辨率的超声仪在孕9~14周对胎儿进行扫描，若颈项透明带厚度（nuchal translucency，NT）增厚，与胎儿染色体非整倍体异常有关，可同时进行生化指标筛查，或行产前诊断，并需密切随访。

2. 生化指标筛查

（1）AFP：孕妇怀有唐氏综合征胎儿时，母体血清AFP水平比正常妊娠低23%左右。在分析孕妇血清AFP水平与唐氏综合征的关系时，还需考虑孕妇的身体状况。例如，孕妇体重较重或者患胰岛素依赖型糖尿病时，其血清AFP较正常孕妇低。而吸烟或者肝功能异常的孕妇血清AFP水平会增高。

（2）HCG：由胎盘滋养层细胞分泌，β亚基具有特殊性氨基酸顺序，检测可避免交叉反应，更能反映胎盘功能及胎儿状况，怀孕时，母血清Freeβ-HCG的水平是总HCG的1%，在妊娠早期，Freeβ-HCG升高很快，孕8周到达高峰，后逐渐下降，在

18周维持一定水平。孕中期的唐氏胎儿的母血清中HCG和Freeβ–HCG均呈持续上升趋势，高于同期普通孕妇。如果孕妇血清HCG异常升高，还需排除死胎、早产、低体重儿或发生先兆子痫的可能性。

（3）游离雌三醇（uE_3）：是由胎儿胎盘单位产生的主要雌激素，胎儿血清中uE_3的浓度随着孕周的增加而升高。母体血清中uE_3的水平在妊娠7～9周时开始超过非妊娠水平，然后持续上升，在足月前可以达到7～3μg／ml。怀有唐氏儿的母体血清uE_3的水平比正常妊娠水平平均低29%。

（4）妊娠相关血浆蛋白A（pregnancy associated plasma protein–A，PAPP–A）：是胎盘合体滋养细胞分泌的糖蛋白，PAPP–A的浓度随着孕周升高直到足月。妊娠早期怀有唐氏儿的母体血清PAPP–A的水平比正常妊娠水平明显下降。如果孕妇血清PAPP–A降低，也可能与自然流产、异位妊娠、胎儿生长迟缓、死胎或者先兆子痫相关。

（5）抑制素A：抑制素A（DIA）是由仅亚基和B亚基组成的糖蛋白。β亚基有两种形式：βA和βB，形成了两种类型的抑制素，抑制素A（inhibin A或DIA）和抑制素B（inhibin B）。母体血清中DIA在妊娠早期时上升，在第10周以后逐渐下降。DIA在15～25周时的水平稳定。怀唐氏儿孕妇血清DIA是普通孕妇的2倍。

（三）18–三体综合征的筛查

18–三体综合征较21–三体综合征少见，但在孕中期其筛查项目与21–三体综合征的筛查项目相同，故可将结果行统计学处理计算出风险率。筛查方法同孕中期21–三体综合征三联筛查，但18–三体综合征高风险者AFP、uE_3和HCG均降低（"三低"现象），一般将风险率大于1：350定为高风险，建议进一步行产前诊断。

（四）地方性遗传病

某些遗传病有地域性，如我国南方广东、广西、四川等地区地中海贫血发病率较高，可达1%～2%，是危害较大的单基因遗传病，故当地将其纳入产前筛查的疾病，以防止α–地中海贫血的Bart's水肿儿、血红蛋白H病（HbH）患儿和重型B地中海贫血儿的出生。

第二节　产前诊断

产前诊断（prenatal or antenatal diagnosis）又称宫内诊断（intrauterine diagnosis），是对胚胎或胎儿在出生前是否患有某种遗传病或先天性疾病进行的诊断。产前诊断是围生医学的重要组成部分，对提高人口素质，实行优生优育具有重要意义。

一、产前诊断的适应证

1. 35岁以上的高龄孕妇。
2. 产前生化筛查结果属高危人群。
3. 夫妇一方为染色体异常携带者或孕妇曾生育过染色体病患儿。
4. 曾有不良孕产史者如自然流产、畸胎、死产、新生儿死亡等或特殊致畸因子接触史。
5. 曾生育过或者家族中有某些单基因病，或特定酶缺陷所致的遗传性代谢病，或者多基因病如NTD等，并且这些疾病的产前诊断条件已经具备。

二、产前诊断的疾病种类

（1）染色体病。
（2）性连锁遗传病。
（3）先天性代谢缺陷病。
（4）非染色体性先天畸形。

三、产前诊断的方法

（一）羊膜腔穿刺

羊膜腔穿刺作为产前诊断的技术始于20世纪50年代。20世纪70年代中晚期以后利用羊水进行多项遗传检测及生化分析的产前诊断迅猛发展，现国内外羊膜腔穿刺也大量应用于临床。

（二）绒毛取材

绒毛细胞是由受精卵发育分化的滋养层细胞及绒毛间质中的胚外中胚层细胞组成，绒毛细胞与胎儿组织同源，它们具有相同的遗传特性。因绒毛组织以活细胞为主，而且量多，对基因诊断比羊水细胞更有利。绒毛细胞还可以不经培养直接制备染色体。

取材时间以停经55～65天最合适，B超下确定胎囊位置后再进行盲取。使用一带有韧性金属管作为内芯的塑料套管（可高压消毒），直径约2mm，按人流手术常规消毒，严格无菌操作，拭去颈管外口黏液，再以生理盐水消除宫颈消毒液。将塑料管按宫腔方向轻轻自宫口进入宫腔，遇阻力后将套管内芯抽出，塑料套管仍停留在原位置；外接一5ml注射器抽吸压力为2～3ml，边抽边退，可见针管内有少许组织，注入生理盐水中，在解剖显微镜下观察确定为绒毛组织送检。

吸取绒毛量很少，不会影响胎儿的发育，是比较安全的，但有时可以造成流产、感染，也可造成胎儿母体血交换，对母儿血型不合者加重其免疫对抗。绒毛取材一定要由有经验的妇产科医师进行操作。

（三）抽取胎儿脐血

经母腹抽取胎儿脐静脉血进行产前诊断，对有些遗传病如地中海贫血及血友病可省去复杂的基因诊断方法，直接用胎血查第八、第九因子及进行血红蛋白电泳进行诊断。用胎血测酶活性查病毒感染以及染色体检查，比用羊水细胞或绒毛细胞更简便可靠。

取脐血时间从孕18～24周为宜，严格无菌，在B超指引下在脐带附着胎盘的根部找到脐静脉，穿刺。先抽出0.2ml血检测，确属胎儿血继续抽血1～3ml送检。

（四）胎儿镜

胎儿镜又叫羊膜腔镜或宫腔镜，从子宫颈口插入妊娠14～18周的子宫腔内及羊膜腔内观察胎儿体表、五官等方面有无畸形，或取脐血进行染色体分析、血型分析、酶的测定，还可以取胎儿肌肉、皮肤进行活检。但技术要求精良、设备昂贵，且有一定的并发症，目前国内尚不能普及。

（五）超声检查在产前诊断中的应用

超声诊断是20世纪70年代以后发展起来的一门新兴学科，近30年来超声技术飞速发展，使超声检查内容不断拓宽，尤其高分辨率的二维超声及彩色多普勒的出现使检查范围更加广泛。1958年Lan Donald首次将超声应用于产前检查，获得了良好的效果，从此超声检查在产前诊断中成为主要组成部分，也是产前检查的首选方法。实时超声可动态地观察胎儿的生长发育、胎儿活动、胎心搏动、呼吸及吞咽等，应用彩色多普勒可以检查胎儿先天性心脏病及脐带血流动力学的改变，对胎儿的畸形与异常、胎盘疾患、脐带的缠绕、胎儿宫内发育迟缓等均可由超声做出诊断。

1. 中枢神经系统缺陷　胎儿中枢神经系统缺陷是最多见的畸形，因受累部位不同故在声像图上表现也不同。

（1）无脑儿：本病为严重的先天性畸形，表现为胎儿颅骨未形成，脑组织发育不全或未发育，颅底面裸露在外，血肉模糊。超声检查无颅骨光环而代以"瘤节"状及反光强结构，此为颅底骨及颜面骨。

（2）脊柱裂：本病系由脊柱背面未愈合面形成。因病变轻重不同声像图表现多样化，超声检查脊柱纵切面两排整齐光带被打乱，可见外带中断型、隆起型、凹陷型、分叉型等。横切面可见脊柱如"U"字形。

（3）脑积水：当脑室率>0.5应疑有脑积水的存在，重度脑积水时胎儿双顶径明显大于孕龄，胎儿头围大于腹围，颅内绝大部分为液性暗区占据，脑中线漂浮在脑积水中，脑组织被压成薄层。

（4）脑膜、脑膨出：胎儿颅骨愈合不全，在颅缝某处骨质缺损，多发生在后枕部，脑组织连同脑膜从骨质缺损处突出。超声可见后枕部突出一包块，有包膜，包块与颅骨连接处有骨质缺损，颅骨光环小于孕周。

2. 消化系统畸形　胎儿消化道某处梗死，声像图表现不同。

（1）十二指肠闭锁：胎儿十二指肠闭锁，胃泡扩大，十二指肠闭锁近端扩大。超声表现：胎膜横断面时可见"双泡"征。两泡可相距略远或靠近，且在某切面有贯通。

（2）小肠闭锁：小肠梗阻，超声可见胎腹扩大，腹腔内可见许多含液肠环。肠蠕动亢进。

（3）脐疝：本病是胎儿发育期脐部腹壁未能闭合，内脏可由此处突出疝囊，脐疝可大可小。超声可见胎腹皮肤有缺损，由此突出一包块，在包囊内含内脏。分娩时疝囊常被挤破而内脏外翻。

3. 胸腔积液、腹腔积液　胎儿胸、腹腔积液在超声中可以显示胎腹壁与内脏之间有不同程度液性暗区存在，胎胸壁与肺之间有大量液性暗区，胎肺被压缩。

4. 胎儿泌尿系统异常　泌尿系统异常亦有多种，如肾缺如、多囊肾、肾积水等异常。肾缺如在声像图上看不到肾与膀胱；多囊肾可见肾增大含多囊，一侧或双侧受累；肾积水可见肾盂内积存液体并扩大。

5. 胎儿骨骼系统畸形　胎儿短肢畸形近年多有发现，因此B超时应仔细认真测量骨骼各径线，另外致死型软骨发育不全在超声影像图上亦有其特殊的表现。

6. 胎儿水肿　原因很多，例如Rh因子不合、ABO溶血、药物中毒、先天性心脏病、糖尿病等。超声可见胎儿头、颈部、躯干上部被一大囊性肿物所包围，囊壁清晰，内含放射性隔及液体，常伴有全身水肿。

7. 其他　如囊性畸胎瘤、恶性畸胎瘤、双胎的畸形、连体双胎、胎儿先心病等，都可在超声中有其独有的表现。尤其对发病率较高的胎儿先天性心脏病随着二维超声分辨率的提高及彩色多普勒频谱技术应用于临床，将对产前诊断胎儿先天性心脏病开展，展现一美好的前景。

（六）产前血清学筛查Down's综合征及神经管缺陷

1. 血清学筛查Down's综合征　在临床实践中，人们发现孕妇血清中低含量的甲胎蛋白（AFP）与Down's胎儿有一定的相关性。AFP是胎儿的一种特异性球蛋白，在妊娠期间具有糖蛋白的免疫调节功能，可以预防胎儿被母体排斥。母血AFP的来源是羊水和胎血，妊娠早期母血中AFP浓度最低，随着妊娠月份的增加逐渐升高，妊娠32周时达高峰，以后又下降。妊娠中期，Down's综合征孕妇血清AFP浓度比正常低25%。

人绒毛膜促性腺激素（HCG）是由胎盘合体滋养层细胞分泌的一种糖蛋白激素，由 α 和 β 两个亚基合成。α 亚基与LH和FSH及TSH等激素的 α 亚基氨基酸顺序几乎完全相同，并与LH有较强的免疫交叉反应。而 β 亚基具有特异性的氨基酸顺序。故检测 β-HCG可以避免交叉反应。当孕卵植入后HCG就进入母血循环，并逐渐上升，至34周达到高峰，以后维持在这一水平。在妊娠中期，Down's综合征孕妇血清HCC浓度比正常至少高2倍。

游离雌三醇μE₃是由胎儿肾上腺皮质、肝脏和胎盘合成，怀孕加Down's综合征的母亲血清在孕中期时μE₃水平低于正常约25%。

SPPA是一种大分子糖蛋白，是由合体滋养层和蜕膜产生，可以进行孕早期产前筛查。

目前国外发达国家已较普遍地应用AFP、μE₃、β-HCG对孕妇血清进行筛查Down's综合征，国内也正在推广应用。

2. 神经管缺陷的产前筛查　超声波检查对神经管缺陷患儿的意义很大，B超对无脑患儿诊断准确率可达100%，从孕14～16周为最佳诊断时间。脊柱裂的最佳诊断时间在孕7～18周。准确率80%。孕妇血清AFP在孕6～18周，高于标准时要怀疑有神经管缺陷的可能，可进一步B超诊断。

（七）孕妇外周血富集分离细胞进行产前诊断

从孕妇外周血中分离胎儿细胞进行胎儿宫内诊断是一种无创伤的产前诊断，但因母血循环中胎儿细胞太少，故有假阳性及假阴性的可能，因为如何从母血中富集分离胎儿细胞是该项研究的关键，目前常用的分离手段为荧光激活细胞分离技术、磁性细胞分离技术、Ficoll-Hypagul梯度法分离等技术。但都要排除母源细胞的干扰。

（八）植入前遗传学诊断

近年来，随着人工授精、试管婴儿、显微授精等技术的发展，使得植入前进行性遗传学诊断成为可能。其方法可采用卵细胞或极体分析；囊胚细胞活检，胚胎滋养外胚层细胞活检等方法。但由于技术性强，诊断费用昂贵，目前尚不能普及。但随着社会的进步，它将有美好的应用前景。

第六章　孕产期常见病的防治

第一节　流产

妊娠不足28周，胎儿体重小于1000g而终止者，称为流产。流产发生于孕12周前者，称为早期流产。发生于12周后者，称为晚期流产。流产分为自然流产和人工流产。在全部妊娠中，自然流产的发病率占15%～20%，绝大多数为早期流产。本节所称流产是指自然流产。

一、病因和发病机制

导致自然流产的原因较多，主要有以下几方面。

（一）胚胎因素

染色体异常是自然流产最常见的原因。在早期自然流产中有50%～60%的妊娠产物存在染色体异常。染色体异常多为数目异常，如X单体、某条染色体出现3条、或者三倍体、多倍体等；其次为结构异常，如染色体断裂、缺失或易位。染色体异常的胚胎多数发生流产，极少数继续发育成胎儿，但出生后也会发生某些功能异常或合并畸形。若已流产，妊娠产物有时仅为一空泡或已经退化了的胚胎。

（二）母体因素

1. 全身性疾病　全身性感染时高热可促进子宫收缩引起流产；梅毒螺旋体、流感病毒、巨细胞病毒、支原体、衣原体、弓形虫、单纯疱疹病毒等感染可引起胎儿染色体畸变而导致流产；孕妇患心力衰竭、严重贫血、高血压、慢性肾炎及严重营养不良等缺血缺氧性疾病也可导致流产。

2. 生殖器官疾病　孕妇有子宫畸形（如双角子宫、纵隔子宫等）或子宫肌瘤，由于影响胎盘血供，可影响胚胎或胎儿生长发育而导致流产。孕妇有宫颈内口松弛或宫颈重度裂伤，易致胎膜破裂而发生流产。

3. 其他　精神心理因素如惊恐、抑郁；过度劳累、持重物、性交、行腹部手术、跌倒或其他外伤；妊娠营养缺乏、过量吸烟等，均可发生流产。

（三）免疫因素

1. 组织相容抗原（histocompatibility locus antigen，HLA）　HLA复合体定位于人的第6对染色体短臂的一个区段上，至少包括4个与移植有关的基因位点。正常妊娠时夫妇HLA不相容，可维持遗传的多样性，防止致死纯合子的产生。而习惯性流产夫妇间HLA抗原相容的频率较大，过多的共有抗原，阻止母体对妊娠作为异体抗原的辨认，不能刺激母体产生维持妊娠所需的抗体，从而缺乏抗体的调节作用，母体免疫系统易对胎儿产生免疫学攻击，而导致流产。

2. 抗磷脂抗体　是一组自身免疫性抗体，其中包括狼疮抗凝抗体（Ia）及抗心磷脂抗体（afl）。近年来研究发现，在自身免疫性疾病、某些感染及一些不明原因的疾患中，如抗磷脂抗体阳性，习惯性流产发生率极高。抗磷脂抗体不是作用于妊娠早期导致流产，而是作用于妊娠中、晚期使胎儿死亡，因此，抗磷脂抗体可能是导致中晚期流产的因素。

3. 抗精子抗体　研究发现，在反复自然流产（recurrent spontaneous abortion，RSA）夫妇中，双方或男方血清中存在抗精子抗体。动物实验证明抗精子抗体有杀死胚胎的作用，提示该抗体的存在与RSA有关。抗精子抗体引起的流产，多发生在3个月以内的早期流产。

（四）其他

如血型不合，由于以往的妊娠或输血，致Rh因子不合的ABO血型因子在母体中产生抗体，此次妊娠由胎盘进入胎儿体内与红细胞凝集而产生溶血，以致流产；精神或神经因素，如惊吓、严重精神刺激等也都可致流产。近年来通过研究认为，噪声与振动对人的生殖也有一定影响。

二、病理

孕8周前的早期流产，胚胎多先死亡，随后发生底蜕膜出血并与胚胎绒毛分离、出血，已经分离的胚胎组织刺激子宫收缩，大多数能完全排出，此时胎盘绒毛发育不成熟，与子宫底蜕膜联系不牢固，因此出血不多。

早期流产的胚胎发育异常，一类表现为全胚胎异常，另一类表现为特殊器官发育缺陷，如神经管畸形、肢体发育障碍等。

孕8～12周的胚胎绒毛发育旺盛，与底蜕膜联系牢固，流产的妊娠物不易完全排出，部分组织滞留宫腔内，影响子宫收缩，出血量较多。

孕12周后的晚期流产，胎盘完全形成，流产时先出现腹痛，然后排出胎儿、胎盘。如果胎儿在宫内死亡时间过久，引起凝血功能障碍，导致出血不止，双胎之一死亡者可以出现纸样胎儿、压缩胎儿。

三、临床类型

（一）先兆流产

有少量的阴道流血和（或）下腹痛，妊娠物未排出。检查发现宫颈口闭合，胎膜未破裂，子宫大小符合停经月份。经过休息和治疗以后，如果流血停止、腹痛消失，妊娠可以继续；如果流血量增加或腹痛加剧，则可能演变为难免流产。

（二）难免流产

一般由先兆流产发展而来，阴道出血量增加，阵发性腹痛加剧或出现阴道排液（胎膜破裂）。检查时发现宫颈口已扩张，有时可见妊娠物堵塞于宫颈口内，并有持续性阴道流血或排液，子宫大小与停经月份相符或略小，这时流产已不可避免。

（三）不全流产

不全流产由难免流产发展而来，部分妊娠物已经排出子宫，尚有部分残留于子宫内。因残留妊娠物影响子宫收缩，有持续性阴道流血，严重者可发生休克。检查时可发现宫颈口扩张，有血液自宫颈口流出，有时可见妊娠物堵塞宫颈口或部分妊娠物已排出至阴道内，部分仍残留在宫腔内，子宫大小一般小于停经月份。

（四）完全流产

妊娠物已经完全排出子宫，阴道流血逐渐停止，腹痛逐渐消失。检查时发现宫颈口关闭，子宫大小基本接近正常。

以上4种自然流产的发展过程，简示如下（图6-1）。

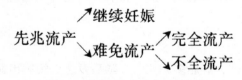

图6-1 自然流产的发展过程

（五）稽留流产

旧称过期流产，系指胚胎或胎儿死亡而仍稽留于宫腔内者尚未自然排出者。至于滞留时间，有人主张规定胚胎停止发育后2个月尚未自然排出者为稽留流产。孕妇多有早期妊娠先兆流产经过，此后子宫不再长大，反而逐渐缩小，且亦不像一般妊娠那样柔软。妊娠试验从阳性变为阴性，胎盘机化与子宫壁紧密粘连，不易分离。另外，因性激素不足，子宫收缩力降低，不易排出而稽留宫腔。胚胎死亡后，胎盘溶解，产生溶血活酶进入母体血液循环，引起微血管内凝血，消耗大量凝血因子，稽留宫腔时间越长，引起凝血功能障碍的可能性越大。

（六）习惯性流产

连续3次以上自然流产称为习惯性流产，且流产往往发生于同一月份，而流产的过程可经历前述的临床分型。近年来国际上常用复发性流产（recurrent abortion）取代习惯性流产，改为连续2次的自然流产。习惯性流产发生在早期者，多见于胚胎染色体异常、黄体功能不足，免疫因素异常或甲状腺功能低下；发生于晚期者，常见原因为子宫发育异常、子宫肌瘤或宫颈内口松弛等。

（七）流产感染

上述各型流产皆可合并感染，发生在不全流产者较多。感染常发生于手术时使用未经严密消毒的器械；器械损伤宫颈；或宫腔原有感染病灶，流产后引起感染扩散；流产后不注意卫生、过早性交等均可引起感染。感染的病原菌常为多种细菌，厌氧及需氧菌混合感染，近年来各家报道以厌氧菌占大多数，可达60%~80%。感染可局限于子宫腔内，也可蔓延至子宫周围，形成输卵管炎、输卵管卵巢炎、盆腔结缔组织炎甚至超越生殖器官而形成腹膜炎、败血症及感染性休克等，称为流产感染。

四、临床表现

主要为停经后阴道流血和腹痛。

（一）停经

大部分自然流产患者均有明显的停经史，结合早孕反应、子宫增大以及B型超声检查发现胚囊等表现可确诊妊娠。但是，妊娠早期流产导致的阴道流血很难与月经异常鉴别，常无明显的停经史。有报道提示，约50%流产是妇女未知已孕就发生受精卵死亡和流产。对这些患者，要根据病史、血、尿HCG以及B型超声检查结果综合判断。

（二）阴道流血和腹痛

早期流产者常先有阴道流血，而后出现腹痛。由于胚胎或胎儿死亡，绒毛与蜕膜剥离，血窦开放，出现阴道流血；剥离的胚胎或胎儿及血液刺激子宫收缩，排出胚胎或胎儿，产生阵发性下腹疼痛；当胚胎或胎儿完全排出后，子宫收缩，血窦关闭，出血停止。晚期流产的临床过程与早产及足月产相似：经过阵发性子宫收缩，排出胎儿及胎盘，同时出现阴道流血。晚期流产时胎盘与子宫壁附着牢固，如胎盘粘连仅部分剥离，残留组织影响子宫收缩，血窦开放，可导致大量出血、休克，甚至死亡。胎盘残留过久，可形成胎盘息肉，引起反复出血、贫血及继发感染。

五、实验室及其他检查

（一）妊娠试验

测定尿HCG定性，多采用酶联免疫法测定；为了进一步了解流产的预后，可以进行HCG的定量测定，多选用放射免疫法。

（二）B型超声显像

目前应用较广，对鉴别诊断中确定流产类型有实际价值。疑为先兆流产者，可根据有无妊娠囊，有无胎心反射及胎动，确定胎儿或胚胎是否存活，可协助选择适当治疗方法。不全流产、稽留流产等均可借助B超检查加以确定。

（三）其他激素测定

主要有人胎盘催乳素（HPL）、雌二醇（E_2）及孕二醇等的测定，可辅助判断妊娠是否尚能继续或需终止。

（四）病理检查

排出物的病理组织切片检查有助于鉴别是否为妊娠产物，确定诊断。

（五）病原体检查

近年来发现流产与早期宫内感染关系较为密切，宫腔拭子的细菌培养结果有助于确定感染病菌，有利于治疗。对反复流产且原因不明者，应常规行TORCH检查。

（六）免疫学检查

对原因不明反复流产的夫妇双方须进行ABO血型及Rh血型测定，必要时可做HLA位点抗原检查。

六、诊断标准

1. 先兆流产　生育年龄妇女妊娠后（28周以前）阴道少量出血，下腹轻微疼痛；子宫大小与孕周相符；尿妊娠试验阳性；B超显示胎动、胎心。

2. 难免流产　妊娠后，阴道出血超过月经量，下腹痛加剧；子宫与孕周相符或稍小，子宫颈口已开大；尿妊娠试验阳性或阴性。

3. 不全流产　阴道少量持续或大量出血，下腹痛减轻，有部分组织排出；子宫较孕周为小，子宫颈口扩张或有组织堵塞；妊娠试验阳性和阴性。

4. 完全流产　阴道出血少或无，腹痛消失，组织全排出；子宫稍大或正常，子宫颈口闭；妊娠试验阴性。

5. 稽留流产　有类似先兆流产史，胚胎已死2月以上未排出；子宫小于孕周，宫颈口未扩张；妊娠试验阴性；B超无胎心胎动。

6. 习惯性流产　有连续3次或3次以上自然流产史。

7. 流产感染　流产与感染同时存在，即流产伴急性盆腔炎表现。

七、鉴别诊断

（一）各种类型流产的鉴别诊断

各种类型流产的鉴别诊断见表6–1

表6-1 各种类型流产的鉴别诊断

流产类型	病 史			妇科检查	
	出血量	下腹痛	有无组织物排出	子宫大小	子宫颈口
先兆流产	少	轻或无	无	与孕周相符	未扩张
难免流产	增多	加剧	无	同上或稍小于孕周	扩张
不完全流产	少量持续或多量，甚至休克	减轻	部分排出	小于孕周	扩张，有组织物阻塞，有时关闭
完全流产	少或无	消失	全部排出	接近正常	关闭
稽留流产	少、常反复出血或无	轻或无	无	小于孕周	关闭

（二）异位妊娠

腹痛多剧烈，而阴道流血量少，如有内失血则贫血或休克，与阴道流血量不成正比。阴道出血常是点滴状，呈深褐色，偶然流血量增多或伴有子宫蜕膜管型，被误为流产。若将蜕膜管型置于水中漂浮时，见不到绒毛组织，不典型的复杂病例，还应借助B型超声、诊断性刮宫等排除宫内流产。

（三）葡萄胎

停经后阴道反复流血呈暗红色，有时在流出的血中查见水泡样物，早孕反应较重，贫血、水肿及妊娠高血压综合征出现较早，子宫常大于停经月份，血或尿HCG水平较高，借助B型超声可排除流产。

（四）子宫肌瘤

子宫增大而硬是子宫肌瘤的特点，有时子宫凸凹不平，或月经量增多，经期延长，尿妊娠试验阴性，诊断性刮宫未见绒毛，B型超声即可诊断。

（五）功能性子宫出血

发生于生育年龄的功能性子宫出血，多为黄体功能不全，无明显停经史，经期延长，阴道流血时多时少，可淋漓不断，多无腹痛，无早孕反应，妊娠试验阴性。妇科检查一般无异常发现，子宫内膜病理检查无蜕膜样改变。易与流产相鉴别。

八、治疗

一旦发生流产，应根据流产的不同类型，给予积极恰当的处理。流产的治疗，采用安胎或下胎两种截然不同的治则和处理。先兆流产以安胎为治；难免流产、不全流产、过期流产，宜尽快下胎，免生他疾；感染性流产和习惯性流产，则需做特殊处理。

（一）先兆流产

1. 早期先兆流产 治疗前做B型超声检查，血β-HCG水平测定，判断胚胎是否存活。

（1）卧床休息，禁止性生活，尽量减少不必要的阴道检查。

（2）适当给予对胎儿无害的镇静药物，如苯巴比妥0.06g，3次／日，口服。

（3）孕激素水平低者，可用孕激素治疗。

1）黄体酮10～20mg，每日或隔日肌内注射1次。

2）维生素E有类似黄体酮的作用，10～100mg口服，3次／日。

3）绒促性素（HCG）1000U肌内注射，1次／d，流血停止后可改为每2～3天1次，逐渐减量，或使用至停经3个月。

（4）甲状腺功能减退者可口服甲状腺片30～60mg，1～2次／d；控制糖尿病。

（5）给予心理治疗，使患者保持情绪稳定，增强信心。

（6）进食营养丰富、易消化食物。

（7）定期做B型超声检查及检测血β-HCG水平、做尿妊娠试验，监测胚胎是否继续发育，如发现胎儿死亡，及时刮宫以清除宫腔内妊娠物。

2. 晚期先兆流产

（1）卧床休息。

（2）抑制宫缩

1）25%硫酸镁10ml +10%葡萄糖液20ml静脉推注，继之以25%硫酸镁40～60ml加5%葡萄糖液1000ml，以约每小时1g硫酸镁的速度静脉滴注，维持血镁浓度。使用时注意监测膝反射、呼吸、尿量。

2）使用β受体兴奋药：常用硫酸沙丁胺醇2.4～4.8mg，4次／d，口服。

（3）治疗过程中应严密观察胎动、胎心、阴道流血或流液情况，定期做B型超声复查。

（二）难免流产

一旦确诊，早期流产应及时吸宫或刮宫。发生于12周之前出血不多者，可给催产素10IU肌内注射，随即行吸宫术；出血多者，可将催产素10IU加到5%葡萄糖液500ml中静脉滴注，同时行吸宫术。若发生在12周之后，可每半小时肌内注射催产素5IU，共4次，引起规律宫缩后，胎儿及胎盘常可自行排出。如排出不全，须再行宫腔清理，否则仍会发生阴道出血。术后用抗生素预防感染。

（三）不全流产

肌内注射催产素并立即清理宫腔内容物以使子宫收缩，从而减少出血。该类患者常有反复的或大量的阴道出血，若进入休克状态，应视具体情况补液、输血并给宫缩剂及抗生素，与抗休克同时清除宫内残存组织。

（四）完全流产

胚胎组织排出后，流血停止，腹痛消失，除嘱患者休息，注意排除感染，无须特殊处理。但胚胎组织是否完全排出，必须正确判断。如经检查排出组织已见到完整胎囊、蜕膜或胎儿胎盘，结合症状及检查，必要时B超检查证实，可诊断为完全流产；如不能确定，应按不全流产处理，以再做一次刮宫为妥。

（五）稽留流产

处理意见不一，甚至有完全相反的意见。有人认为不必干扰，待其自然排出。但有人则认为确诊后即应行手术清除。目前常用的处理原则是：妊娠3个月内如已确诊为死胎，可立即清除宫腔。如孕期超过3个月，先用大量雌激素，然后再用缩宫素引产，如不成功，可考虑手术。在稽留流产中胚胎死亡时间越久，由于组织机化，刮宫越困难；且近年来临床上及文献报道孕16周以上之稽留性流产，可能引起凝血功能障碍，造成严重出血，故以确诊后积极处理为宜。术前给予雌激素，如炔雌醇1mg，每日2次，共3～5天，以增加子宫对缩宫素的敏感性。术前检查血常规，出凝血时间，如有条件应查纤维蛋白原，并做好输血准备。3个月以内者，可行刮宫术，术中肌内注射缩宫素，如果胎盘机化且与子宫壁致密粘连，术中应谨防子宫穿孔，如一次不能刮净，可待5～7日后二次刮宫。月份较大者，先行B超检查了解胎儿死亡时大小，是否有羊水。如有羊水，可行羊膜腔穿刺，依沙吖啶80～100mg羊膜腔内注射引产或应用催产素引产，促使胎儿及胎盘排出。

（六）习惯性流产

1. 病因治疗　应针对不同病因采取恰当的治疗方法。

（1）遗传因素：若流产多由于胚胎染色体异常所致，表明流产与配子的质量有关。男方精子畸形率过高者建议到男科治疗，久治不愈者可行供者人工授精。高龄女性胚胎的染色体异常多为三体，且多次治疗失败可考虑做赠卵体外授精—胚胎移植术。夫妇双方基因或染色体异常者可视具体情况选择种植前诊断、供者人工授精或赠卵体外授精—胚胎移植术。

（2）母体生殖道解剖结构异常：对子宫纵隔者可行纵隔切除术。子宫黏膜下肌瘤可在宫腔镜下做肌瘤切除术，壁间肌瘤可做经腹肌瘤挖出术。宫腔粘连可在宫腔镜下做粘连分离术，术后放置宫内节育器3个月。

（3）宫颈功能不全：施行宫颈环扎术。

2. 药物治疗

（1）黄体酮：黄体功能不全者可给本品治疗。方法：20mg，肌内注射，每日1次。用至胎盘形成。

（2）维生素E：有类似黄体酮作用，有利于胚胎发育。方法：100mg，口服。每日3次。

（3）叶酸：5～10mg，口服，每日3次。有利于胚胎发育。

（4）镇静剂：对情绪不稳定多次流产恐惧者，适当应用镇静药物。苯巴比妥0.03g，每日3次，口服；或地西泮2.5mg，每日3次，口服。以利保胎。

（5）沙丁胺醇：对于孕晚期习惯性流产，不伴有心脏病、甲亢、糖尿病者，可用本品2.4～7.2mg，每日3～4次，口服。

（6）硫酸镁：可松弛子宫平滑肌，降低子宫张力，改善子宫胎盘循环，以利保胎。方法：25%硫酸镁40～60ml加5%葡萄糖500ml稀释后缓慢静脉滴注（8～10小时）。

（七）感染性流产

治疗原则为在控制感染的基础上，尽早清除宫腔内容物。

1. 在致病菌未确定前，应选用广谱抗生素，尤其要加针对厌氧菌的药物。目前应用较多的是甲硝唑。可选用：

（1）青霉素G480万～800万U加甲硝唑2g，分别加入5%葡萄糖溶液静脉点滴，1次／日。

（2）氨苄西林4～6g加甲硝唑2g分别稀释后静脉滴注，1次／日。

（3）头孢类药物，如头孢拉定、头孢唑啉、头孢曲松4～6g加甲硝唑2g，分别稀释后静脉滴注，1次／日。

（4）如青霉素过敏，可选用对类杆菌等厌氧菌亦有较好疗效的克林霉素。1.2～2.4g／日，稀释后静脉滴注。

2. 如出血量少或出血已止，应先控制感染，3～5日后以卵圆钳轻轻夹取组织或以钝刮匙轻刮宫壁。

3. 如感染体征明显，出血量多，应在抗感染的同时清理宫腔。可在静脉滴注抗生素及使用缩宫剂的同时行钳刮术。

4. 术后仔细检查刮出组织，并将刮出物行细菌培养及药敏试验。

5. 术后应继续应用抗生素治疗至体温正常后3日。

6. 如子宫严重感染，药物不易控制，或出现中毒性休克者，应考虑切除子宫。

九、预后

在所有妊娠中约30%会出现阴道流血，流血患者中有一半会发生流产。多数流产的预后良好，一般不会危及生命。如果处理不当，可能会导致宫腔感染和输卵管阻塞，影响以后的生育。流产后6个月内怀孕再次流产概率较高。习惯性流产者建议避孕6～12个月。自然流产1～2次者，再次妊娠成功的概率是80%；流产3次，再次妊娠成功的概率是55%～75%。

十、预防

绝大多数流产是可以预防的，主要是预防和消除引起流产的病因，以利于胚胎的正常发育。婚前检查可避免流产的潜在因素。孕前应强健夫妇体质，孕后宜慎房事，并适当休息，避免劳累，增加营养。反复流产者，宜尽早安胎。

第二节　异位妊娠

在正常情况下，妇女怀孕后胚胎种植在子宫腔内称为宫内孕，若种植在子宫腔外某处则称宫外孕，医学上称为异位妊娠。宫外孕部位最多见于输卵管，少数也可见于卵巢、宫颈等处。如输卵管妊娠中存活的孕卵脱落在腹腔内，偶尔还在腹腔内脏器官如大网膜上继续生长，则形成腹腔妊娠。

输卵管内植入的孕卵若自管壁分离而流入腹腔则形成输卵管妊娠流产；孕卵绒毛穿破管壁而破裂则形成输卵管妊娠破裂；两者均可引起腹腔内出血，但后者更严重，常由于大量的内出血而导致休克，甚至危及生命。

一、分类

根据孕囊着床的不同部位，对异位妊娠做如下分类。

1. 输卵管妊娠　输卵管妊娠指受精卵在输卵管腔中种植、发育，约占异位妊娠的90%，最多见部位为壶腹部，其次为峡部。输卵管妊娠按受精卵种植于输卵管腔的部位又可分为：

（1）输卵管壶腹部妊娠。

（2）输卵管峡部妊娠。

（3）输卵管间质部妊娠。

（4）输卵管伞部妊娠等。

2. 宫腔外子宫妊娠　宫腔外子宫妊娠可分为：

（1）宫颈妊娠。

（2）残角子宫妊娠。

（3）子宫肌壁内妊娠。

（4）子宫憩室妊娠。

3. 子宫以外部位妊娠

（1）卵巢妊娠。

（2）腹腔妊娠。

（3）阔韧带内妊娠。

（4）腹膜后妊娠。

4. 宫内宫外复合妊娠　少见。

5. 阴道妊娠　阴道妊娠分为两类：

（1）发生于子宫切除后的阴道残端。

（2）发生于阴道壁憩室内或尿道阴道壁间隙内，临床极为罕见。

二、病因和发病机制

（一）输卵管异常

慢性输卵管炎可致管腔褶皱粘连、管腔部分堵塞；阑尾炎、盆腔结核、腹膜炎及子宫内膜异位症可致输卵管周围粘连、输卵管扭曲、僵直及伞端闭锁，导致输卵管腔狭窄、部分堵塞或蠕动异常；盆腔肿瘤的牵拉和压迫使输卵管变得细长、迂曲或腔狭窄或部分堵塞；输卵管粘连分离术、再通术及伞端造口术后的重新粘连或手术部位瘢痕狭窄、输卵管绝育术后瘘管形成或再通，均可延迟或阻止受精卵进入宫腔，从而着床在输卵管而发生输卵管妊娠。此外，输卵管发育不良时，输卵管细长且屈曲，肌层发育差，黏膜纤毛缺乏，可影响受精卵的正常运行；输卵管憩室或副伞等先天畸形亦可导致输卵管妊娠。

（二）受精卵游走

卵子在一侧输卵管受精，经宫腔进入对侧输卵管后种植（受精卵内游走）；或游走于腹腔内，被对侧输卵管拾捡（受精卵外游走），由于游走时间较长，受精卵发育增大，故种植在对侧输卵管而成输卵管妊娠。

（三）盆腔子宫内膜异位症

子宫内膜异位症引起的输卵管妊娠，主要由于机械因素所致。而异位在盆腔的子宫内膜，对孕卵有趋化作用，促使其在宫腔外着床。

（四）放置宫内节育器

宫内节育器与异位妊娠发病率的关系已引起国内外重视。随着节育器的广泛应用，异位妊娠的发生率相应增高，这可能是由于使用节育器后的输卵管炎所致。

（五）其他

盆腔内肿瘤压迫或牵引，可使输卵管移位变形，阻碍孕卵通过而发生输卵管妊娠。

孕卵在输卵管内着床，由于输卵管管壁较薄，黏膜只有上皮缺少黏膜下组织，在孕卵种植后不能形成完整的蜕膜层，而且输卵管的血管系统亦不同于子宫，既不能抵御绒毛的侵蚀也不能提供足够的营养，孕卵遂直接侵蚀输卵管肌层。绒毛侵及肌壁微血管，引起局部出血，进而由蜕膜细胞、肌纤维及结缔组织形成包膜。输卵管的管壁薄弱，管腔狭小，不能适应胎儿的生长发育。因此，妊娠发展到某一阶段，即被终止。如孕卵着床在靠近伞端的扩大部分——壶腹部，则发展到一定程度即以流产告终。当胚胎全部流入腹腔（完全流产）一般出血不多；如部分流出（不完全流产）则可反复多次出血。如孕卵着床在狭窄的输卵管峡部，则往往招致输卵管破裂而发生严重的腹腔内大出血。

三、病理

（一）输卵管妊娠的病理改变与结局

输卵管管壁很薄，肌层发育不良，妊娠时不能形成完整的蜕膜层，抵挡不住滋养层的侵蚀。受精卵种植时，绒毛溶解周围结缔组织和肌层，引起局部出血，血液进入绒毛间，使绒毛剥离，受精卵死亡，致流产、破裂或继发性腹腔妊娠。

1. 输卵管妊娠流产　多发生在输卵管壶腹部。其生长多向管腔凸出，因包膜组织脆弱，一般在8～12周破裂，出血，使孕卵落入管腔，并经输卵管逆蠕动流入腹腔。如胚胎全部完整地剥离流入腹腔，流血量较少，形成输卵管妊娠完全流产。如胚胎仅有部分分离，部分绒毛仍滞留于输卵管内，形成输卵管不全流产。此时滋养细胞继续侵蚀输卵管壁，使之反复出血，形成输卵管血肿及输卵管周围血肿。由于管壁肌壁薄，收缩力差，开放的血管不易止血，血液积聚在子宫直肠窝，形成盆腔血肿，甚或流向腹腔。

2. 输卵管妊娠破裂　是较多见的一种结局。多见于峡部妊娠，囊胚生长可使狭小的输卵管过度膨胀，滋养细胞侵蚀肌层和浆膜，最终导致输卵管破裂。输卵管肌层血管丰富，输卵管妊娠破裂所致的出血较输卵管妊娠流产时为剧，如短时间内大量出血，患者迅即陷入休克。反复出血者，腹腔内积血形成血肿，日后可机化变硬并与周围组织粘连，临床上称为"陈旧性宫外孕"。有时内出血停止，病情稳定，时间久之，胚胎死亡或被吸收，也可能继发感染、化脓。

3. 继发性腹腔妊娠　是罕见的一种结局。输卵管妊娠流产或发生破裂后，随血液排至腹腔中的胚胎偶有存活者，存活的胚胎绒毛继续从原位或其他部位获得营养，则可在腹腔中继发生长，发展为继发性腹腔妊娠。

（二）子宫的变化

妊娠内分泌使子宫稍大变软，子宫内膜仍呈蜕膜反应，腺上皮低矮、染色淡、分泌旺盛，腺体增生呈锯齿状，间质细胞呈大多角形，紧密相连，未见滋养细胞。当胚胎死亡后，有50%的病例可由阴道排出三角形蜕膜管型，其余呈碎片排出，在排出组织中见不到绒毛。

四、临床表现

输卵管妊娠的主要临床表现为停经、流血、腹痛和盆腔包块。但临床表现与受精卵的着床部位、有无流产或破裂、出血量多少及时间长短等有关。

（一）病史

详细询问月经史、腹痛经过，了解有无不孕、生殖器官炎症与治疗史，阑尾炎或下腹部手术（尤其宫外孕）史，分娩、产褥经过、人工流产、输卵管绝育或宫内节育器情况，子宫内膜异位症，性传播疾病接触史等。

（二）临床表现

输卵管妊娠的临床表现，与受精卵着床部位，有无流产或破裂以及出血量多少，出血时间长短等有关。

1. 症状

（1）停经：除输卵管间质部妊娠停经时间较长外，大都有6～8周停经。有20%～30%的患者无明显停经史，可能未仔细询问病史，将不规则阴道流血误认为末次月经，或由于月经仅过期几天，不认为是停经。

（2）腹痛：为患者就诊的最主要症状。输卵管妊娠未发生流产或破裂前，由于胚胎在输卵管内逐渐增大，输卵管膨胀而常表现为一侧下腹部隐痛或酸胀感。当发生输卵管妊娠流产或破裂时，患者突感一侧下腹部撕裂样痛或阵发性绞痛，持续或反复发作，常伴有恶心、呕吐。若血液局限于病变区，主要表现为下腹部疼痛，当血液积聚于直肠子宫凹陷处时，可出现肛门坠胀感。随着血液由下腹部流向全腹，疼痛可由下腹部向全腹部扩散，血液刺激膈肌时，可引起肩胛部放射样痛。

（3）不规则阴道出血：输卵管妊娠终止后，绒毛膜促性腺激素即不再分泌，子宫内膜因失去激素的支持作用发生坏死脱落，所以有不规则或持续少量的阴道出血，偶尔在流出的血液中发现蜕膜碎片或蜕膜管型。此外，输卵管的血也可经子宫由阴道流出。

（4）晕厥与休克：由于骤然内出血及剧烈腹痛，患者常出现头晕、心悸、恶心、呕吐、出冷汗、面色苍白、脉搏快而弱、血压下降、晕厥等表现，其严重程度与阴道出血不成比例。

（5）陈旧性宫外孕：由于输卵管破裂后囊胚被大网膜或周围组织立即包绕，未造成急性症状。其病情一般较稳定，血压平稳，腹痛亦轻，腹腔内游离血已初步形成包块，或部分被吸收，移动性浊音逐渐消失，腹部压痛及反跳痛已不明显。由于盆腔内有包块形成，可能对膀胱或直肠造成压迫，或可有尿频及里急后重感。

2. 体征

（1）一般情况：与失血量有关，失血多者呈贫血貌，大量出血者可出现血压下降、面色苍白、脉搏细数等休克症状，体温一般正常。若腹腔内陈旧性出血形成包块，吸收时可有体温升高，但不超过38℃。

（2）腹部检查：有较轻的腹肌紧张，若内出血多，则腹部膨隆，当盆腔积血≥500ml时，可听到移动性浊音。下腹部有明显压痛、反跳痛，尤以患侧为剧。若有反复出血积聚，形成血块，可触及下腹部包块。

（3）盆腔检查：宫颈口见少量暗红血流出，宫颈着色，呈紫蓝色，子宫稍大较软，但小于停经月数。无内出血时，仔细检查于宫体一侧可触及增粗的输卵管及压痛。若有内出血时，则后穹窿饱满触痛，并出现宫颈举痛，子宫有漂浮感，于患侧附件区偏子宫后方或在子宫直肠窝方向，可触及一不规则的边界不清、触痛明显之包块。若发病时间长，输卵管出血形成包裹，子宫一侧之包块为边界不清、不活动的、有触痛的包块。

另外，较少见的还有以下4种。

1. 宫颈妊娠　指受精卵在宫颈管内着床和发育。虽罕见，然而一旦发病，则病情危重，处理较困难。临床表现为：停经、早孕反应、阴道流血或有血性分泌物，可突然阴道大量流血而危及生命，不伴腹痛是其特点。妇科检查：宫颈紫蓝色、软、膨大，流血多时宫颈外口扩张，可见胚胎组织，但宫体大小及硬度正常。除血 β – HCG外，B型超声检查见宫颈管内妊娠囊即可确诊。

确诊后可根据阴道流血量之多寡采用不同方法。

（1）流血量多或大出血：备血后刮除宫颈管内胚胎组织，纱条填塞创面止血，或直视下切开宫颈剥除胚胎，褥式缝合管壁，继而修复宫颈管。有条件者可选用：①在宫腔镜下吸取胚胎组织，创面以电凝止血；②子宫动脉栓塞（同时用栓塞剂和MTX）。若发生失血性休克，应先抢救休克，再用上述方法，必要时切除子宫以挽救患者生命。

（2）流血量少或无流血：可采用MTX全身用药，用药方案见"输卵管妊娠"；或经宫颈注射于胚囊内。亦可采用子宫动脉栓塞（同时用栓塞剂和MTX）。应用MTX治疗后，待血 β – HCG值明显下降后再行刮宫术，可降低大出血的风险。

2. 卵巢妊娠　卵巢妊娠极为少见，系胚泡在卵巢内着床和发育形成。卵巢妊娠的诊断标准必须包括以下几点：①双侧输卵管完整；②囊胚位于卵巢组织内；③卵巢与囊胚是以卵巢固有韧带与子宫相连；④囊胚壁上有卵巢组织。卵巢妊娠的临床表现与输卵管妊娠相似，术前很难明确诊断卵巢妊娠，手术探查时也有误诊为卵巢黄体破裂，常规病理检查才能确诊卵巢妊娠。多数卵巢妊娠有内出血和休克，手术时应根据病灶范围行卵巢部分切除术或患侧附件切除术，原则上尽量保留正常的卵巢组织和输卵管。

3. 残角子宫妊娠　残角子宫是在胚胎期副中肾管中段融合不良，一侧发育正常，另一侧仅残留一宫腔，无宫颈，不与阴道相通，通过一长短宽窄不等的纤维带或肌束和对侧正常子宫的侧壁相连接，其中间大多无孔道。在残角子宫的外侧角，附有圆韧带和附件。残角子宫妊娠的临床表现随残角子宫的发育程度不同而有较大差异。一般残角子宫发育较差，肌层组织薄弱，妊娠后多于孕18周左右发生破裂；或绒毛直接侵入子宫肌层，形成胎盘植入，甚至穿破宫壁，导致子宫破裂大量内出血，引起急性腹痛及腹膜刺激症状，与输卵管间质部妊娠破裂相似。残角子宫发育较好者，妊娠偶可持续到接近足月，但胎位常异常，临产时经过一段时间的规律宫缩，胎先露不下降。肛诊或阴道检查，宫颈无改变，宫口不开，触不到羊膜囊，扪及另一侧有非妊娠子宫，而明确诊断。残角子宫在妊娠期及分娩过程中首先发生子宫破裂，但胎儿不能娩出而致胎死宫内。日后宫缩缓解，胎儿浸软、钙化而可形成石胎。健侧子宫可出现流血并排出管型蜕膜。

由于临床罕见，易漏诊和误诊，但如能对其提高警惕，注意有关病史，如闭经、腹痛和包块等，并仔细进行妇科检查（如存在双阴道、阴道纵隔，宫颈僵硬，在相当于子宫内口处触到一个与妊娠月份相符的包块等）及B超扫描（发现胚囊或胚胎在子宫腔外的包块内），一般能正确诊断。如遇有下列情况则更易明确诊断：①行人工流产术时，宫腔偏向一侧，仅能刮出蜕膜组织，无胚胎及绒毛。术后妊娠反应继续存在；②行中期妊娠引产时，经各种引产方法均告失败；③临产后，虽有规律宫缩，但宫口不开，先露不下降，高浮等。

一旦确诊残角子宫妊娠，为防止破裂，应尽早剖腹，切除残角子宫，同时连同该侧附件一并切除，以防日后在该侧附件发生妊娠。如对侧卵巢有病变需要切除时，则可保留该侧卵巢。如残角子宫妊娠已持续至后期，孕妇强烈要求获得活婴时，则应住院待产，卧床休息，严密监护。发现妊娠子宫有破裂先兆，须及时行剖宫产及残角子宫切除，否则可待胎儿发育基本成熟，在足月前（孕7～8月）行剖宫产并切除残角子宫及该侧附件。

4. 腹腔妊娠　腹腔妊娠为孕卵在腹腔内生长发育者，原发性极为少见，系指孕卵直接种植于腹膜、肠系膜、大网膜或盆腔内异位的子宫内膜上。继发性妊娠大部分发生于输卵管妊娠流产或破裂后，故稍多见，由于胎盘附着异常，血液供应不足，胎儿很难活至足月，约半数为畸形胎儿。多数有输卵管妊娠破裂史，即停经、腹痛、阴道流血等病史。此后腹部逐渐长大，胎动可加重腹痛，查体时胎儿肢体表浅，胎位不正，多见横位，胎心音异常清晰。妇科检查发现子宫颈甚高，子宫稍大于正常，并偏向一侧，如胎儿死于腹腔过久，可干尸化或形成石胎。亦有继发感染形成脓肿，穿通母体的直肠、阴道或腹壁，排出胎儿骨骼。

五、实验室及其他检查

（一）B型超声检查

已成为诊断输卵管妊娠的重要方法之一。输卵管妊娠的典型声像图为：

（1）子宫内不见妊娠囊，内膜增厚。

（2）宫旁一侧见边界不清、回声不均的混合性包块，有时可见宫旁包块内有妊娠囊、胚芽及原始心管搏动，为输卵管妊娠的直接证据。

（3）直肠子宫陷凹处有积液。文献报道超声检查的正确率为77%～92%，随着彩色超声、三维超声及经阴道超声的应用，诊断准确率将不断提高。

（二）妊娠试验测定

β－HCG为早期诊断异位妊娠的常用手段。胚胎存活或滋养细胞尚有活力时，β－HCG呈阳性，但异位妊娠时往往低于正常宫内妊娠，血β－HCG的倍增在48小时内亦不足66%。β－HCG阴性，也不能完全否定异位妊娠。妊娠β－HCG阳性时不能确定妊娠在宫内或宫外。疑难病例可用比较敏感的放射免疫法连续测定。

（三）阴道后穹窿穿刺

简单可靠。适用于疑有腹腔内出血的患者，若抽出暗红色不凝固血液，说明有血腹症存在。陈旧性宫外孕时，可抽出小血块或不凝固的陈旧血液。若抽出的血较红，放置10分钟后即凝固，应考虑针头刺入静脉的可能。无内出血或内出血量很少，血肿位置较高或直肠子宫陷凹有粘连时，可能抽不出血液，因而穿刺阴性不能否定输卵管妊娠存在。

（四）子宫内膜病理检查

诊断价值有限，仅适用于阴道流血量多的患者，目的在于排除宫内妊娠流产。切片中若见到绒毛可诊断宫内妊娠，仅见蜕膜而未见绒毛有助于诊断异位妊娠。

（五）腹腔镜检查

对于不典型的病例，尤其是早期未破裂的病例，应用腹腔镜检查价值大，并且可与原因不明的急腹症相鉴别。直视条件下观察宫外孕部位与周围脏器的关系及粘连情况，协助诊断，并可经腹腔镜切除未破裂的输卵管妊娠。近年来，腹腔镜检查已作为早期诊断异位妊娠的主要方法之一。

输卵管妊娠腹腔镜所见：早期输卵管妊娠可见输卵管节段性增粗；输卵管流产者可见输卵管、血块或胚囊粘连在一起；输卵管破裂者可见裂口；间质部妊娠者可见子宫角部膨大；若有出血，可见后陷凹有积血，不易观察，视野清晰，同时将腹腔内积血和血凝块吸净，便于观察。对于陈旧性异位妊娠或因腹膜炎、盆腔炎粘连者，则应分离粘连，暴露视野，多数可明确诊断。由于内出血过多时影响操作与观察，同时休克条件下行腹腔镜手术易致心血管并发症等原因，腹腔内出血多及休克患者禁忌行腹腔镜检查。

（六）陷凹镜检查

主要适用于输卵管妊娠中未破裂或流产者，镜下可见：输卵管节段性膨大，盆腔有积血等。该方法少用，若血腹症典型，可不用该检查。

（七）腹腔穿刺

经腹壁穿刺入腹腔抽出血液可协助诊断异位妊娠，适用于较多量腹腔内出血者，配合腹部B超，诊断效果更佳。该法简单，不经过阴道，减少感染机会，但内出血少时，则可致假阴性结果。

（八）诊断性刮宫

适用于阴道流血较多者。诊刮的刮除物应送病检，排除宫内妊娠。若刮除物是胚胎组织或绒毛，可排除异位妊娠；若刮除物仅是内膜组织，则异位妊娠的可能性大；若仅见蜕膜而未见绒毛，可排除宫内妊娠。文献报道，异位妊娠的子宫蜕膜发生率为15.9%～58.9%；异位妊娠时子宫内膜呈非典型增生改变者为10%～25%；腺体高度弯曲，呈锯齿状，胞质泡沫状，核浓，参差不齐，如过度分泌型子宫内膜，即A-S反应，也有一定诊断意义。临床中，大部分患者由于有较长时间的子宫出血，内膜近乎恢复到非妊娠状态。因此，诊刮的病理报告为增生期、分泌期、月经期，均不能排除异位妊娠的可能。

六、诊断

输卵管妊娠流产或破裂后，多数有典型的临床表现。根据停经、阴道流血、腹痛、休克等表现可以诊断。如临床表现不典型，则应密切监护病情变化，观察腹痛是否加剧、盆腔包块是否增大、血压及血红蛋白下降情况，从而做出诊断。诊断标准如下。

（1）多有急腹痛、短期停经后少量持续性阴道出血史，常伴肛门坠痛及便意，少数有蜕膜管型排出。

（2）腹部有压痛、反跳痛明显，腹软肌不紧张。内出血多时叩诊有移动性浊音，可并发休克。

（3）后穹窿穿刺抽出不凝血，镜下有陈旧红细胞。

（4）尿妊娠试验可能阳性，血β–HCG放免测定和单克隆抗体妊娠试验多呈阳性。

（5）需要和可能时做B超及腹腔镜检查。

七、鉴别诊断

（一）流产

停经后出现少量阴道流血，伴下腹正中阵发性胀痛，有时可见绒毛排出。检查：子宫增大变软，宫口松弛，后穹窿穿刺常为阴性。血、尿HCG阳性，B型超声检查宫腔内有妊娠囊，或排出组织物见到绒毛。

（二）黄体破裂

无停经史，在黄体期突发下腹一侧剧痛，可伴有肛门坠胀，无阴道流血。检查：子宫正常大小，质地中等，附件一侧压痛，后穹窿穿刺可抽出不凝血，血HCG阴性。

（三）卵巢囊肿蒂扭转

常有卵巢囊肿病史，患者突发下腹一侧剧痛，可伴恶心、呕吐，无阴道流血及肛门坠胀。检查：子宫正常大小，患侧附件扪及触痛明显、张力较大之包块；血HCG阴性，B型超声检查可见患侧附件肿块。

（四）卵巢子宫内膜异位囊肿破裂

有子宫内膜异位症病史，表现为突发下腹一侧剧痛，伴肛门坠胀，无阴道流血。检查：下腹有压痛及反跳痛，宫骶韧带可扪及触痛结节，患侧附件区压痛，既往发现的包块消失。B型超声检查见后穹窿积液，可穿刺出巧克力样液体。

（五）急性盆腔炎

患者多有不洁性生活史，表现为发热，下腹持续性疼痛，白细胞计数明显增高。检查：下腹有压痛、肌紧张及反跳痛，阴道灼热感，宫颈举痛，附件增厚或有包块，后穹窿穿刺可抽出脓液或渗出液。一般无阴道流血，血HCG阴性。

（六）急性阑尾炎

典型表现为转移性右下腹痛，伴恶心、呕吐、白细胞计数增高。检查：麦氏点压痛、反跳痛明显。无阴道流血，盆腔无压痛，血HCG阴性。

八、治疗

传统方法是手术治疗，近年来随着高敏感度放免测定 β – HCG及高分辨B超和腹腔镜的开展，异位妊娠早期诊断率越来越高，药物治疗和保守性手术也较多地应用于临床，但在保守治疗的同时，应做好手术治疗的准备，以便发生急性大出血时，及时抢救。

（一）保守性药物治疗

符合下述适应证者可行保守性药物治疗。

1. 适应证

（1）无内出血或贫血现象，生命体征平稳。

（2）阴道B超显示胚泡直径为2～3cm，最大直径不超过3.5～4cm。

（3）阴道B超显示盆腔内无积血或极少量积血。

（4）血 β –HCG< 2000mU／ml。

（5）如B超显像可见明显的胎心搏动则为相对禁忌证。

2. 药物治疗方法

（1）一般药物：以支持对症治疗药物为主，输液，必要时输血以补充血容量，维持水、电解质平衡，抗生素预防与治疗感染，在诊断明确的前提下，可适当应用镇静止痛剂，补充维生素。

（2）甲氨蝶呤（MTX）：是一种叶酸拮抗剂，可抑制双氢叶酸还原酶，因而可抑制快速增生细胞如滋养细胞、骨髓细胞等。该药对以后妊娠无不良反应，并不增加流产率或畸形率，也不增加其他肿瘤的发生率，因而广泛应用于临床。MTX的给药方法：分为全身给药及局部给药。

1）全身给药：可通过静脉或肌内注射给药，目前临床证明两者成功率无显著差异，且肌内注射简单方便，成为首选方法。

①MTX每次1mg／kg，肌内注射，隔天1次，共用4次。为了减少MTX毒性，在用MTX的第2、4、6和8日各用解毒剂1次，一般用citrovorm factor（CF），每次0.1mg／kg。治疗过程和治疗后每隔2～3天验血或尿HCG、血常规和肝肾功能，并做阴道B超检查，直至 HCG恢复正常，HCG< 10mIU／ml者即为治愈。

②MTX个体化用法：为了减少MTX毒性，也可根据患者的具体情况采用MTX的个体化用法，MTX-CF的每次剂量与上述相同，治疗过程中每天验血β-HCG以观察疗效，如果HCG 2天下降15%即可停药。

③单剂量疗法：未破裂的异位妊娠，直径≤3.5cm，血流动力学稳定，可用单剂量MTX 50mg／kg门诊治疗，无须用CF，效果满意，也无明显不良反应。

④口服法：如果生命体征稳定，包块较小，HCG较低，可用MTX口服，门诊给药，剂量为每次0.4mg／kg，每天1次，共用4次。

⑤如果MTX全身化疗作为配合局部用药时，剂量可酌减，或用于腹腔镜下保守性手术后绒毛组织残留者，剂量也可酌减，或可用口服法。

2）局部给药：优点：浓度高，作用强；剂量小，疗程短，不良反应轻；对再次妊娠和子代无影响，治疗安全。

腹腔镜下局部注射：可在腹腔镜直视下将药液20～25mg注入输卵管妊娠最扩张部位，使治疗与检查一次完成，损伤小，治疗效果确切。国外报道有效率达88%。

阴道或腹部B超引导下局部注射：在高分辨率的B超或彩超帮助下，妊娠囊及妊娠部位周围的高血流可清楚识别，超声引导下羊膜囊内注射MTX可直接杀死胚胎组织。本法成功率略小于腹腔镜下局部注射。但对于宫颈妊娠本法效果较好。

（3）5-氟尿嘧啶（5-Fu）：500mg加入5%葡萄糖中静脉滴注，1次／d，共10天，治疗前后监测血β-HCG水平的变化。

（4）氯化钾（KCl）：20% KCl对胚胎有毒性作用，但无抗滋养细胞活性的作用。可将20% KCl 0.5ml直接注入孕囊内，如失败需改用手术治疗。

（5）高渗糖水：在腹腔镜下，将50%葡萄糖溶液5～20ml做局部注射，至输卵管明显肿胀或液体自伞端流出为止，成功率达60%～98%。血清HCG水平恢复至正常的平均时间为20～30日。

（6）米非司酮：是一种孕激素受体结构药（法国代号RU486），化学名称为11β-（4-N，N-二甲氨基苯基）-17β羟基-17α连（1-丙炔基）一雌甾-4，9-二烯-3-酮。米非司酮为微黄色结晶粉末，无臭无味，光照敏感，在甲醇、二氯甲烷中易溶，在乙醇或乙酸乙酯中溶解，几乎不溶于水。1980年法国首先合成米非司酮并应用于临床。临床研究表明，米非司酮是一种强有力的抗孕激素类药物，具有明显的抗早孕及中孕、抗着床、诱发月经等作用。米非司酮终止妊娠的原理：米非司酮是孕激素受体拮抗药，两者结合使蜕膜组织中孕激素受体（PR）含量下降，雌激素受体（ER）水平上升，改变了PR和ER之间的平衡，使黄体酮失去活性，蜕膜化无法维持，致使胚胎停止发育。

国外报道治疗异位妊娠效果不明显，国内湖南医科大学报道47例患者中，29例成功，18例失败。他们提出：大剂量米非司酮治疗宫外孕简便、安全、无不良反应。适用于生命体征稳定、β-HCG <100U／L、异位妊娠包块直径小于5cm、无急性腹痛、无胎心搏动及要求保守治疗者。Perdu等发现米非司酮联合MTX治疗异位妊娠效果优于单用

MTX。

（7）天花粉针剂：如患者一般情况良好，内出血量不多，尚未生育，也可在严密观察及随访血β－HCG的情况下选用天花粉针剂2.4mg肌内注射，应常规做天花粉皮肤试验，无反应者可以给药，一般于注射后5～7日内胚胎即能死亡，妊娠反应转阴性，继用中药活血化瘀，即能治愈。如1周后尿HCG定量无明显下降，再追加天花粉治疗1次。为减少天花粉针剂的不良反应，可同时注射地塞米松5mg，每日2次，连用2日。

（8）中医辨证治疗

1）气血虚脱：症见突然下腹剧痛，腹内出血较多，面色苍白，四肢厥冷，冷汗淋漓，恶心呕吐，烦躁不安，血压下降，甚则昏厥。苔薄质淡，脉细弱。治宜回阳救逆，活血化瘀。方药：参附汤合宫外孕Ⅰ号方加减。人参15g，附子（先煎）、赤芍、桃仁各9g，丹参12g，五味子6g。

2）血淤阻滞：症见小腹阵痛或绵绵作痛，腹痛拒按，头晕肢软，神疲乏力。舌质黯红，脉细弦。治宜活血化瘀，杀胚止痛。方药：宫外孕Ⅱ号方。三棱、莪术、桃仁各9g，赤芍、丹参各15g。杀死胚胎，肌内注射天花粉针剂；腹胀加枳实、厚朴各9g；大便秘结加生大黄（后下）9g。

3）症瘕内结：症见宫外孕出血日久，形成瘀血内、结腹或癥瘕包块，小腹时感疼痛，妇科检查可触及包块，下腹坠胀，时有便意。苔薄微黯，脉细涩。治宜破淤消症。方药：宫外孕Ⅱ号方加减。三棱、莪术、桃仁各9g，赤芍、丹参各15g，乳香、血竭粉（冲服）各3g。配用外敷膏药（樟脑6g，血竭、松香、银珠各9g。共研细末，调成糊状加麝香少许），敷患处以增加消症之功。

（9）中医单方验方

1）侧柏叶、大黄各60g，黄檗、薄荷、泽兰各30g。上药共末，纱布包裹，蒸15分钟，趁热外敷，每日1～2次，10日为一个疗程。治腹腔包块形成之包块型宫外孕。

2）单味生大黄，用量从小到大（从3～9g），分2次煎服；也可研细末，用黄酒送服，有很高疗效。

3）千年健、追骨风、川椒、羌活、独活、血竭、乳香、没药各60g，川续断、五加皮、白芷、桑寄生、赤芍、归尾各120g，艾叶500g，透骨草150g。上药共末，每250g为1份，纱布包裹，蒸15分钟，趁热外敷，每日1～2次，10日为一个疗程。治宫外孕形成血肿包块者。

（二）手术治疗

输卵管妊娠已破裂，出血较多者或疑问质部妊娠，应立即手术。若有贫血及休克，输血抗休克治疗的同时，进行手术。麻醉宜行局部浸润麻醉，若无血源，可用腹腔内新鲜血液，自体血回输，经6层纱布过滤后，迅速回输给患者。用于自体输血的血液一般是刚破裂不久，无感染的血液，在血源困难、病情紧急的情况下，值得推广应用。

输卵管妊娠未破裂者，也应积极做好术前准备。密切观察病情，尽早手术。

1. 保守性手术治疗

（1）适应证：

1）无健康子女存活，要求保留患侧输卵管者。

2）一侧输卵管已切除。

3）患者出血症状不明显或休克已纠正，病情趋于稳定者。

4）输卵管破坏不严重或估计术后存留输卵管长度≥5cm者。

（2）手术方法

1）输卵管切开术：对于壶腹部或峡部妊娠者，可在腹腔镜下或开腹情况下将血管收缩剂注入输卵管病变部位的浆膜下，然后将输卵管病变部位纵行切开，取出妊娠物。如妊娠囊与输卵管紧密粘连，去除妊娠物后创面常有渗血，可应用电凝止血，不予缝合。电凝时不可过分用力，以免出血加重，损伤管壁。术后定期监测血 β – HCG水平的变化。输卵管切开术的宫内受孕率与输卵管的切除术比较，前者为45%～64%，后者为20%～22%，故保留患者输卵管，可增加宫内受孕率。腹腔镜下手术与开腹手术相比，术后的受孕率方面无明显差异，但后者因粘连较重，术后再次异位妊娠率增高。因此，在条件允许的情况下，以腹腔镜下手术为宜。

2）输卵管节段切除后端端吻合术：对于峡部妊娠，病变范围小者，可将病变部位彻底切除，再将端端吻合，但术后输卵管长度不应<5cm，否则不能再孕。由于目前腹腔镜手术的广泛开展，此法已较少采用。

3）伞部妊娠挤压术：对于伞部妊娠者可用手轻轻挤压或用小吸引器吸出伞部妊娠物，局部止血，不需做任何切除。

4）子宫角楔切术：间质部妊娠原则上需行子宫角楔切术，但对于迫切要求保留生育功能者可在切除患处后将输卵管壶腹部移植于宫角处。

2. 根治手术　适应于生命体征不稳定，为尽量缩短手术时间；患侧输卵管破损、粘连严重，而对侧输卵管基本正常；无生育要求；双侧输卵管粘连、损害严重者。进行输卵管全切除时，需注意下列几个问题：

（1）患者已无生育要求，或双侧输卵管粘连严重或管腔狭窄，估计异位妊娠复发危险性较大者，宜同时结扎对侧输卵管。

（2）切除输卵管，必须将峡部全部切除，以免以后残端异位妊娠复发。

（3）一般不切除同侧卵巢，除非同侧卵巢破坏、粘连严重，难以分离或估计不切除血液循环已受影响者，才可将患侧卵巢一并切除。

（4）单纯切除输卵管时，需注意不损伤同侧卵巢的血液循环，以免引起卵巢功能紊乱。

3. 腹腔镜手术　下列情况，应施行腹腔镜检查：

（1）血 β – HCG> 2000IU／L，B超未见宫腔内孕囊。

（2）血β-HCG< 2000IU／L，诊刮未见绒毛，诊刮后血β-HCG不下降或继续升高者。

腹腔镜检查不仅可明确诊断，也可做治疗。一般腹腔镜手术器械均可用于妇科腹腔镜手术，特殊器械有：正负压冲洗器以吸出盆腔积血，清晰手术视野，暴露出血部位；双极电凝以止血，缝合器材有电针。

异位妊娠手术方式如下：

（1）对于无生育要求或有生育要求，但输卵管破坏严重，估计已丧失功能者，采用输卵管切除术；

（2）对于有生育要求而确认输卵管妊娠部位尚未破裂，病变直径小于3cm者，采用输卵管开窗取胚术或伞端取胚术；

（3）对卵巢妊娠者行电刀楔形切除部分卵巢，创面电凝止血；

（4）腹腔妊娠可在腹腔镜下施行妊娠物及血凝块清除取出术。

但值得注意的是，腹腔镜手术取出妊娠组织时，必须清理散落在盆腹腔的绒毛，否则残留的绒毛可能在局部生长，造成持续性异位妊娠，发生率为5%～20%。

腹腔镜手术中的并发症主要是出血。如因止血不全形成血肿或开窗术创面出血致手术失败，其发生不仅与操作技术有关，也与孕囊的部位、浸润程度、活跃程度有关。其他并发症与一般腹腔镜手术一样。例如：腹壁、腹膜后大血管损伤等，也值得注意。

（三）期待疗法

少数输卵管妊娠可能发生自然流产或被吸收，症状轻无须手术或药物治疗，期待疗法适用于：①疼痛轻微，出血少；②随诊可靠；③无输卵管破裂征象；④血β-HCG1000U／L，有继续下降的趋势；⑤输卵管妊娠包块直径<3cm或未探及包块；⑥无腹腔内出血。

在期待过程中注意生命体征、腹痛变化，进行B超和血β-HCG监测，如果患者血β-HCG水平下降不明显或又升高，或出现腹腔内出血迹象，应改变治疗策略。

九、预防

1. 减少宫腔手术及人工流产术，避免产后及流产后的感染。

2. 积极治疗慢性盆腔炎、盆腔肿瘤等疾病。

3. 对曾有盆腔炎史、不孕史、放置宫内节育器而停经者，应注意异位妊娠的发生。

第三节　妊娠剧吐

妊娠剧吐是发生于妊娠早期至妊娠16周之间，以恶心、呕吐频繁为重要症状的一组综合征，发病率为0.3%～1%。恶性呕吐者可因酸中毒、电解质紊乱、肝肾衰竭而死亡。

一、病因和发病机制

本病的确切病因至今尚未探明，多数学者认为有以下几种因素。

（一）绒毛膜促性腺激素（HCG）的作用

由于绒毛膜促性腺激素的含量在受孕后9～13天开始急剧上升，到妊娠8～10周时达到高峰，恰与早孕反应出现的时间相符合。

葡萄胎、多胎妊娠的孕妇，绒毛膜促性腺激素水平显著增高，妊娠反应也较重，甚至发生妊娠剧吐，而且在妊娠终止后，症状立即消失。因此，目前多认为绒毛膜促性腺激素的水平增高与妊娠呕吐关系密切。但症状的轻重，个体差异很大，不一定和激素含量成正比。

HCG刺激造成呕吐可能是间接的，有人认为HCG可使胃酸的分泌减少，正常胃液的酸度为0.5%，当盐酸浓度降低时，胃的蠕动减慢，肌壁张力降低，胃排空时间延长，胃内压力增高，引起迷走神经兴奋，以致呕吐。

（二）雌激素的作用

早孕阶段，卵巢的妊娠黄体及胚胎的合体细胞滋养层含有丰富的芳香酶，不断地增加雌激素的分泌量，以供胚胎生长之需，妊娠早期雌激素的分泌骤然增加，以至于刺激了延髓的化学受体扳机带（CTZ）或称化学感受器触发区，再将冲动传递至呕吐中枢，产生呕吐反射，妊娠呕吐是由雌激素过度分泌而诱发的。

（三）胃肠道的输入冲动

由于过夜的胃肠液积存过多，直接刺激呕吐中枢，诱发呕吐。晨吐就是这个原因，在睡醒后食用干粮或饼干胃液减少，可使呕吐暂时消失，便是佐证。

（四）精神神经因素

妊娠早期大脑皮质及皮质下中枢的兴奋和抑制过程平衡失调，大脑皮质的兴奋性降低而皮质下中枢的抑制过程减弱，即产生丘脑下部的各种自主神经功能紊乱而引起妊娠剧吐。

（五）肾上腺皮质功能低下

皮质激素分泌不足，从而使体内水及糖类代谢紊乱，出现恶心、呕吐等消化道症状，而且应用促肾上腺皮质激素（adrenocorticotropic hormone，ACTH）或皮质激素治疗时，症状可明显改善，故认为肾上腺皮质功能降低与妊娠剧吐有一定关系。

（六）绒毛异物反应

孕早期胎盘绒毛碎屑持续进入母体血流，异物可导致母体发生剧烈变态反应，引起一系列自主神经系统功能紊乱症状。

（七）酮病

呕吐严重，持久不能进食，代谢紊乱，产生酮体，酮体刺激延脑的CTZ，再将冲动传至呕吐中枢，诱发呕吐。酮病常是妊娠呕吐的一个结果，而不是它的诱因，一旦出现酮症可加重病情及呕吐，成为恶性循环的一个环节。

（八）维生素B$_6$缺乏

也可能是发病的原因之一。

（九）其他

在早孕阶段，子宫感受器不断受到刺激，冲动传到大脑中枢，可引起各种不同反射性反应。当大脑皮质与皮质下中枢功能失调时，则产生病理反射性反应而引起妊娠剧吐。

由于严重呕吐和长期饥饿引起失水及电解质紊乱，出现低血钾症、低氯血症、代谢性碱中毒。由于热量摄入不足，发生负氮平衡，脂肪氧化不全，酮体积聚，出现代谢性酸中毒，严重者肝、肾功能受阻。

二、临床表现

多见于年轻初孕妇，停经6周左右出现恶心、流涎和呕吐，初以晨间为重，随着病情发展而呕吐频繁，不局限于晨间。由于不能进食而导致脱水、电解质紊乱及体重下降；营养摄入不足可致负氮平衡，使血浆尿素氮及尿素增高；饥饿情况下机体动用脂肪供能，使脂肪代谢中间产物酮体增多而出现代谢性酸中毒。患者消瘦明显，极度疲乏，口唇干裂，皮肤干燥，眼球凹陷、尿量减少；体温轻度增高，脉搏增快，血压下降，尿比重增加，尿酮体阳性。肝、肾受损时可出现黄疸，血胆红素、转氨酶、肌酐和尿素氮升高，尿中出现蛋白和管型。严重者可发生视网膜出血，意识不清，呈现昏睡状态。

频繁呕吐、进食困难可引起维生素B$_1$缺乏，导致Wemicke – Korsakoff综合征，主要表现为中枢神经系统症状：眼球运动障碍、共济失调、精神和意识障碍。MRI检查可见颅脑异常。如不及时治疗死亡率可达50%。另一种是维生素K的缺乏，可致凝血功能障碍。由于常伴血浆蛋白及纤维蛋白原减少，孕妇出血倾向增加，可发生鼻出血、骨膜下出血，甚至视网膜出血。

三、实验室及其他检查

妊娠试验阳性。为鉴别病情轻重，可测定尿量、尿比重、尿酮体、血红细胞计数及红细胞压积、血红蛋白、钾、钠、氯、二氧化碳结合力，检查胆红素、转氨酶、尿素氮、肌酐以判断脱水程度及有无代谢性酮症酸中毒，有无血液浓缩、水电解质紊乱及酸碱失衡，肝肾功能是否受损及受损的程度。

必要时还应进行心电图检查、眼底检查。

四、诊断和鉴别诊断

根据临床表现诊断本病时，首先应确定是否为正常妊娠。可用B型超声排除葡萄胎、多胎，并与可致呕吐的疾病如急性病毒性肝炎、胃肠炎、胆管疾病、脑膜炎及脑肿瘤等进行鉴别。测定血常规、尿常规、血黏度、电解质、二氧化碳结合力等了解酸中毒、电解质紊乱情况，判断病情严重程度。妊娠剧吐者常有尿酮体阳性。心电图检查可发现血钾异常。眼底检查可了解有无视网膜出血。

五、治疗

尽早控制呕吐，病情轻、中度患者一般以中医治疗为主，对精神情绪不稳定者给予心理治疗。重症患者，应中西医结合治疗，及时纠正失水、电解质紊乱及酸碱失衡，以控制病情。若经上述治疗无好转，体温持续高于38℃，心率每分钟超过120次，出现持续黄疸或持续蛋白尿，或伴发Wemicke脑病时，则应终止妊娠。

（一）镇静止呕

每次口服维生素B_6 10～20mg、维生素B_1 10～20mg、维生素C 100～200mg，3次／日；小剂量镇静剂如苯巴比妥，每次30mg，3次／日，对轻症有一定效果。

（二）纠正脱水、电解质紊乱及酸碱失衡

重症患者需住院治疗，禁食，每日补液量不少于3000ml，尿量维持在1000ml以上。输液中加入氯化钾、维生素C、维生素B_6，同时肌内注射维生素B_1。合并酸中毒者，应根据二氧化碳结合力水平，静脉补充碳酸氢钠溶液。一般经上述治疗2～3日后，病情多迅速好转。另外，可根据贫血或营养不良的程度，输液中适当加入辅酶A、肌苷，甚至氨基酸、白蛋白等。呕吐停止后，可以少量试进容易消化的饮食；若进食量不足，仍应适当补液。

（三）终止妊娠

经各种治疗病情不改善，体温持续在38℃以上，心率超过每分钟120次，或出现黄疸时，应考虑终止妊娠。

（四）中成药及验方

1. 中成药

（1）香砂六君子丸：每次3～9g，每日2～3次。本品具有健脾和胃，降逆止呕之功。用于治疗脾胃虚弱所致的妊娠期恶心呕吐。

（2）四君子丸：每次1丸，每日2～3次。用治脾虚所致的恶心呕吐、乏力倦怠、嗜睡等。

（3）二陈丸：每次1丸，每日2次。用于治疗妊娠期恶心呕吐。

（4）逍遥丸：每次6～9g，每日2次。用于治疗肝胃不和妊娠呕吐。

（5）生脉饮：每次10ml，每日3次。用于治疗气阴两伤型妊娠剧吐。

2. 验方

（1）糯米60g。水煎饮服，每日2次。

（2）取生姜汁3～5滴于米汤内饮服。

（3）橙子用水泡酸味，加蜜煎汤频饮。

（4）陈皮10g，红枣5枚煎水饮。

（5）柿蒂30g，冰糖60g。加水适量煎汤饮用，每日1剂。用治胃气上逆、恶心呕吐者。

（6）鸡蛋1只，白糖30g，米醋60g。加水适量煮熟后食用。

（7）优质黄连6g切碎，苏叶6g。置于茶壶中用沸水冲开，15分钟以后饮用。可治疗顽固性呕吐。

（8）砂仁研末，每次服9g，加生姜汁少许，温开水吞服。

（9）紫苏叶3g，黄连1.5g。研细末，分2次用开水冲服。

（10）竹茹、苏梗、砂仁、白术各10g。水煎服，每日1剂。

（11）生扁豆30g晒干，碾成细末备用。每次5g，每日1次。晨起用米汤送服，连服3～5天为一个疗程。

（12）新鲜苹果皮60g，粳米30g，炒黄，与水同煎代茶饮。每日1剂。

（13）鸡内金适量炒焦，研粉，每次5g，以米汤送服，每日2次。

（14）牛奶1杯煮开，调入韭菜末1汤匙，温服，每日1剂。

六、预防

1. 正确认识妊娠早期出现的恶心呕吐为正常早孕反应，不久即会消失，不应有过重的思想负担。

2. 孕妇应饮食有节，宜食清淡食物，少食多餐，以流质、半流质饮食为主，勿食生冷、油腻及辛辣之品。同时保持大便通畅。

3. 保持室内空气新鲜，避免异味刺激。

4. 汤药应浓煎，少量频服。服药前可先含鲜生姜片、陈皮梅，有止吐功效。

第四节　前置胎盘

前置胎盘（placenta previa）是妊娠晚期产前出血的主要原因之一。胎盘附着于子宫下段或覆盖于子宫颈内口处，位置低于胎儿先露部，称为前置胎盘。但是，近年来，由于B超技术的发展，发现妊娠中期位置较低的胎盘至妊娠晚期绝大多数上升至正常位置。因此，多数学者认为在孕28周以后，经超声、阴道检查、剖宫产或阴道产后确定胎盘种植异常者，方可诊断为前置胎盘。孕中期出血患者，虽经超声发现胎盘位置异常，仍诊断为晚期流产，但其病因可能与胎盘位置异常有关。因为孕中期胎盘位置异常较孕晚期为多，所以，孕中期行引产时，需注意前置胎盘的存在。

一、病因

病因尚不清楚。高龄孕妇（>35岁）、经产妇及多产妇、吸烟或吸毒妇女为高危人群。其原因可能有以下几个方面。

（一）子宫内膜损伤或病变

多次刮宫、多次分娩、产褥感染、子宫瘢痕等可损伤子宫内膜，或引起子宫内膜炎症，或子宫萎缩性病变，再次受孕时子宫蜕膜血管形成不良、供血不足。为摄取足够营养，胎盘增大面积，伸展到子宫下段。前置胎盘患者中85%～90%为经产妇。前次剖宫产手术瘢痕可妨碍胎盘于妊娠晚期时向上迁移，可增加前置胎盘的发生。瘢痕子宫妊娠后前置胎盘的发生率5倍于无瘢痕子宫。

（二）胎盘异常

多胎妊娠时，胎盘面积较大而延伸至子宫下段，故前置胎盘的发生率较单胎妊娠高1倍。副胎盘亦可到达子宫下段或覆盖宫颈内口；膜状胎盘大而薄，可扩展至子宫下段，均可发生前置胎盘。

（三）受精卵滋养层发育迟缓

受精卵到达宫腔时，滋养层尚未发育到能着床的阶段，继续下移，着床于子宫下段而形成前置胎盘。

二、发病机制

妊娠晚期、临产后子宫下段逐渐扩展、拉长，而附着于子宫下段或子宫颈内口的胎盘不能相应地伸展，以致胎盘的前置部分自其附着处剥离，血窦破裂而出血。若出血不多，剥离处血液凝固，出血可暂时停止。随着子宫下段不断伸展，出血常反复发生，且出血量也越来越多。

三、分类

按胎盘边缘与子宫颈口的关系，将前置胎盘分为3种类型。

1. 完全性前置胎盘　或称中央性前置胎盘，子宫颈内口全部被胎盘组织所覆盖。
2. 部分性前置胎盘　胎盘组织部分覆盖子宫颈内口。
3. 边缘性前置胎盘　胎盘附着于子宫下段，但其边缘未达宫颈内口。

上述分类反映了病情的轻重，对制订治疗方案至关重要。但胎盘边缘与宫颈内口的关系随孕周和诊断时期的不同而改变，分类也随之改变。因此，目前以处理前的最后一次检查来决定分类。

四、临床表现

（一）症状

前置胎盘最典型的症状是妊娠晚期出现无痛性反复的阴道出血。多发生在妊娠晚期或临产时，偶有发生于妊娠20周左右者。出血是由于妊娠晚期或临产后子宫下段逐渐伸展，宫颈管消失，或宫颈扩张时，而附着于子宫下段或宫颈内口的胎盘不能相应地伸展，导致前置部分的胎盘自其附着处剥离，使血窦破裂而出血。初次流血量一般不多，剥离处血液凝固后，出血可暂时停止，偶尔也有第一次出血量多的病例。随着子宫下段不断伸展，出血往往反复发生，且出血量也越来越多。阴道流血发生时间的早晚、反复发生的次数、出血量的多少与前置胎盘的类型有很大关系。完全性前置胎盘往往初次出血的时间早，约在妊娠28周，反复出血的次数频繁，量比较多，有时一次大量出血即可使患者陷入休克状态；边缘性前置胎盘初次出血发生较晚，多在妊娠37～40周或临产后，量也较少；部分性前置胎盘初次出血时间和出血量介于上述两者之间。部分性或边缘性前置胎盘患者，破膜有利于胎先露对胎盘的压迫，破膜后胎先露若能迅速下降，直接压迫胎盘，流血可以停止。

由于反复多次或大量阴道流血，患者可出现贫血，贫血程度与出血量成正比，出血严重者可发生休克，胎儿发生缺氧、窘迫，甚至死亡。

（二）体征

患者一般情况随出血的多少而定，大量出血时可有面色苍白、脉搏微弱、血压下降等休克现象。腹部检查：子宫软，无压痛，子宫大小与停经周数相符，因子宫下段有胎盘占据，影响胎先露入盆，故先露部高浮，约有15%并发胎位异常，尤其为臀位。临产时检查：宫缩为阵发性，间歇期子宫可以完全放松。有时可在耻骨联合上方听到胎盘杂音。

五、实验室及其他检查

（一）超声检查

可明确前置胎盘的类型，胎盘定位准确率高达95%以上。是目前最简便、安全的方法，并可动态观察胎盘位置有无改变。

（二）产后检查

胎膜及胎盘前置部分的胎盘有陈旧血块附着，呈黑紫色，如胎膜破口距胎盘边缘大于7cm时，可除外前置胎盘。

六、诊断

1. 妊娠晚期反复出现无痛性阴道流血（中央性者可在妊娠中期发生）。
2. 腹软，无宫缩，胎体清楚，胎头高浮或胎位异常，胎心多正常。
3. 阴道检查在宫颈内口处可触及海绵样胎盘组织。此项检查必需慎用。
4. B型超声见胎盘位置低置。

七、鉴别诊断

由于阴道壁静脉曲张破裂；宫颈病变如息肉、糜烂、癌肿等引起的产前出血，通过阴道窥诊即可确诊。前置胎盘主要须与胎盘早期剥离、帆状胎盘前置血管破裂、胎盘边缘血窦破裂相鉴别。

八、对母体的影响

1. 产后出血　由于前置胎盘附着的子宫下段肌肉菲薄、收缩力较差，胎盘剥离后血窦不易闭合，容易发生产后出血。
2. 产褥感染　由于反复多次阴道出血，产妇贫血，抵抗力下降，又因胎盘剥离面距阴道较近，容易发生产褥感染。
3. 羊水栓塞　前置胎盘是羊水栓塞的重要原因之一。
4. 植入性胎盘　因子宫蜕膜发育不良，胎盘绒毛可植入子宫肌层，使胎盘剥离不全而发生大出血，需切除子宫。

九、对胎儿及新生儿的影响

前置胎盘引起母体失血甚至休克可直接造成胎儿窘迫或胎死宫内。又常因出血被迫提早终止妊娠，早产儿生存能力差，出生后不易存活，故早产儿及围生儿死亡率较高。

十、治疗

（一）治疗原则

治疗原则是止血和补血。应根据阴道流血量多少、有无休克、妊娠周数、产次、胎位、胎儿是否存活、是否临产等情况做出决定。

（二）治疗方法

1. 期待疗法　适用于阴道流血量不多或无产前流血者、生命体征平稳、胎儿存活、胎龄<36周、胎儿体重不足2300g的孕妇。在孕妇安全的前提下尽可能延长孕周，以提高围生儿存活率。若无阴道流血，在妊娠34周前可以不必住院，但要定期超声检查，了解胎盘与宫颈内口的关系；一旦出现阴道流血，就要住院治疗。期待疗法应在备血、有急诊手术条件下进行，并用B型超声连续监护胎盘迁移情况及胎儿宫内安危状态，一旦出血增多，应立即终止妊娠。期待疗法具体如下。

（1）绝对卧床休息：左侧卧位，定时吸氧（每日吸氧3次，每次20～30分钟）。禁止性生活、阴道检查、肛门检查、灌肠及任何刺激，保持孕妇良好情绪，适当应用地西泮等镇静剂。并备血及做好急诊手术准备。

（2）抑制宫缩：子宫收缩可致胎盘剥离而引起出血增多，可用硫酸镁、利托君、沙丁胺醇、硝苯地平等药物抑制宫缩。密切监护胎儿宫内生长情况，大于32孕周妊娠者，可给予地塞米松10mg静脉或肌内注射，每日一次，连用2～3日，以促进胎儿肺成熟。急需时可羊膜腔内一次性注射。

（3）纠正贫血：视贫血严重程度补充铁剂，或少量多次输血。

（4）预防感染：可用广谱抗生素预防感染。

2. 终止妊娠

（1）终止妊娠指征：孕妇反复多量出血致贫血甚至休克者，无论胎儿成熟与否，为了母亲安全而终止妊娠；胎龄达36周以后；胎儿成熟度检查提示胎儿肺成熟者。

（2）剖宫产术：剖宫产术可以迅速结束分娩，于短时间内娩出胎儿，可以缩短胎儿宫内缺氧的时间，增加胎儿成活机会，对母儿较为完全。该术为处理前置胎盘的主要手段。对完全性或部分性前置胎盘者，如阴道流血量多，估计短时间内不能经阴道分娩，必须以剖宫产结束分娩。已发生休克者同时输液、输血，补充血容量以纠正休克。

1）手术切口：前置胎盘剖宫产前，需做B超检查，了解前置胎盘类型、附着部位，决定切口类型。切口应避开胎盘附着处，减少术中出血。胎盘附着于后壁者，可用下段横切口；附着于前壁者，可用下段偏高处纵切口或体部切口；如附着于前壁偏左，则切口从右侧进入，反之亦然。有时胎盘大而薄，附着于前壁大部分，则可直接从下段切入宫腔，迅速撕开胎盘进入羊膜腔，取出胎儿。

2）娩出胎盘：胎儿娩出后，即用宫缩剂，麦角新碱0.2mg和催产素10IU宫肌内注射，不需等待胎盘剥离，迅速徒手剥离胎盘，如剥离困难，不宜强行剥离，注意植入胎盘，如为完全植入，以子宫切除为宜；部分植入者，则可行宫肌部分切除。

3）术中止血：子宫下段肌层菲薄，收缩力弱，胎盘娩出后，往往出血较多，先用组织钳或卵圆钳钳夹切口边缘，观察出血部位，采用适当的止血措施。

①纱布压迫：约50%采用宫缩剂和局部纱布压迫，可止血成功。压迫时间至少10分

钟，如出血凶猛，压迫期间仍不能完全止血者，立即改用其他方法。

②局部缝扎：用o号肠线在出血部位8字缝扎，如仍有少量出血时，加用宽纱布条填塞宫腔，一端通过宫颈管置入阴道内，待24小时后从阴道拉出，填塞时注意不要留有空隙。

③局部宫肌切除：胎盘附着处出血经缝扎无效，或局部有胎盘植入者，可行局部宫肌切除，切口呈棱形，用肠线分两层缝合。此法尚不多用。

（3）经阴道分娩：适用于部分性或低置性前置胎盘，经产妇出血不多、子宫颈口较松弛者。其具体方法为先行人工破膜，以使先露部下降压迫胎盘止血。如宫缩欠佳，可用催产素静脉点滴，破膜后，胎盘不再被固定于子宫颈内口，宫缩时可以随子宫下段向上移动不致扩大剥离面。

3. 预防产后出血及感染　当胎儿娩出后，及早使用宫缩剂，以防产后大出血。产时、产后给予抗菌药物，预防感染，并注意纠正贫血。

4. 紧急情况转运的处理　在无条件进行手术的地方，发现此种大出血患者，应迅速建立静脉通道，立即送附近具备治疗条件的医院，不可冒险做阴道检查及肛门检查。

十一、预防

做到预防为主。非孕期认真避孕，避免多次刮宫，防止多产及宫腔感染，尽量减少子宫内膜损伤，积极治疗子宫内膜炎。

第五节　胎盘早期剥离

妊娠20周以后或分娩期正常位置的胎盘在胎儿娩出前，部分或全部从子宫壁剥离称胎盘早剥（placental abruption）。胎盘早剥是妊娠晚期严重并发症，具有起病急、发展快特点，若处理不及时可危及母儿生命。胎盘早剥的发病率国外平均为1%～2%，国内为0.46%～2.1%。

一、病因和发病机制

胎盘早剥的发生可能与以下几种因素有关，但其发病机制尚未能完全阐明。

（一）孕妇血管病变

孕妇患严重妊娠期高血压疾病、慢性高血压、慢性肾脏疾病或全身血管疾病时，发生胎盘早剥的概率高。妊娠合并上述疾病，底蜕膜螺旋小动脉痉挛或硬化，引起远端毛细血管变性坏死甚至破裂出血，流到蜕膜和胎盘之间形成胎盘后血肿。

（二）机械性因素

外伤尤其是腹部直接撞伤或挤压；脐带过短或因脐带绕颈、绕体造成相对过短，分娩过程中胎儿下降牵拉脐带造成胎盘剥离；羊膜穿刺时，刺破前壁胎盘附着处，血管破裂出血引起胎盘剥离。

（三）宫腔内压力骤减

双胎妊娠分娩，第一胎娩出过快；羊水过多时人工破膜，羊水流出过快，使宫腔内压力骤减，子宫突然收缩，引起胎盘和子宫壁发生错位分离。

（四）宫静脉压突然升高

妊娠晚期或临产后，孕妇长时间仰卧，巨大妊娠子宫压迫下腔静脉，回心血流量减少，血压下降，此时子宫静脉瘀血，静脉压升高，蜕膜静脉床瘀血或破裂，形成胎盘后血肿，导致部分或全部胎盘剥离。

（五）其他

一些高危因素，如高龄孕妇、吸烟、可卡因滥用，代谢异常，胎盘附着部位的子宫肌瘤等与胎盘早剥有关，有胎盘早剥史的孕妇再次发生的概率是正常孕妇的10倍。

由于底蜕膜层血管破裂出血形成血肿，使胎盘自附着处剥离。如剥离面小，血浆很快凝固，临床可无症状，如果胎盘剥离面大，继续出血，则形成胎盘后血肿，使胎盘剥离部分不断扩大，出血逐渐增多；当血液冲开胎盘边缘，沿胎膜与子宫壁之间向子宫颈口外流出，即为显性剥离或外出血。如胎盘边缘仍附着于子宫壁上，或胎盘与子宫壁未分离或胎儿头部已固定于骨盆入口，都能使胎盘后血液不能外流，而积聚于胎盘与子宫壁之间，即隐性剥离或内出血。此时，由于血液不能外流，胎盘后积血增多，子宫底也随之升高，当内出血过多时，胎盘后血肿逐渐增大，胎盘剥离面也越来越广，血液逐渐将胎盘边缘与胎膜和宫壁分离，冲开胎盘边缘，向宫颈口外流，形成混合性出血。有时，出血穿破羊膜溢入羊水。隐性出血时，胎盘后血液增多，压力逐渐增大，可向胎盘后宫壁浸润引起肌纤维分离、断裂、变性。如血液浸润深达浆膜层，子宫表面出现紫色瘀斑，称为子宫胎盘卒中。血液亦可经子宫肌层渗入阔韧带、后腹膜。严重的胎盘早剥常并发凝血功能障碍，剥离处的胎盘绒毛和蜕膜释放大量组织凝血活酶，进入母体循环，激活凝血系统而发生弥散性血管内凝血，造成肺、肾等重要脏器损害。

二、临床表现及分类

根据病情严重程度，分为3度。

Ⅰ度：多见于分娩期，胎盘剥离面积小，以外出血为主，可伴有轻度腹痛或腹痛不明显，贫血体征不显著。主要症状为阴道流血，出血量一般较多，色暗红，若发生于分娩期则产程进展较快。腹部检查：子宫软，宫缩有间歇，子宫大小与妊娠周数相符，胎位清楚，胎心率多正常，若出血量多则胎心率可有改变，压痛不明显或仅有轻度局部

（胎盘早剥处）压痛。产后检查胎盘，可见胎盘母体面上有凝血块及压迹。有时症状与体征均不明显，只在产后检查胎盘时，胎盘母体面有凝血块及压迹，才发现胎盘早剥。

Ⅱ度：胎盘剥离面占胎盘面积的1／3左右，主要症状为突然发生的持续性腹痛和（或）腰酸、腰痛，其程度因剥离面大小及胎盘后积血多少而不同，积血越多疼痛越剧烈。腹部检查：子宫比妊娠周数大，且随着胎盘后血肿的不断增大，宫底随之升高，胎盘附着处压痛明显，宫缩有间歇，胎儿存活。

Ⅲ度：胎盘剥离面超过胎盘的1／2，主要症状为突然发生的持续性腹痛和（或）腰酸、腰痛，其程度因剥离面大小及胎盘后积血多少而不同，积血越多疼痛越剧烈。腹部检查：触诊子宫硬如板状，宫缩间歇期不能很好放松，因此胎位触不清楚，胎心消失，胎儿死亡。根据是否有凝血功能障碍，分为Ⅲa（无凝血功能障碍）和Ⅲb（有凝血功能障碍）。

三、实验室及其他检查

（一）化验检查

主要了解患者的贫血程度及凝血功能。可行血常规、尿常规及肝、肾功能等检查。重症患者应做以下试验：

（1）DIC筛选试验（血小板计数、凝血酶原时间、血浆纤维蛋白原测定）：血纤维蛋白原＜250mg／L为异常，如果150mg／L对凝血功能障碍有诊断意义。

（2）纤溶确诊试验（凝血酶时间、纤维蛋白溶解时间和血浆鱼精蛋白副凝试验）。

（3）情况紧急时，可抽取肘静脉血于试管中，轻叩管壁，7～10分钟后观察是否有血块形成，若无血块或血块质量差，说明有凝血障碍。

（二）B超检查

典型声像图显示胎盘与子宫壁间出现边缘不清楚的液性低回声区，胎盘异常增厚或胎盘边缘"圆形"裂开。同时可见胎儿的宫内情况及排除前置胎盘。Ⅰ度胎盘早剥血液若已流出未形成血肿，则见不到上述典型图像。

四、诊断

1. 多有腹部外伤史，突然腹痛，多伴有阴道流血。

2. 阴道流血呈暗红色，而出血量往往与孕妇一般情况不一致。

3. 子宫大小符合或超过妊娠周数。子宫呈强直收缩或放松不良，胎位不清，胎心多听不到，子宫有压痛处。

4. B超检查准确、快速，并可判定胎盘早剥类型。

五、鉴别诊断

（一）前置胎盘

往往为无痛性阴道流血，阴道流血量与贫血程度成正比，通过B型超声检查可以鉴别。

（二）先兆子宫破裂

应与重型胎盘早剥相鉴别。可有子宫瘢痕史，常发生在产程中，由于头盆不称、梗阻性难产等使产程延长或停滞。子宫先兆破裂时，患者宫缩强烈，下腹疼痛拒按，胎心异常，可有少量阴道流血，腹部可见子宫病理性缩复环，伴血尿。

六、并发症

1. 产后出血　产后宫缩乏力或凝血功能障碍，可引起产后出血。重症子宫胎盘卒中可导致子宫收缩严重减弱，引起大出血。
2. DIC与凝血功能障碍　偶见于重型病例，表现为皮下、黏膜或注射部位出血，子宫出血不凝或有较软的凝血块，有时发生尿血、咯血、呕血等现象。对胎盘早剥的患者从入院到产后都应密切观察，结合化验结果，注意DIC的发生及凝血功能障碍的出现，而予以积极防治。
3. 急性肾衰竭　由于大量失血和休克时间过长，肾脏缺血坏死，出现尿少或尿闭。
4. 羊水栓塞　胎盘早剥时羊水可经剥离面开放的子宫血管，进入母血循环，羊水中的有形成分形成栓子栓塞肺血管致羊水栓塞。

七、对母儿的影响

胎盘早剥对母婴预后影响极大。剖宫产率、贫血、产后出血率、DIC发生率均升高。

由于胎盘早剥出血可引起胎儿急性缺氧，新生儿窒息率、早产率明显升高，围生儿死亡率约为25%，15倍于无胎盘早剥者。

八、治疗

（一）期待疗法

适用于胎儿未成熟、流血不再加重、子宫敏感性消失或减轻，且无胎儿宫内窘迫者。轻型胎盘早剥可在严密监测血压、脉搏、宫高、腹围、胎心、子宫硬度与压痛、阴道出血等变化下，卧床静息。如病情稳定，胎龄<36周，又未自行临产者，可继续做期待疗法，并定期进行尿E_3和B超检查；如病情加重，则应尽快终止妊娠。做好输血及急救准备。

（二）纠正休克

患者入院时情况比较危重，对处于休克状态的患者应立即予以面罩吸氧、快速静脉滴注平衡液及输血，在短时间内补足血容量，使血细胞比容达0.30或稍高，尿量至少30ml／h，同时应争取输新鲜血，可补充凝血因子。

（三）及时终止妊娠

胎盘早剥危及母儿生命，其预后与处理的及时性密切相关。胎儿娩出前胎盘剥离可能继续加重，难以控制出血，时间越长，病情越重，因此一旦确诊重型胎盘早剥，必须及时终止妊娠。

1. 剖宫产　剖宫产的手术指征为：

（1）重型胎盘早剥，估计短时间内不能结束分娩；

（2）重型胎盘早剥，胎儿已死，产妇病情继续恶化者；

（3）破膜后产程无进展者；

（4）轻型胎盘早剥，有胎儿窘迫征象者。

在剖宫产术中发现子宫胎盘卒中，子宫是否保留的问题，应当以子宫壁受损的程度为标准。仅表面颜色青紫，不能作为子宫切除指征，应视胎儿及其附属物娩出后，子宫收缩情况而定。如经按摩及注射子宫收缩剂后，仍松弛不收缩，血液不凝，出血不能控制，在输新鲜血液的同时行子宫切除术。

2. 经阴道分娩　适用于病情较轻者，特别是经产妇，出血不多，宫缩仍有间歇，局部压痛轻，无板状腹，或初产妇宫口开全，估计短时间内可经阴道分娩者。首先进行人工破膜，可加快产程进展；羊水流出后子宫腔容积缩小，子宫收缩压迫胎盘止血；子宫腔内压力降低同时可防止凝血活酶进入子宫血循环，以阻断或预防DIC。破膜后以腹带扎紧腹部。如宫缩弱可同时静脉滴注缩宫素。并密切观察患者的血压、脉搏，出血情况及胎心等，必要时检查红细胞、血红蛋白及凝血功能。

（四）并发症的处理

1. 休克　重症早剥，出血量多，血压下降，处于休克状态者，应积极补充血容量，纠正休克，尽快改善患者状况。尽量输给新鲜血液，因为新鲜血液除补充血容量外，还可以补充凝血因子。

2. DIC

（1）输新鲜血液：及时、足量输入新鲜血液是补充血容量及凝血因子的有效措施。库存血若超过4小时，血小板功能即受破坏，效果差。为纠正血小板减少，有条件可输血小板浓缩液。

（2）输纤维蛋白原：若血纤维蛋白原低，同时伴有活动出血，且血不凝，经输入新鲜血液等效果不佳时，可输纤维蛋白原3g，将纤维蛋白原溶于注射用水100ml中静脉滴注。通常给予3～6g纤维蛋白原即可收到较好效果。每4g纤维蛋白原可提高血纤维蛋白原1g／L。

（3）输新鲜血浆：新鲜冰冻血浆疗效仅次于新鲜血，尽管缺少红细胞，但含有凝血因子，一般1L新鲜冰冻血浆中含纤维蛋白原3g，且可将Ⅴ、Ⅷ因子提高到最低有效水平。因此，在无法及时得到新鲜血时，可选用新鲜冰冻血浆做应急措施。

（4）肝素：肝素有较强的抗凝作用，适用于DIC高凝阶段及不能直接去除病因者。胎盘早剥患者DIC的处理主要是终止妊娠以中断凝血活酶继续进入血内。处于凝血障碍的活动性出血阶段，禁用肝素治疗。

（5）抗纤溶剂：6-氨基己酸等能抑制纤溶系统的活动，若仍有进行性血管内凝血时，用此类药物可加重血管内凝血，故不宜使用。若病因已去除，DIC处于纤溶亢进阶段，出血不止时则可应用，如6-氨基己酸4～6g、氨甲环酸、氨甲苯酸。

3. 其他并发症　胎盘早剥容易出现产后出血，因此，产后仍需加强子宫收缩并密切观察出血情况。少数患者可出现肾衰竭，应记录液体出入量，当出现尿少或无尿时，可用甘露醇或呋塞米，必要时应使用人工肾，以挽救产妇生命。

九、预防

建立健全孕产妇三级保健制度，积极防治妊娠期高血压疾病、慢性高血压、肾脏疾病，行外转胎位术纠正胎位时，动作应轻柔，羊膜腔穿刺应在B型超声引导下进行，以免误穿胎盘，妊娠晚期或分娩期，应鼓励孕妇适量活动，避免长时间仰卧，避免腹部外伤等。

第六节　妊娠期高血压疾病

妊娠期高血压疾病是妊娠期特有的疾病。本病一般发生在妊娠20周以后，临床表现为高血压、水肿、蛋白尿，严重时可出现抽搐、昏迷、心肾衰竭。发病率我国为9.4%，国外报道7%～12%。该病严重影响母婴健康，是孕产妇和围产儿发病率及死亡率高的主要原因。

一、病因和病理

（一）病因

关于本病的发病原因，至今尚未阐明，其机制仍不清楚。

1. 高危因素

（1）年轻初产妇及高龄初产妇。

（2）体形矮胖者，亦即体重指数［体重（kg）／身高（cni）2×100］＞0.24者。

（3）营养不良，特别是伴有中、重度贫血及低蛋白血症者。

（4）精神过分紧张，或受刺激致使中枢神经系统功能紊乱者。

（5）有原发性高血压、慢性肾炎、糖尿病合并妊娠者，其妊娠期高血压疾病的发病率较高，且病情多较复杂。

（6）子宫张力过高，如双胎、羊水过多、巨大儿及葡萄胎时妊娠期高血压疾病的发病率明显升高。

（7）气候变化与妊娠期高血压疾病发病关系密切，冬季及初春寒冷季节和气压升高情况下易于发病。

（8）有妊娠期高血压疾病家庭史者，如孕妇之母曾有重度妊娠期高血压疾病史，则此孕妇发病的可能性较多。

2. 病因学说　目前病因不明。近年来国内外学者对妊娠高血压疾病的病因进行了大量研究，提出了多种病因学说，诸如子宫胎盘缺血学说、神经内分泌学说、免疫学说和慢性弥散性血管内凝血（DIC）学说等。

（1）胎盘缺血–缺氧学说：妊娠高血压疾病常见于子宫张力较大，滋养细胞沿螺旋小动脉逆行浸润，逐渐取代血管内皮细胞，并使血管平滑肌弹性层为纤维样物质所取代，使血管腔扩大、血流增加，以便更好地供给胎儿营养，这一过程称血管重塑，入侵深度可达子宫肌层内1／3。妊娠期高血压疾病时，绒毛侵袭仅达蜕膜血管层，也不发生血管重塑，导致早期滋养层细胞缺氧，影响胎儿发育。

（2）免疫学说：胚胎对母体来说是一种同种半异体移植，妊娠被认为是成功的自然同种异体移植。正常妊娠的维持，有赖于胎儿母体间免疫平衡的建立与稳定。这种免疫平衡一旦失调，即可导致一系列血管内皮细胞病变，从而发生妊娠期高血压疾病。故妊娠期高血压疾病的发病与免疫机制关系密切。某些学者认为其病因是母体对胎盘某些抗原物质的免疫反应，与移植免疫的观点很相似。本病所见到的胎盘血管床和蜕膜血管的动脉粥样硬化样病变，与移植脏器被排斥时的血管病变极其相似。但与免疫的复杂关系有待进一步证实。

（3）肾素、血管紧张素、醛固酮、前列腺素系统失常：本病发病时，子宫胎盘缺血，子宫、胎盘变性，肾素增加，血管紧张素Ⅱ增加，同时伴随血管对血管紧张素Ⅱ的敏感性增强，而血管紧张素降解酶的活力降低，导致子宫动脉收缩。另外，子宫血流减少时，进入子宫的前列腺素的前身物质——花生四烯酸的量减少，小动脉亦易发生痉挛，外周阻力增加。肾血管痉挛以及肾小球中纤维素凝集引起肾小球损害，肾小球上皮通透性增加，蛋白随尿漏出，血管紧张素Ⅱ还刺激肾上腺皮质分泌醛固酮，增加钠的回吸收，使细胞外容量扩张而发生水肿。

（4）遗传因素：从回顾性调查发现本病妇女的女性后代，发病率高于无家族史者。从普查中发现，近亲婚配因有同一家庭中具有较近的组织相容性。其发病率低于随机婚配者。这种事实从正反两方面说明遗传基因与发病有一定关系。

（5）其他：近来研究发现本病与体内钙、锌代谢失调有关。与内皮素（ET）的增高、尿钙／肌酐比值的异常、血HCG的异常升高、甲状旁腺分泌异常以及血糖和胰岛素的异常密切相关，正在进一步研究探讨。

（二）病理

全身小动脉痉挛是本病的基本病变。

1. 病理生理改变　由于小动脉痉挛，周围小血管阻力增强，使血压升高；肾血管痉挛时，肾血流量减少，肾小球滤过率降低，使水和钠排出减少，同时醛固酮分泌增加；导致肾小管对钠的重吸收增加，从而出现少尿和水肿。肾小球和肾小管毛细血管痉挛、缺氧，使其管壁通透性增加，引起血浆蛋白漏出而出现蛋白尿及透明管型。

2. 重要器官改变

（1）脑：脑血管痉挛，通透性增加，血浆、红细胞可渗出到脑血管外间隙中，造成点状出血；受损的血管壁在血压骤升时脑血管内压力增加，极易导致破裂出血，个别患者可出现昏迷，甚至发生脑疝；血液黏滞度增高、颅内压增高等均可导致脑血流量减少，形成静脉窦血栓或脑梗死。轻度患者可出现头痛、眼花、恶心呕吐等；严重者发生视力下降，甚至视盲。

（2）肾脏：肾小动脉痉挛，加之病理性血管病性微血栓形成，出现妊娠期高血压疾病特异性肾脏损害——肾小球内皮增生，肾小球增大、扭曲及阻塞，并伴有囊内细胞肥大。肾小球内皮增生引起肾小球滤过率下降，肾脏血液灌注减少，并出现蛋白尿。尿蛋白量与疾病严重程度相关，严重肾功能损害可出现少尿，甚至肾衰竭。

（3）肝脏：肝小动脉痉挛致肝脏缺血、缺氧、水肿。肝细胞不同程度的缺血坏死，肝细胞内线粒体膜通透性升高，释放转氨酶，血浆中各种转氨酶和碱性磷酸酶升高，少数患者出现黄疸。严重者门静脉周围坏死，肝包膜下血肿形成，包膜下出血，甚至肝破裂等并发症。

（4）心血管：血管痉挛，血压升高，外周阻力增加，心肌收缩力和射血阻力（即心脏后负荷）增加，心排出量明显减少，心血管系统处于低排高阻状态。血管内皮细胞损伤，血管通透性增加，血管内液进入细胞间质，导致心肌缺血、间质水肿、心肌点状出血或坏死。肺血管痉挛，肺动脉高压，易发生肺水肿，严重时导致心力衰竭。

（5）血液：主要表现为血液浓缩、凝血障碍以及溶血。

1）血容量：由于全身小动脉痉挛，血管内皮细胞损伤血管壁渗透性增加，血液浓缩，循环血容量相对不足，红细胞比容升高。若红细胞比容下降，多合并贫血或红细胞受损或溶血。

2）凝血：广泛的血管内皮细胞损伤，激活外源性或内源性的凝血机制，表现为血小板减少、凝血因子缺乏或变异所致的高凝血状态。严重者可出现微血管病性溶血，并伴有红细胞破坏的表现，即碎片状溶血，其特征为溶血、破裂红细胞、球形红细胞、网状红细胞增多以及血红蛋白尿。血小板减少（$< 100 \times 10^9 / L$）、肝酶升高、溶血（即HELIP综合征）。

（6）内分泌及代谢：由于血浆孕激素转换酶增加，妊娠晚期盐皮质激素、去氧皮质酮升高可致钠潴留，以蛋白尿为特征的上皮受损降低血浆胶体渗透压，患者细胞外液可超过正常妊娠，但水肿与妊娠期高血压疾病的严重程度及预后关系不大。通常电解质与正常妊娠无明显差异。子痫抽搐后，乳酸性酸中毒及呼吸代偿性的二氧化碳丢失可致血中碳酸盐浓度降低，患者酸中毒的严重程度与乳酸产生的量及其代谢率以及呼出的二氧化碳有关。

（7）子宫胎盘血流灌注：绒毛浅着床及血管痉挛导致胎盘灌流量下降，加之胎盘螺旋动脉呈急性粥样硬化，血管内皮细胞脂肪变性，管壁坏死，管腔狭窄，胎盘功能下降，胎儿生长受限，胎儿窘迫。若胎盘床血管破裂可致胎盘早剥，严重时母儿死亡。

二、分类

国内外尚未统一，为方便诊治，参照1999年世界卫生组织和国际高血压学会（WHO- ISH）公布的高血压判断标准，分类如下（表6-2）。

表6-2 妊娠高血压疾病分类

分　类	临　床　表　现
轻度	血压≥140／90mmHg，<150／100mmHg，或较基础血压升高30／15mmHg，可伴有轻微蛋白尿（＜0.5g／24h）和（或）水肿
中度	血压≥150／100mmHg，<160／110mmHg，蛋白尿+（≥0.5g／24h）和（或）水肿，无自觉症状或有轻度头晕等
重度	（1）先兆子痫：血压≥160／110mmHg，蛋白尿++～++++（≥5g／24h）和（或）水肿，有头痛、眼　花、胸闷等自觉症状 （2）子痫：出现抽搐或昏迷

注：血压如不符合以上标准时，则以收缩压或舒张压之高者为标准。如测定血压150／110mmHg或170／100mmHg，均应诊断为重症妊娠高血压疾病。

未分类：
（1）妊娠水肿：水肿，可延及大腿部及以上，无高血压及蛋白尿。
（2）妊娠蛋白尿：妊娠期出现蛋白尿，程度不等，无高血压及水肿。
（3）慢性高血压合并妊娠：孕前即有高血压，无水肿及蛋白尿。

三、临床表现

妊娠高血压疾病的临床表现主要是高血压、水肿、蛋白尿，随其程度的轻重不同可单独存在，亦可二或三种症状与体征同时存在。

患者有以上的高危因素及上述临床表现，特别应询问有无头痛、视力改变、上腹不适等。

（一）高血压

应注意血压升高的程度，是否持续升高至收缩压≥140mmHg或舒张压≥90mmHg，血压升高至少出现两次以上，间隔≥6小时。慢性高血压并发子痫前期常在妊娠20周后血压持续上升。其中特别注意舒张压的变化。

（二）尿蛋白

应取中段尿进行检查，每24小时内尿液中的蛋白含量≥300mg或在至少相隔6小时的两次随机尿液检查中尿蛋白浓度为0.1g／L（定性+），其准确率达92%。应避免阴道分泌物污染尿液，造成误诊。蛋白尿反映肾小动脉痉挛引起肾小管细胞缺氧及其功能受损的程度，临床上出现略迟于血压的升高。

（三）水肿

体重异常增加是许多患者的首发症状，体重突然增加≥0.9kg／周或2.7kg／月是子痫前期的信号。孕妇出现水肿的特点是自踝部逐渐向上延伸的凹陷性水肿，休息后不缓解。水肿局限于膝以下为"+"，沿至大腿为"++"，涉及腹壁及外阴为"+++"，全身水肿，有时伴腹腔积液为"++++"。

（四）尿少

尿排出量减少表示肾脏排泄功能障碍，可<500ml／24h。

（五）自觉症状

自觉症状包括明显头痛、头晕、视物不清、恶心、呕吐、上腹疼痛等，表示病情的发展已进入子痫前期，应及时做出相应检查与处理。

（六）抽搐及昏迷（子痫）

抽搐及昏迷是本病病情最严重的阶段。子痫发生前可有不断加重的重度子痫前期，但子痫可发生于血压升高不显著、无蛋白尿或水肿的病例。若无妊娠滋养细胞疾病，子痫很少发生在孕20周前，通常产前子痫占71%，产时子痫与产后子痫占29%。

典型的子痫发作过程可分为四期：

（1）侵入期：发作时开始于面部、眼睑及颈项肌肉强直，头扭向一侧，眼球固定，瞳孔散大，继而出现口角及颜面部肌肉颤动。此期持续仅10秒。

（2）强直期：上述病情很快发展至两臂及全身肌肉强直性收缩，出现两臂屈曲，双手紧握，眼球上翻，牙关紧闭，呼吸暂停，面色青紫。此期约持续20秒。

（3）抽搐期：全身肌肉强烈抽搐，头向一侧扭转，眼睑及颌部时开时闭，口吐白沫或血沫，面色青紫，四肢抽动，每次抽搐历时1～2分钟。此期易发生唇舌咬伤及坠地损伤等。

（4）昏迷期：抽搐逐渐停止，全身肌肉松弛，呼吸恢复，发出深而长的鼾声，继而进入昏迷状态。昏迷时间长短不一，病情轻者可以立即清醒。清醒后患者对发作前后情况记忆不清。重者抽搐反复发作，甚至昏迷呈持续状态直至死亡。

抽搐发作次数和间隔时间与病情程度及预后相关。抽搐越频、时间越长，病情越重、预后越差。

子痫患者除上述典型征象以外，抽搐时血压显著升高，少尿、无尿，偶尔也有因平时血压不高，发病时也无特殊高血压现象，少数病例病情进展迅速，子痫前期的征象不显著，而突然发生抽搐、昏迷。

产前和产时子痫发作时，因全身肌肉强直性收缩可促使分娩发动和加速产程进展，故应注意产科情况。

四、并发症

1. 对孕妇特别是重度妊娠期高血压疾病，可发生妊娠期高血压疾病、心脏病、胎盘早剥、肺水肿、凝血功能障碍、脑出血、急性肾衰竭、HELIP综合征、产后出血及产后血液循环衰竭等并发症。这些并发症多可导致患者死亡。

2. 对胎儿由于子宫血管痉挛所引起的胎盘供血不足、胎盘功能减退，可致胎儿窘迫、胎儿宫内发育迟缓、死胎、死产或新生儿死亡。

五、实验室及其他检查

（一）尿液检查

测定尿蛋白量和有无管型，可了解肾功能受损情况。尿蛋白定量每24小时大于0.5g属异常，每24小时大于5g则为重症。

（二）血液检查

在有条件的情况下，特别是对于重症患者，需进行一些必要的实验室检查，以便有利于处理。

1. 血浆黏度、全血黏度及血细胞比容测定　以了解有无血压浓缩。正常妊娠后期，血浆黏度应在1.6以下，全血黏度低于3.6，血细胞比容应 < 35%。

2. 尿酸　重症患者——先兆子痫及子痫，由于肝脏破坏尿酸及肾脏排泄尿酸的功能降低，所以血浆尿酸均有不同程度的升高。

3. 尿素氮的测定　对于了解肾功能情况有一定的参考价值。

4. 二氧化碳结合力　重症患者，特别是在应用了大剂量解痉、降压、镇静剂之后，常影响进食。另外，由于肾功能减退，均促使易于发生酸中毒；所以测定二氧化碳结合力有助于及早发现酸中毒。

5. 血清电解质测定　重症患者常伴发电解质紊乱，一般认为应用冬眠合剂治疗，可导致低血钾，但少数患者有高血钾发生，血钾可高达5.78～9.97mmol／L（22.6～39mg／

dl），乃由于酸中毒致细胞内K$^+$外游所致。心电图也提示有高钾。因此，对这些患者进行血清K$^+$、Na$^+$测定是极其重要的。

6. 肝功能测定　妊娠期高血压疾病患者，特别是先兆子痫、子痫患者，可由于肝细胞缺氧，使肝细胞的线粒体释放出丙氨酸转氨酶（ALT），可使血清ALT轻度升高在60～120U／L，总胆红素、碱性磷酸酶也可有轻度升高，但多无消化道症状。产后一周内ALT等均可恢复至正常。

7. 凝血功能测定　对于重症患者需及时测定血小板，以了解有无降低；测定凝血酶原时间，纤维蛋白原及抗凝血酶Ⅲ（ATⅢ）、纤维蛋白降解产物（FDP）等指标以助于判断凝血和纤溶之间有无失调，有利于指导临床治疗。

（三）眼底检查

眼底改变是反映妊娠高血压疾病严重程度的一项重要标志，对估计病情和决定处理均有重要意义。眼底的主要改变为视网膜小动脉痉挛，动静脉管径之比，可由正常的2∶3变为1∶2，甚至1∶4。严重时可出现视网膜水肿、视网膜剥离，或有棉絮状渗出物及出血。

（四）其他检查

如母儿心电图、超声、羊膜镜等检查，胎盘功能及胎儿成熟度检查等，可视病情而定。

六、诊断

妊娠高血压疾病的诊断一般不困难。在妊娠20周后出现高血压、水肿和蛋白尿等3种症状，严重者会出现头痛、头晕、眼花、恶心和呕吐等自觉症状，甚至出现抽搐及昏迷。在诊断时注意病史、诱发因素、病情轻重、妊高征分类，有无并发症，对母婴的影响。并与相关的疾病鉴别。

七、鉴别诊断

本病应与原发性高血压、慢性肾炎相鉴别。子痫应与癫痫、脑出血、癔症、糖尿病昏迷相鉴别。

八、对母儿的影响

（一）对母体的影响

重度患者可发生心力衰竭，肝肾衰竭、肺水肿、DIC、胎盘早剥、产后出血及HELLP综合征（溶血、肝酶增高、血小板减少）等并发症，其中妊高征并发的心力衰竭、脑出血是导致孕产妇死亡的主要原因。

（二）对胎儿的影响

主要有早产、羊水过少、胎儿宫内发育迟缓（intrauterine growth retardation，

IUGR）、胎儿宫内窘迫、死胎、死产、新生儿窒息及死亡等。

九、治疗

本病因其病因不明，虽不复杂，但治疗有一定的难度。

（一）治疗原则

1. 加强围生期保健，定期产前检查，早诊断早治疗。

2. 必要时尽早收入院治疗，严密监护母胎变化及产后监护。

3. 治疗以左侧卧位、解痉、镇静、降压、合理扩容、利尿，适时终止妊娠。终止妊娠是迄今治本的最佳方法。

4. 注意监护心、脑、肺等重要器官，防止并发症。

（二）治疗方法

1. 轻度妊娠期高血压疾病　一般无须用药，嘱左侧卧位休息。侧卧位可降低下腔静脉和股静脉的压力及髂总和腹主动脉的压力，改善重要器官和胎盘的灌流量，增加尿量。注意血压变化。也可酌情给予口服解痉药物。

2. 子痫前期的治疗　应住院治疗。治疗原则为：解痉、降压、镇静、合理扩容及利尿，适时终止妊娠。

（1）解痉药物

1）硫酸镁：首选解痉药，其作用机制：①抑制运动神经末梢与肌肉接头处Ca^{2+}和乙酰胆碱的释放，阻断神经肌肉接头间的信息传导，使骨骼肌松弛；②降低中枢神经系统兴奋性及脑细胞的耗氧量，降低血压，抑制抽搐发生；③降低机体对血管紧张素Ⅱ的反应；④刺激血管内皮细胞合成前列环素，抑制内皮素合成，从而缓解血管痉挛状态；⑤解除子宫胎盘血管痉挛，改善母儿间血氧交换及围生儿预后。

用药方案：静脉给药结合肌内注射：①静脉给药：首次负荷剂量25%硫酸镁10ml加于10%葡萄糖液20ml中，缓慢静脉注入，5～10分钟推完；继之25%硫酸镁60ml加入5%葡萄糖液500ml静脉滴注，滴速为1～2g／小时；②根据血压情况，决定是否加用肌内注射，用法为25%硫酸镁20ml加2%利多卡因2ml，臀肌深部注射，每日1～2次。每日总量为25～30g。用药过程中可监测血清镁离子浓度。

毒性反应：正常孕妇血清镁离子浓度为0.75～1 mmol／L，治疗有效浓度为1.7～3.0 mmol／L，若血清镁离子浓度超过3mmol／L即可发生镁中毒。首先表现为膝反射减弱或消失，继之出现全身肌张力减退、呼吸困难、复视、语言不清，严重者可出现呼吸肌麻痹，甚至呼吸、心跳停止，危及生命。

注意事项：用药前及用药过程中应注意以下事项：定时检查膝反射是否减弱或消失；呼吸不少于16次／分钟；尿量每小时不少于25 ml或每24小时不少于600ml；硫酸镁治疗时需备钙剂，一旦出现中毒反应，立即静脉注射10%葡萄糖酸钙10ml，因钙离子与镁离子可竞争神经细胞上的受体，从而阻断镁离子的作用。肾功能不全时应减量或停用；有条件时监测血镁浓度。

2）抗胆碱药物：主要有东莨菪碱和山莨菪碱（654 –2），这些药物可抑制乙酰胆碱的释放，有明显解除血管痉挛的作用，且有抑制大脑皮质及兴奋呼吸中枢，以及改善微循环的作用。

方法：0.25%东莨菪碱5～8ml（0.08～0.3mg／kg），加入5%葡萄糖液100ml静脉滴注，10分钟滴完，6小时可重复1次；山莨菪碱：口服10～20mg／次，3次／日或10mg肌内注射，2次／d。

3）安密妥钠（异戊巴比妥钠）：对中枢有抑制作用，且与硫酸镁有协同作用。常用每次0.1～0.25g，肌内注射或静脉注射，或每日0.5～1g静脉缓注（1ml／min）。

4）β_2受体兴奋剂：最近用β_2受体兴奋剂治疗妊娠高血压疾病的文献日益增多，作用机制：①使子宫肌肉的张力减低（减压作用），改善子宫胎盘血流量，胎盘缺氧状态获得改善以求对因治疗。②由于动脉血管平滑肌松弛使血压下降。③β_2受体兴奋剂可明显降低血小板功能，从而使妊娠高血压疾病的病理生理变化恢复正常和减少其并发症——DIC。④减少因子宫胎盘缺血所致的胎儿宫内生长迟缓。沙丁胺醇剂量为2～4mg，每日4次。为防止宫缩乏力，宜在临产前早停药。

（2）镇静：应适当使用具有抗惊厥和有较强的镇静作用的镇静剂，对病情控制可起到良好的效果。

1）苯巴比妥：口服0.03～0.06g／次，3次／日，必要时苯巴比妥钠0.1g肌内注射3次／d，有一定的抗惊厥作用。

2）地西泮：口服2.5～5mg，2次／日，也可10mg肌内注射。

3）哌替啶：肌内注射10mg，用于头痛，临产时宫缩痛，也可预防抽搐、止痛、镇静。若4h内将娩出胎儿，则不宜应用，以免引起胎儿呼吸窘迫。

4）冬眠药物：冬眠药物可广泛抑制神经系统，有助于解痉降压，控制子痫抽搐。用法：①哌替啶50mg，异丙嗪25mg肌内注射，间隔12小时可重复使用，若估计6小时内分娩者应禁用。②哌替啶100mg、氯丙嗪50mg、异丙嗪50mg加入10%葡萄糖500ml内静脉滴注；紧急情况下，可将1／3量加入25%葡萄糖液20ml缓慢静脉推注（>5分钟），余2／3量加入10%葡萄糖250ml静脉滴注。由于氯丙嗪可使血压急骤下降，导致肾及子宫胎盘血供减少，导致胎儿缺氧，且对母儿肝脏有一定的损害作用，现仅应用于硫酸镁治疗效果不佳者。

（3）降压药物：降压的目的是为了延长孕周或改变围生期结局。对于血压≥160／110mmHg，或舒张压≥110mmHg或平均动脉压≥140mmHg者，以及原发性高血压、妊娠前高血压已用降压药者，须应用降压药物。降压药物选择的原则：对胎儿无不良反应，不影响心每搏输出量、肾血浆流量及子宫胎盘灌注量，不致血压急剧下降或下降过低。

1）肼屈嗪：周围血管扩张剂，能扩张周围小动脉，使外周阻力降低，从而降低血压，并能增加心排血量、肾血浆流量及子宫胎盘血流量。降压作用快，舒张压下降较显著。用法：每15～20分钟给药5～10mg，直至出现满意反应（舒张压控制在90～100mmHg）；或10～20mg，每日2～3次口服；或40mg加入5%葡萄糖500ml内静脉滴注。有妊娠期高血压性心脏病心力衰竭者，不宜应用此药。不良反应为头痛、心率加快、潮热等。

2）拉贝洛尔：α、β能肾上腺素受体阻断剂，降低血压但不影响肾及胎盘血流量，并可对抗血小板凝集，促进胎儿肺成熟。该药显效快，不引起血压过低或反射性心动过速。用法：首次剂量可给予20mg，若10分钟内无效，可再给予40mg，10分钟后仍无效可再给予80mg，总剂量不能超过240mg／d。不良反应为头皮刺痛及呕吐。

3）硝苯地平：钙离子通道阻滞剂，可解除外周血管痉挛，使全身血管扩张，血压下降，由于其降压作用迅速，目前不主张舌下含化。用法：10mg口服，每日3次，24小时总量不超过60mg，其副反应为心悸、头痛，与硫酸镁有协同作用。

4）尼莫地平：亦为钙离子通道阻滞剂，其优点在于可选择性地扩张脑血管。用法：20～60mg口服，每日2～3次；或20～40mg加入5%葡萄糖250ml中静脉滴注，每日1次，每日总量不超过360mg，该药副反应为头痛、恶心、心悸及颜面潮红。

5）甲基多巴：可兴奋血管运动中枢的α受体，抑制外周交感神经而降低血压，妊娠期使用效果较好。用法：250mg口服，每日3次。其不良反应为嗜睡、便秘、口干、心动过缓。

6）硝普钠：强有力的速效血管扩张剂，扩张周围血管使血压下降。由于药物能迅速通过胎盘进入胎儿体内，并保持较高浓度，其代谢产物（氰化物）对胎儿有毒性作用，不宜在妊娠期使用。分娩期或产后血压过高，应用其他降压药效果不佳时，方考虑使用。用法为50mg加于5%葡萄糖液1000ml内，缓慢静脉滴注。用药不宜超过72小时，用药期间，应严密监测血压及心率。

7）肾素血管紧张素类药物：可导致胎儿生长受限、胎儿畸形、新生儿呼吸窘迫综合征、新生儿早发性高血压，妊娠期应禁用。

（4）利尿剂：应用于全身水肿、肺水肿、脑水肿、心力衰竭或高血容量并发慢性肾炎、肾功能不良伴尿少者。

1）呋塞米：其利尿作用快且较强，对脑水肿、无尿或少尿患者效果显著，与洋地黄类药物合并应用，对控制妊高征引起的心力衰竭与肺水肿效果良好。常用剂量为20～40mg，静脉注射。该药有较强的排钠、钾作用，可导致电解质紊乱和缺氯性酸中毒，应加以注意。

2）甘露醇或山梨醇：为渗透性利尿剂。注入体内后由肾小球滤过，极少由肾小管再吸收，排出时带出大量水分，同时丢失钠离子而出现低钠血症。重症患者，若有肾功能不全，出现少尿、无尿，或需降低颅内压时，应用甘露醇可取得一定效果。常用剂量为20%甘露醇250ml，快速静脉滴注，一般应在15～20分钟内滴注完。妊高征心力衰竭、肺水肿者忌用。

（5）扩容治疗：扩容应遵循在解痉的基础上扩容，在扩容的基础上脱水和胶体优于晶体的原则，方能调节血容量，改善组织灌注量，减轻心脏负担，减少肺水肿的发生。扩容指征：血球压积>0.35；尿比重>1.020，或全血黏稠度比值>3.6～3.7；血浆黏稠度比值>1.6～1.7者。扩容的禁忌证：有心血管负担过重者，脉率>100次／分，肺水肿、肾功能不全者，红细胞压积<0.35。

1）低分子右旋糖酐：可疏通微循环，减少血小板黏附，预防DIC，利尿。每克右旋糖酐可吸收组织间液15ml。常用量为每日500ml静脉滴注，可加入5%葡萄糖液500ml，以延长扩容时间。

2）706羧甲淀粉：在血中停留时间较长，但扩容不如低分子右旋糖酐。常用量为每日500ml静脉滴注。

3）平衡液：为晶体溶液，可促进排钠利尿，常用量为每日500ml静脉滴注。

4）白蛋白、血浆和全血：亦为理想的扩容剂。白蛋白20g加入5%葡萄糖液500ml稀释，静脉滴注。尤适合于低蛋白血症，尿蛋白定量≥0.5g／24h之患者。贫血、血液稀释患者则适合于输入全血。

（6）适时终止妊娠：本病患者，一旦胎儿胎盘娩出，病情将会迅速好转，若继续妊娠对母、婴均有较高的危险时，应在适当时机，采用适宜的方法终止妊娠。

1）终止妊娠指征：①妊娠未足月、胎儿尚未成熟，但本病病情危重，经积极治疗48～72小时不见明显好转者。②妊娠已足月的子痫前期。③子痫抽搐控制6～12小时后。④子痫虽经积极治疗，抽搐不能控制者。⑤本病患者合并胎盘功能不全，血和尿E3、HPL、SP1低值，胎动减少，胎监评分低，胎儿生物物理评分低值，胎儿宫内发育不良，继续妊娠对胎儿有危险者。

2）终止妊娠的方法：可进行引产或选择性剖宫产。当病情稳定、胎位正常、头盆比例相称，宫颈条件成熟，可行人工破膜加静脉滴注催产素引产。有下列情况者宜进行剖宫产术：①病情危重，不能在短期内经阴道分娩者。②妊娠高血压疾病合并羊水过少。③有终止妊娠的指征而不具备阴道分娩条件时，如胎儿宫内窘迫而宫颈不成熟者。④子痫患者经积极治疗控制抽搐2～4小时者。⑤破膜引产失败者。⑥病情危重，MAP≥18.6kPa（140mmHg），阴道分娩屏气用力可能导致脑出血者。⑦其他产科指征如骨盆狭窄、胎盘早剥和DIC等。

3. 子痫的治疗　子痫是重度子痫前期发展的严重阶段，对母儿危害极大，应在控制抽搐后积极终止妊娠。处理如下：

（1）控制抽搐：首次以25%硫酸镁（5g）加25%葡萄糖液20ml静脉慢推5分钟，即1g／mln；再以25%硫酸镁20ml（5g）溶于5%葡萄糖液500ml以1g／h不超过2g／h的速度静脉滴注，期间可臀部深肌内注射硫酸镁3.5g，2次／天，同时加用安定或冬眠合剂等镇静；为降颅压可用甘露醇或呋塞米，后者可防治肺水肿，用静脉降压药物降血压首选硝普钠或酚妥拉明（苄胺唑啉）。

（2）防止受伤：专人护理，床沿置挡板，以防跌落。如有义齿，应取出，并以纱布缠的压舌板置于上下臼齿间，以防舌咬伤。

（3）减少各种刺激，以免诱发抽搐。

（4）做各种检查了解母儿状态，并监测病情变化，以便及时处理。

（5）抽搐控制后应终止妊娠，如宫颈条件不成熟，应做剖宫产结束分娩。

（6）产后仍有子痫发作的可能，应坚持药物治疗，除施行镇静降压治疗外，要继续使用硫酸镁解痉，至少至产后24小时，重者至产后3天，需防治产后出血。患者出院时若血压仍较高，应坚持降压治疗。对子痫前期患者要加强产后随访，包括测血压和查尿蛋白，既有利于治疗子痫前期，又可及时发现原发高血压或肾脏疾患。

（7）适时终止妊娠：子痫已被控制6～12小时者，或经积极治疗仍控制不了抽搐时，为挽救母胎生命，可终止妊娠。

1）阴道分娩：①病情好转，宫颈条件成熟，无急救指征与产科指征者可施行引产，多数能自然分娩。方法：人工破膜，安定10mg静脉注射和缩宫素2.5～5U／500ml液体静脉滴注，或低位水囊+低浓度缩宫素静脉滴注。②如子痫患者抽搐时自然临产，宫缩多数强而频，产程进展较快，如头盆相称，胎位正常，胎儿体重在正常范围时，多能自然分娩。缩短第2产程，实施阴道助产。

2）剖宫产分娩指征：①子痫患者反复抽搐，经积极治疗病情控制2～4小时，个别子痫经积极治疗仍不能控制抽搐者；②经破膜引产失败者；③病情严重，经阴道分娩时屏气用力可能导致脑血管意外。

3）注意事项：①持续硬膜外麻醉，可用微量镇痛泵控制维持术后镇痛；②全麻，术后加强镇静、镇痛、降压；③术后24～72小时内仍需注意防止产后子痫的发作，直至恢复正常，若血压一时未能完全控制，应继续镇痛、镇静等治疗，产褥期及产后应加强随访，继续相应治疗。

（8）预防产后出血：产后24小时内仍给应给予硫酸镁及镇静治疗，每4～6小时给药1次。

（9）纠正水、电解质和酸碱平衡：根据化验结果随时纠正电解质紊乱或酸中毒。

（10）特殊情况处理：如为基层单位及农村医院，遇到子痫患者时，应给予解痉和镇静药物后即刻转送上级医院，同时做好保护，护理患者勿受伤害。

（11）并发症的处理

1）妊娠合并心脏病：一旦出现应积极控制心力衰竭，适时终止妊娠。应用强心药毛花苷C 0.4mg加5%葡萄糖液40ml静脉慢注，4小时后视病情可重复0.2mg加5%葡萄糖液40ml，总量可用至1mg。给予镇静药吗啡0.01g皮下注射，或哌替啶50～100mg皮下注射。心力衰竭控制后24～48小时应终止妊娠，如宫颈条件好，胎儿不大，胎头位置低，估计产程进展顺利者，可采用引产经阴道分娩，大多数病例采用剖宫产结束分娩。

2）脑出血：一经确诊为脑出血，应立即抢救，首先保持安静，吸氧，忌用抑制呼吸的药物，快速应用脱水剂降低颅内压。对心、肾功能不全者忌用甘露醇，可选用呋塞米。脱水时应注意电解质平衡。使用降压药物，但血压不宜降得太低。止血药可用6-氨基己酸、对羧基苄胺、氨甲环酸等。对昏迷患者应加强全身支持疗法，使用抗生素预防感染和防治并发症。这类患者不宜阴道分娩，应先做剖宫产术，而后再行开颅术。采用低温麻醉对母儿均较安全。产后禁用麦角及催产素制剂，以防出血加重。

3）凝血功能障碍：子痫患者由于胎盘缺血缺氧及血管梗死，使破碎绒毛之滋养叶细胞进入血液循环而释放出凝血活酶，导致凝血功能障碍，发生DIC。有出血倾向时血小板减少，凝血酶原时间延长和纤维蛋白原减少，以及血和尿的纤维蛋白降解物（FDP）含量明显升高；鱼精蛋白副凝固试验（3P试验）常为阳性。处理：若患者处于慢性DIC，临床上没有明显出血表现时，可用低分子右旋糖酐500ml加肝素25mg及25%硫酸镁30ml，缓慢静脉滴注6小时，每日1次。若有出血表现，则用抗凝治疗，但输肝素应适当，并宜首选鲜血，同时积极终止妊娠，祛除病因。

4）产后虚脱：患者在分娩结束后，有可能发生产后血循环衰竭，突然出现面色苍白、血压下降、脉搏微弱及汗多等虚脱症状。多在产后30分钟内出现，常常由于：①产前限盐，产生低钠血症。②大量应用解痉降压药物，使血管扩张。③产后腹压突降使内脏瘀血，导致有效血循环量减少。在排除出血、感染、羊水栓塞及子宫破裂等外，应进行输液治疗，输注林格氏液、5%葡萄糖盐水等，一般情况下经输液治疗病情将很快好转。如出现休克，患者情况差，除输液外，还应输注中分子右旋糖酐、血浆或全血，迅速补充血容量，注意水电解质平衡。

十、预防

1. 健全妇幼保健网，加强孕妇健康教育，坚持定期产前检查，发现异常，及时处理。

2. 指导孕妇保持良好情绪及足够休息，选择富含蛋白质、维生素及微量元素的食物，不必限盐，但应避免摄盐过多。

3. 孕20周起常规补充钙剂（2g／d），有预防妊娠高血压疾病的作用。

第七节　羊水过多

正常妊娠时的羊水量随着孕周增加而增多，最后2～4周开始逐渐减少，妊娠足月时羊水量约为1000ml（800～1200ml），凡在妊娠任何时期内羊水量超过2000ml者，称为羊水过多。多数孕妇羊水增多较慢，在较长时期内形成，称为慢性羊水过多；少数孕妇在数日内羊水急剧增加，称为急性羊水过多。羊水过多的发生率为0.5%~1%，妊娠合并糖尿病者，其发生率可达20%，羊水过多时羊水的外观、性状与正常者并无差异。

一、病因和发病机制

（一）病因

通过放射性核素示踪测定，证明羊水在胎儿与母体之间不断进行交换，维持动态平衡。胎儿通过吞咽、呼吸、排尿以及角化前皮肤、脐带等进行交换。

当羊水交换失去平衡时，出现羊水过多或过少。

羊水过多的确切原因还不十分清楚，1／3原因不明，2／3与胎儿畸形、妊娠并发症与并发症有关，临床见于以下几种情况。

1. 胎儿畸形　羊水过多的孕妇中，约25%合并胎儿畸形，以中枢神经系统和上消化道畸形最常见。无脑儿、脑膨出与脊柱裂胎儿，脑脊膜裸露，脉络膜组织增生，渗出液增加，导致羊水过多。由于缺乏中枢吞咽功能，无吞咽反射，缺乏抗利尿激素致尿量增多，从而使羊水过多；食管或小肠闭锁、肺发育不全时不能吞咽与吸入羊水，均可因羊水积聚导致羊水过多。18-三体、21-三体和13-三体胎儿可能出现羊水吞咽障碍，引起羊水过多。

2. 多胎妊娠及巨大儿　多胎妊娠并发羊水过多为单胎妊娠的10倍，尤多见于单卵双胎，且常发生在其中体重较大的胎儿。由于单卵双胎之间循环相互沟通，其中占优势的胎儿，循环血量多，尿量增多，而致使羊水过多。巨大儿也容易发生羊水过多。

3. 母亲并发症　如糖尿病，可能与糖尿病孕妇导致胎儿高糖血症和多尿有关，加之羊水糖浓度增高，使羊水渗透压增高，水分经胎膜渗出量减少也可能是其致病原因。此外，妊高征、Rh血型不合或贫血等孕妇，并发羊水过多者较一般孕妇为多。

4. 脐带、胎盘病变　如胎盘血管瘤较大或生长部位靠近脐带附近，压迫脐静脉，引起静脉回流梗阻，血液淤滞，增加渗出量可致羊水过多。胎盘过大、脐带帆状附着的羊水过多者，也较一般孕妇为多。

5. 不明原因的羊水过多。

（二）发病机制

母儿间羊水交换以500ml／h速度进行，呈动态平衡，包括胎儿吞咽、呼吸、尿液排出及皮肤、胎膜的渗出和吸收。上述病因中一种或多种因素均可造成羊水循环失衡，生成增多，输出减少，导致羊水过多。

羊水过多对母体的影响：易发生原发性宫缩乏力、产程延长、产后大出血、胎盘早剥及休克。对胎儿则有：围生儿死亡率是正常羊水量组的2.1倍，主要原因有胎儿畸形（20%~50%）、早产、胎盘早剥、脐带脱垂、宫内窘迫、新生儿窒息等。

二、临床表现

通常羊水超过3000ml才有症状。

（一）急性羊水过多

急性羊水过多占1%～2%，多发生在妊娠20～24周，由于羊水迅速增多，数日内子宫迅速增大至足月妊娠。出现呼吸困难，不能平卧，食量减少，腹部疼痛以及下肢水肿、静脉曲张等。胎位不清，胎心遥远。

（二）慢性羊水过多

慢性羊水过多约占98%，多发生于妊娠28～32周，羊水缓慢增多，孕妇多能适应。检查时发现：子宫大于妊娠月份，不易查清胎位或扪及胎儿部分浮沉感，胎心遥远或听不到。

三、实验室及其他检查

（一）B型超声检查

此为羊水过多的主要辅助检查方法。目前，临床广泛应用的有两种标准：一种是以脐横线与腹白线为标志，将腹部分为四个象限，各象限最大羊水暗区垂直径之和为羊水指数（amniotic fluid index，AFI）。国外Phelan JP等以羊水指数>18cm诊断为羊水过多；Schrimmer DB等以羊水最大池深度（maximum vertical pocket depth，MVP或amniotic fluid volume，AFV）为诊断标准，目前均已得到国内外公认。MVP 8～11cm为轻度羊水过多，12～15cm为中度羊水过多，≥16cm为重度羊水过多。B型超声检查还可了解胎儿结构畸形如无脑儿、显性脊柱裂、胎儿水肿及双胎等。

（二）其他

1. 羊水甲胎蛋白测定（AFP）　开放性神经管缺损时，羊水中AFP明显增高，超过同期正常妊娠平均值加3个标准差以上。

2. 孕妇血糖检查　尤其慢性羊水过多者，应排除糖尿病。

3. 孕妇血型检查　如胎儿水肿者应检查孕妇Rh、ABO血型，排除母儿血型不合溶血引起的胎儿水肿。

4. 胎儿染色体检查　羊水细胞培养或采集胎儿血培养作染色体核型分析，或应用染色体探针对羊水或胎儿血间期细胞真核直接原位杂交，了解染色体数目、结构异常。

四、诊断

1. 妊娠足月时羊水量达到或多于2000ml。

2. 妊娠5个月后，子宫增大迅速，较妊娠月份大、张力高、有液波振动感。胎位不清，胎心音轻微或听不清，可有外阴、下肢水肿及静脉曲张。急性羊水过多可出现腹部胀痛、呼吸困难、心悸、不能平卧及行动不便等症状。

3. X线摄片及超声检查显示羊水过多的特征。常并发畸胎。

五、鉴别诊断

本病应与多胎妊娠、葡萄胎、腹腔积液及巨大卵巢囊肿相鉴别。

六、治疗

对羊水过多的处理应视胎儿有无畸形、孕周及孕妇症状严重程度来决定。

（一）羊水过多合并胎儿畸形

处理原则应即终止妊娠，行人工破膜。常用高位破膜引产，破膜后应防止羊水流失过快引起胎盘早剥，或因腹部压力骤然降低引起虚脱或休克。术前应备血，以防产后出血。术时在消毒就绪后，将特制导管沿子宫侧壁送入宫腔15～20cm，然后刺破胎膜，再用手堵住宫颈口或阴道口以控制羊水流速。放羊水过程中，应密切观察孕妇的血压、脉搏、一般情况以及有无脐带脱出、阴道流血。腹部加压包扎以防发生休克。如破膜12小时后尚无宫缩，给予抗生素以防感染，若24小时后仍未临产，静脉滴注催产素引产。

（二）羊水过多而胎儿无明显畸形

应根据羊水过多的程度与胎龄而决定处理方法。

（1）妊娠<37周，症状又较轻，则可继续妊娠，但应注意休息，服低盐饮食，必要时酌用镇静剂。症状严重孕妇无法忍受（胎龄不足37周），可经腹壁做羊膜腔穿刺，放出一部分羊水，以暂时缓解症状。操作前先超声胎盘定位，选择穿刺点，然后用15～18号腰椎穿刺针进行穿刺。放水不宜过快，以每小时500ml为宜。为了避免诱发临产，每次放水量不宜过多（一般不超过1500ml），以孕妇症状缓解为度。经腹壁抽取羊水，应严格消毒，预防感染，并可给镇静剂，以防早产。如果羊水继续增长，隔3～4周可以重复穿刺减压，以延长妊娠时间。

（2）最近有人试用吲哚美辛（前列腺素合成酶抑制剂）每日2.2～3mg／kg治疗羊水过多，效果良好。吲哚美辛的作用机制不明，可能在于减少胎儿尿排出量和促进羊水经由肺部重吸收。待妊娠已近或已达37周时，人工破膜终止妊娠。临产后，应注意扶持胎儿呈纵产式，严密观察产程进展，防止脐带脱垂。产后慎防发生子宫收缩乏力性出血。

七、预防

羊水过多胎儿的畸形率、新生儿发病率及围产儿死亡率较正常儿增高，故应积极做好产前检查，尽早发现，正确诊断并及时处理。

第八节　羊水过少

妊娠晚期羊水量少于300ml者，称为羊水过少。羊水过少的检出率为0.4%～4%。妊娠早、中期的羊水过少多以流产告终。羊水过少严重影响围生儿的预后。

但无论是阴道分娩还是剖宫产，很难准确估计羊水的总量。近些年，产科B超技术的应用，使诊断标准统一。B超诊断羊水过少的标准是：羊水指数（AFI）<5cm或最大羊水池深度<2cm。

一、病因和发病机制

（一）病因

主要与羊水产生减少或吸收、外漏增加有关。临床上多见下列情况。

1. 胎儿畸形　胎儿发育畸形，如先天性肾缺如、肾脏发育不全、输尿管或尿道狭窄等泌尿道畸形时，因胎儿尿量减少或无尿，以致羊水减少。

2. 过期妊娠　尤其并发妊娠高血压综合征或合并心血管疾病、慢性肾炎者。由于妊娠过期，胎盘退行性变加剧，绒毛内血管床减少、血管内血栓形成而闭锁、绒毛缺血坏死，绒毛表面、绒毛间隙或绒毛板内纤维素沉积、钙化，胎盘组织变性、梗死、老化而缺血，胎盘功能减退，羊水量减少。当并发妊娠高血压综合征或合并心血管、肾病，则胎盘缺血出现更早。

3. 胎儿宫内发育迟缓（IUGR）　羊水过少是胎儿宫内发育迟缓的特征之一，慢性缺氧引起胎儿血液循环重新分配，主要供应脑和心脏，而肾血流量下降，胎尿生成减少致羊水过少。

4. 羊膜病变　电镜观察发现羊膜上皮层在羊水过少时变薄，上皮细胞萎缩，微绒毛短粗，尖端肿胀，数目少，有鳞状上皮化生现象，细胞中粗面内质网及高尔基复合体也减少，上皮细胞和基底膜之间桥粒和半桥粒减少。认为有些原因不明的羊水过少可能与羊膜本身病变有关。

（二）发病机制

羊水过少发生于妊娠早期，胎盘可与胎体粘连，造成胎儿严重畸形，甚至肢体短缺。如发生于妊娠中晚期，子宫周围压力直接作用于胎儿，易引起斜颈、曲背、手足畸形。羊水过少时，胎儿胸廓受压，影响肺的膨胀之外，肺泡吸入羊水少，缺少刺激，可致肺发育不全。妊娠晚期的不规则子宫收缩，挤压介于子宫壁与胎体间的胎盘，降低胎盘血流灌注，影响胎盘代谢功能，易致胎儿宫内窘迫。

二、对母儿的影响

（一）对母体的影响

由于胎儿先露部在临产后内回转受阻，容易发生胎位异常。羊水过少易致胎儿窘迫，为抢救胎儿行剖宫产率明显增高，术后感染率也相应增多。

（二）对胎儿、新生儿的影响

1. 对胎儿的影响　羊水过少发生在妊娠早期，可使胎体与羊膜粘连引起畸形，甚至导致胎儿截肢。羊水过少易发生胎儿宫内发育迟缓，与合并胎盘功能减退有关。临产后发生胎儿窘迫的机会明显增多，有资料表明，胎儿窘迫率达60%，严重者可造成胎死宫内。羊水少不易润滑产道，不利于临产后胎先露部下降与内回转而致产程延长，使胎儿缺氧概率明显增大。

2. 对新生儿的影响　胎儿宫内缺氧，羊水过少使胎儿肺部受压，肺发育不全，妨碍呼吸运动，导致肺液潴留，使娩出的新生儿发生窒息、胎粪吸入综合征的概率明显增高。羊水过少的围生儿患病率及死亡率均明显增高。

三、临床表现

（一）症状

孕妇自觉腹部增大不明显，胎动时腹痛。

（二）体征

（1）产前检查发现宫高与腹围比同期妊娠者为小。

（2）子宫敏感，易有宫缩，胎儿在宫内有充实感而无胎块漂浮或浮动感。

（3）常于引产行人工破膜时发现无羊水或仅有少许黏稠液体。

（4）凡过期妊娠、胎儿IUGR、孕妇合并妊高征、慢性高血压等情况，临产前发生胎心变化，原因不明，应考虑羊水过少的可能性。终止妊娠前宜及时行人工破膜，可发现无羊水或量少黏稠、混浊或为暗绿色。

四、实验室及其他检查

（一）B超检查

妊娠28～40周期间，B超测定最大羊水池径线稳定在（5.1±2.1）cm范围，因此，最大羊水池与子宫轮廓相垂直深度测量法（AFD）≤2cm为羊水过少；≤1cm为严重羊水过少。近年来提倡应用羊水指数法（AFI）。此法比AFD更敏感、更准确。以AFI≤8.0cm作为诊断羊水过少的临界值；以≤5.0cm作为诊断羊水过少的绝对值。除羊水池外，B超还可发现羊水和胎儿交界面不清，胎盘胎儿面与胎体明显接触以及胎儿肢体挤压卷曲等。

（二）羊水直接测量

破膜以羊水少于300ml为诊断羊水过少的标准，其性质黏稠、混浊、暗绿色。直接测量法最大缺点是不能早诊断。

（三）羊膜镜检查

如羊水过少可见羊膜紧贴胎头，同时可观察羊水性质有无污染，及早做出诊断。

五、诊断

1. 孕妇常于胎动时感到腹痛，检查发现腹围及子宫底均较同期妊娠者为小。
2. 临产后阵痛剧烈，宫缩多不协调，宫口开张缓慢，产程往往延长。
3. 人工破膜时发现无羊水或仅有少许黏稠液体流出。

六、鉴别诊断

应与足月小样儿及死胎相鉴别。

七、治疗

（一）终止妊娠

羊水过少是胎儿危险的重要信号。若妊娠已足月，应尽快行人工破膜观察羊水的情况，若羊水少且黏稠，有严重胎粪污染，同时出现其他胎儿窘迫的表现，估计短时间内不能结束分娩，在除外胎儿畸形后，应选择剖宫产结束分娩，可明显降低围生儿死亡率。

（二）补充羊水期

待治疗若胎肺不成熟，无明显胎儿畸形者，可行羊膜腔输液补充羊水，尽量延长孕周。

1. 经腹羊膜腔输液　常在中期妊娠羊水过少时采用。主要有两个以下目的：

（1）帮助诊断：羊膜腔内输入少量生理盐水，使B型超声扫描清晰度大大提高，有利于胎儿畸形的诊断。

（2）预防胎肺发育不良：羊水过少时，羊膜腔压力低下（≤1mmHg），肺泡与羊膜腔的压力梯度增加，导致肺内液大量外流，使肺发育受损。

羊膜腔内输液，使其压力轻度增加，有利于胎肺发育。具体方法：常规消毒腹部皮肤，在B型超声引导下避开胎盘行羊膜穿刺，以10ml／min速度输入37℃的0.9%氯化钠液200ml左右，若未发现明显胎儿畸形，应用宫缩抑制剂预防流产或早产。

2. 经宫颈羊膜腔输液　常在产程中或胎膜早破时使用。适合于羊水过少伴频繁胎心变异减速或羊水Ⅲ度粪染者。主要目的是缓解脐带受压，提高阴道安全分娩的可能性，以及稀释粪染的羊水，减少胎粪吸入综合征的发生。具体方法：常规消毒外阴、阴道，经宫颈放置宫腔压力导管，输入加温至37℃的0.9%氯化钠液300ml，输液速度为

10ml／min，如羊水指数达8cm，并解除胎心变异减速，则停止输液，否则再输250ml。若输液后AFI已≥8cm，但胎心减速不能改善也应停止输液，按胎儿窘迫处理。输液过程中B型超声监护、间断测量宫内压，可同时胎儿电子内监护，注意无菌操作。

八、预防

羊水过少胎儿的畸形率、新生儿发病率及围生儿死亡率较正常儿明显增高，故应积极做好产前检查，尽早诊断并及时处理。

第九节　胎膜早破

胎膜早破（premature rupture of membranes，PROM）是指在临产前胎膜自然破裂。是常见的分娩期并发症，其发生率在妊娠满37周为10%，妊娠不满37周的胎膜早破发生率为2%~5%，胎膜早破对妊娠和分娩均造成不利影响，可导致早产及围生儿死亡率的增加，可使孕产妇宫内感染率和产褥感染率增加。

一、病因和发病机制

（一）胎位异常或头盆不称

这是胎膜早破最常见的危险因素。臀位尤其是足先露、横位、枕横位或枕后位、胎头高直位等，以及头盆不称、胎头高浮时，胎儿先露部不能与骨盆入口很好衔接，使宫颈内口处的胎膜承受局部宫腔压力，易使胎膜在临产前破裂。

（二）胎膜的生物物理性状改变

由于羊膜组织缺少弹性蛋白，故其韧性主要依赖于羊膜中的胶原蛋白来维持。如果体内颗粒性弹性蛋白酶及胰蛋白酶增加，此两种酶对羊膜中胶原蛋白的分解作用增强，使之弹性下降，脆而易破。已有证据显示胎粪污染可使这两种酶活性增加。另外，孕妇体内微量元素缺乏，如铜与锌的缺乏可致使赖氨酸酰化酶活性受限，羊膜内胶原蛋白合成障碍，脆性增加而易破。

（三）宫内感染

可由阴道上行感染，或全身感染所致。约有66%的胎膜早破都有绒毛膜羊膜炎存在。宫内感染除能使胎膜合成、释放前列腺素增加刺激产生宫缩外，炎症本身使羊膜水肿、质脆易破。

（四）羊膜腔内压力过高

羊水过多、多胎妊娠、子宫肌张力过高均可导致压力过高而引起胎膜早破；腹部

发生心力衰竭，也可逐渐发展。因此，要积极防止并及早纠正各种妨碍心脏功能的因素如贫血、维生素B缺乏、蛋白质缺乏及感染等。遇有各种感染，须及早治疗。如并发妊高征时，更应及早治疗，并控制病情发展。

（1）洋地黄制剂：洋地黄作为预防性用药的意见尚有争论，有人认为，风湿性心脏病功能Ⅲ级而过去曾有过心力衰竭史者，心脏中等度扩大、严重的二尖瓣狭窄、心房颤动或心率经常在每分钟110次以上者，应予适量的洋地黄类药物。临床常采用作用和排泄较快的口服剂：如地高辛0.25mg，每日2次；2～3日后可根据效果改为每日1次，不要求达到饱和量，以备在用药过程中发生心力衰竭时，能有加大剂量的余地。病情好转可以停药。临产后如果需要，可以快速洋地黄化。也可给毒毛旋花子苷K 0.25mg或毛花苷丙0.4mg，加25%～50%葡萄糖液20～40ml，静脉缓慢推注，每日1～2次，心衰控制后，可酌情减量或停药或用地高辛维持。

（2）利尿剂：根据患者水肿和心衰程度选用。噻嗪类，如双氢克尿噻25mg每日3次，可同用安体舒通20mg每日2～3次。重者可用呋塞米20～40mg加50%葡萄糖20～40ml，静脉推注。或用利尿酸50mg，静脉推注。

4. 肺水肿的处理

（1）速效洋地黄制剂：可用西地兰0.4～0.8mg或毒毛旋花子苷K 0.25mg加50%葡萄糖40ml，静脉缓慢推注。

（2）利尿剂：利尿酸50mg或呋塞米40mg加50%葡萄糖40ml，静脉推注。争取在15～20分钟内大量利尿而减轻心脏负担。注意水、电解质及酸碱平衡紊乱。

（3）镇静剂：症见烦躁不安，气促过度者，可皮下或肌内注射吗啡10～15mg。但昏迷、休克、严重肺病或痰液过多者忌用，以免呼吸过度抑制。

（4）激素：地塞米松10mg加50%葡萄糖40ml，静脉推注。

（5）血管扩张剂：瑞吉亭30～40mg或硝普钠50g，加入10%葡萄糖500ml，静脉滴注，每分钟15～30滴为宜，并应严密进行血压监测。

在上述药物治疗的同时，患者应取半卧位或坐位，两腿下垂。给氧，最好面罩加压给氧，氧气输入时通过50%～70%的乙醇，目的在于减低肺泡表面张力，达到去泡沫作用，改善呼吸。四肢结扎止血带，以减少回心血量，但每隔5～10分钟交替放松1次，对孕妇需要安慰鼓励，消除恐慌心理。

5. 心律失常的处理

（1）频发室性期前收缩及短阵室速：利多卡因50～75mg，加入25%葡萄糖20～40ml，静脉推注，必要时5～10分钟后重复1次。病情稳定后，用利多卡因400mg，加10%葡萄糖500ml静脉滴注，维持1～3天。适当选用营养心肌和改善心肌代谢的药物。

（2）房室传导阻滞：阿托品0.03g或莨菪类10mg，每日3次，肌内注射或静脉滴注。视病情变化，决定增减数量。维生素C 200mg每日3次口服；肌苷片0.4g，每日3次口服；地塞米松0.75～1.5mg，每日3次口服，3日后逐渐减量至停药。如属Ⅲ度房室传导阻滞，可在内科医生指导下抢救，有条件可安装心脏起搏器。

（三）分娩期的处理

妊娠晚期应提前选择适宜的分娩方式。

1. 阴式分娩及分娩期处理　心功能Ⅰ～Ⅱ级，胎儿不大，胎位正常，宫颈条件良好者，可考虑在严密监护下经阴道分娩。

第一产程：精神上鼓励和安慰产妇，消除其紧张情绪。适当使用镇静止痛剂，估计6小时以内胎儿不会娩出时，可根据产妇的一般情况、宫缩状态，酌情选用地西泮、盐酸异丙嗪或哌替啶等。随时检查脉搏、呼吸、血压及心功能变化，有心脏功能代偿不全者取半坐位，给氧，同时用强心剂。常用西地兰0.4mg加入50%葡萄糖液20ml缓慢静脉推注，必要时每隔4～6小时重复给药一次，每次0.2mg。临产后即用抗生素防治感染，至产后1周左右无感染征象时停用。

第二产程：尽量让产妇减少屏气用力，争取缩短产程。宫口开全后，酌情采取会阴切开术、产钳术或胎头吸引术，臀位者行臀牵引术，死胎行穿颅术，减少产妇体力消耗，缩短产程。

第三产程：可给予镇静剂，如吗啡、哌替啶。为防止腹压骤然降低引发心力衰竭，胎儿娩出后，应立即用沙袋加压腹部，一般不常规用宫缩剂，以免回心血量骤增。产后出血较多时可考虑用催产素，而不用有升高静脉压作用的麦角新碱及垂体后叶素。必要时可输血，但输入速度宜慢。分娩结束后，不要马上移动产妇，继续观察2小时，病情稳定后可回病房。

2. 剖宫产　剖宫产可在较短时间内结束分娩，从而避免长时间子宫收缩所引起的血流动力学变化，减轻疲劳引起的心脏负荷；此外，在持续硬膜外麻醉下进行手术过程中，孕妇血压、平均动脉压及心率的变化均较经阴道分娩小。然而，手术增加感染和出血的机会，手术本身也是一种负担。因此，当存在产科原因时（如胎位异常、胎儿较大等情况），可适当放宽剖宫产指征，但仅在心功能Ⅲ～Ⅳ级、活动性风湿热、肺动脉高压或肺瘀血、主动脉缩窄等情况下，行选择性剖宫产。术前、中、后心脏监护及术后抗感染等均是保证手术安全不可缺少的重要措施。

近年来，主张对心脏病孕妇放宽剖宫产指征，因在临床实践中证明剖宫产可减少产妇因长时间子宫收缩所引起的血流动力学改变，减轻心脏负担，其结果较阴道分娩者明显改善病情。心功能Ⅲ级或Ⅱ级但宫颈条件不佳，或另有产科指征者，均应择期剖宫产，已有心力衰竭时，应先控制心力衰竭后再进行手术。麻醉选择以硬膜外持续麻醉最妥当，一则麻醉效果满意，二则麻醉后下肢血管舒张，可减少一部分回心血流，对减轻心脏负担，防止心力衰竭有利。麻醉剂中不应加肾上腺素，麻醉平面不宜过高，手术应取左侧卧位15°，上半身抬高30°，并应适当限制输液量，以24小时内静脉滴注1000ml为宜。手术者技术操作应熟练、轻巧，可减少刺激。术中有心脏监护措施，以利于抢救。手术前后根据病情，必要时静脉注射西地兰。应用抗生素预防感染。

（四）产褥期

1. 产后7日内尤其在24小时内，要严密观察呼吸、脉搏，每4小时1次；心功能Ⅲ~Ⅳ级者，每2小时1次。严密注意心衰症状，最好采用心电监护仪监护心率、血压。

2. 产后24小时内绝对卧床休息，以后继续休息，根据心功能情况，产后至少于2周后方可出院。

3. 抗生素宜大剂量，主要为青霉素，以预防感染。

4. 心功能Ⅲ级以上者，不宜哺乳。

（五）胎婴儿的处理

由于胎儿与新生儿属高危儿，产程中应注意缺氧导致的宫内窘迫及出生后窒息，做好抢救准备实属必要。

（六）孕妇心脏手术的合理选择

凡有心脏手术指征的年轻妇女应尽可能在妊娠前或延期进行，应遵循以下原则。

（1）最好推迟至妊娠第4个月后，胎儿器官已发育成熟时进行。

（2）手术时应监测胎心率，以估计孕妇子宫血流是否充分。

（3）为了保证胎儿充分血供，应使体外循环处于较高流量，一般认为3.0U（min·m^2），如使用低温手术流率为2.01（min·m^2）。

（4）妊娠期心脏手术应尽可能在常温或稍低温下进行。

（5）当高钾停跳液进入冠状循环时，应尽量确保冠状窦不参与该液体循环，以保证胎儿安全。

（6）孕妇的心脏手术，需由经验十分丰富的外科和妇科医生施行，以策安全。

（七）避免或终止妊娠的指征

患有以下心血管疾病者为高危人群，应劝其避免或终止妊娠。

（1）各种原因引起的肺动脉高压。

（2）扩张型心肌病伴充血性心力衰竭。

（3）马方综合征，伴主动脉根部扩张。

（4）各种发绀型先天性心脏病。

（5）有症状的梗阻性心脏病。

患下列心脏病者妊娠有一定的危险性，需临床密切追踪观察。

（1）主动脉狭窄。

（2）需要瓣膜置换者。

（3）马方综合征，不伴主动脉根部明显扩张者。

（4）无症状的扩张型心肌病。

八、预防

对妊娠合并心脏病者，应从早孕期开始定期检查，注意心功能的变化，必要时进行家庭随访。保证患者休息，避风寒，预防感冒。积极防治和及早纠正各种妨碍心脏功能的因素，如贫血、B族维生素缺乏、心律失常、妊娠高血压综合征、各种感染尤其是上呼吸道感染等。

九、预后

心脏病对母儿的影响与心功能、心脏病的类型以及有无临床症状密切相关，临床症状越明显者预后越差。

第十三节　妊娠合并性毒性肝炎

病毒性肝炎是严重危害人类健康的传染病，当前已明确的病原主要包括甲型（HAV）、乙型（HBV）、丙型（HCV）、丁型（HDV）及戊型（HEV）5种病毒。以乙型肝炎为最常见，孕妇在妊娠任何时期均可被感染。孕妇肝炎的发生率约为非孕妇的6倍，而暴发性肝炎为非孕妇的66倍。据国外报道，发病率为0.025%～1.6%。急性病毒性肝炎可发生在妊娠各期，一般认为，妊娠中期合并肝炎的发病率比早孕时为高，且病情也较重，甚至造成母儿死亡，故妊娠合并病毒性肝炎是我国孕产妇主要发病和死亡原因之一，居孕产妇间接死因的第二位，仅次于妊娠合并心脏病。

一、妊娠时肝脏的生理变化

妊娠期肝大小形态不变，组织学正常。肝糖原稍增加。部分正常孕妇的肝功能，于妊娠晚期轻度超过正常值，于分娩后多能迅速恢复正常。

1. 血清蛋白　血清总蛋白值因血液稀释，约半数低于60g／L，主要是白蛋白降低。

2. 血清酶活性　谷-丙转氨酶（ALT）和谷-草转氨酶（AST）多在正常范围内，少数在妊娠晚期稍升高。碱性磷酸酶（AKP）在妊娠前半期轻度升高，妊娠7个月后可达非孕时2倍，其升高主要来自胎盘。

3. 凝血功能检查　妊娠晚期时，血浆纤维蛋白原较非孕时增加50%，凝血因子Ⅱ、Ⅴ、Ⅶ、Ⅷ、Ⅸ、Ⅹ均增加0.2～0.8倍，凝血酶原时间正常。

二、妊娠对病毒性肝炎的影响

妊娠后孕妇营养物质需要量增加，基础代谢增加，胎儿的代谢、解毒需母体肝脏完成；大量雌激素需肝脏灭活，致肝脏负担加重；妊娠期高血压疾病时易使肝脏受损；

分娩时消耗、缺氧等加重肝损害。因此，孕妇易被病毒感染而患急性病毒性肝炎，原有肝炎患者病情也会加重，重症肝炎比例较非孕期明显增加。

三、病毒性肝炎对妊娠的影响

（一）对母体的影响

妊娠早期合并病毒性肝炎，可使妊娠反应加重，妊娠中、晚期合并病毒性肝炎者，易发展为重症肝炎，病死率高；同时易并发妊娠高血压综合征。患者肝功能受损，凝血因子合成功能减退，易导致产后出血，重者分娩时常并发DIC，出现全身出血倾向，威胁母儿生命。

（二）对胎儿影响

妊娠早期患肝炎时胎儿畸形发生率较正常孕妇高2倍，流产、早产、死胎、死产和新生儿死亡率明显升高。上海资料报道，肝功能异常孕妇的围生儿死亡率高达46%。

（三）母婴传播

病毒的种类不同，传播的方式也不同。

1. 甲型肝炎病毒（HAV） 主要经过粪-口间传播，不通过胎盘，不传给胎儿。

2. 乙型肝炎病毒（HBV） 通过注射，输血或生物制品，密切的生活接触等途径传播。母婴传播为重要途径。其方式有子宫内经胎盘传播；分娩时，通过软产道接触母血或羊水传播；产后接触母亲的唾液及乳汁传播。

3. 丙型肝炎病毒（HCV） 传播方式基本同乙型肝炎病毒，但丙型肝炎病毒易导致慢性肝炎，最后发展为肝硬化和肝癌。

4. 丁型肝炎病毒（HDV） 必须同时有HBV感染。传播方式基本同HBV，与HBV相比，HDV的母婴垂直传播少，而性传播相对较多，易发展为重症肝炎。

5. 戊型肝炎病毒（HEV） 通过粪-口间传播，水及食物型暴发流行，一旦感染，病情重，孕妇于妊娠后期病死率高达10%~20%。

四、临床表现

（一）病史

有肝炎病史或肝炎接触史或输血、注射史。

（二）临床表现

常出现消化系统症状，如食欲减退、恶心、呕吐、腹胀、肝区疼痛等，不能用妊娠反应或其他原因来解释。继而出现乏力、畏寒、发热，部分患者有皮肤、巩膜黄染，尿色加深、肝大、肝区叩痛等。

五、实验室及其他检查

1. 超声检查　了解肝脏大小。

2. 肝脏穿刺　肝活检对诊断及鉴别诊断有较大意义。

3. 血清学检查　是诊断的重要手段。血清ALT增高。病原学检查，相应肝炎病毒血清学抗原、抗体检测出现阳性。

4. 肝功能的测定　对肝炎的诊断及了解病变程度意义较大。

5. 胆红素测定　可以反映肝内胆汁瘀积及肝细胞受损情况。血清总胆红素在 $17\mu mol/L$（$1mg/dL$）以上，尿胆红素阳性。

6. 血清蛋白电泳　A／G多数用来了解慢性肝炎情况。

六、诊断

妊娠合并肝炎的诊断比非孕期困难，尤其在妊娠晚期，因可伴有其他因素引起的肝功能异常，不能仅凭转氨酶升高做出肝炎诊断，应根据临床症状、体征、实验室检查，综合诊断。

（一）有较明确的流行病学史

如肝炎接触史或输血史等。

（二）孕妇出现不明原因乏力，纳呆，黄疸，恶心，呕吐，上腹胀满，肝区疼痛，伴肝大。

（三）肝炎病原学诊断

1. 甲型肝炎　血清抗HAV IgM阳性或恢复期血清抗HAV IgM效价比急性期增高4倍以上。

2. 乙型肝炎　急性早期HBsAg阳性或HBeAg阳性；急性期抗HBeIgG阳性；急性期HBsAg阴性，病后2～9个月抗HBs或HBe转阳性；急性期后6个月HBsAg持续阳性，抗HBe效价不下降，诊断为慢性肝炎。

3. 丙型肝炎　血清抗HCV阳性。

4. 丁型肝炎　血清测到HDAg或HDV－mA、HBsAg阳性。血清抗HDIgM和（或）抗HDIgG阳性。

5. 戊型肝炎　HEAg及抗HEIgM阳性。

（四）急性肝炎症状

出现血清ALT上升达100IU／L以上或更高。

（五）重症肝炎的诊断要点

1. 消化道症状严重，表现食欲极度减退，频繁呕吐，腹胀，出现腹腔积液。

2. 黄疸迅速加深，血总胆红素高于171μmol/L（10mg/dl）。

3. 肝进行性缩小，有肝臭气味，肝功能严重损害，酶胆分离，白/球蛋白倒置。

4. 凝血酶原时间延长，全身有出血倾向。

5. 迅速出现精神、神经症状（嗜睡、烦躁不安、神志不清、昏迷），即肝性脑病表现。

6. 出现急性肾衰竭，即所谓肝肾综合征。

七、鉴别诊断

（一）妊娠期肝内胆汁瘀积症

其发生率仅次于病毒性肝炎，临床主要特点是孕中晚期出现不同程度的皮肤瘙痒，随后出现皮肤黄染，而症状于产后数小时至数日迅速消退。此病具有明显的家族性倾向及复发性。实验室检查可见约1/3的患者血清胆红素（直接和总胆红素）、谷丙转氨酶升高，几乎全部患者血清胆酸明显升高，常为正常值的10~100倍。

（二）妊娠急性脂肪肝

本病少见，多发生于妊娠晚期，初孕妇及妊高征患者的发病率高。临床上病情急骤发展，症状极似急性肝坏死，但尿胆红素多呈阴性。B型超声可见典型的脂肪肝声像图。

（三）妊娠剧吐引起的肝损害

妊娠剧吐多见于第一胎孕妇，起初表现为一般早孕反应，但逐日加重，至停经8周左右发展为妊娠剧吐。由于反复呕吐和长期饥饿，引起失水、电解质紊乱和代谢性酸中毒，严重者脉搏增速，体温上升，血容量减少，甚至肝、肾功能受损，出现黄疸，血胆红素和转氨酶增高（SB <68.4μmol/L，ALT轻度升高），尿中出现酮体、蛋白和管型。但在补足水分、纠正酸碱失衡及电解质紊乱后，病情迅速好转，肝功能可完全复原。目前，此症已少见，有时与无黄疸型肝炎相互混淆，肝炎病毒抗原系统血清学标志可协助鉴别。

（四）妊娠高血压疾病引起的肝损害

妊娠高血压疾病时肝小动脉痉挛致肝脏供血障碍可引起肝损害，文献报道，发生率为3%~4.6%。此类患者在肝损害前已有水肿、高血压、蛋白尿和肾功能损害，血清中ALT、AST、AKP、BIL轻度或中度升高，胃肠道症状不明显，肝脏可轻度增大及压痛，也可出现腹腔积液，但消化道症状不明显，一旦妊娠结束，可迅速恢复。HELLP综合征是妊娠高血压疾病肝损害的一种严重并发症，表现为溶血、肝酶升高及血小板减少三大特征。临床典型表现为乏力、右上腹疼痛不适，近期出现黄疸、视力模糊，有时并发子痫抽搐，牙龈出血和右上腹严重疼痛，也有呕吐或上消化道出血或便血者。故凡是妊娠高血压疾病患者，均应常规检查血小板及肝功能，以助于早期诊断与治疗。注意：

妊娠期肝炎常合并妊娠高血压疾病，所以在妊娠高血压疾病引起肝损害时，应常规排除妊娠期肝炎的可能，反之亦然。

（五）妊娠期药物性肝损害

孕妇因服药发生肝损害和（或）黄疸病例较非妊娠期多，可能与雌激素影响胆红素排泄有关。有应用损害肝细胞药物（氯丙嗪、巴比妥、三氯乙烯、红霉素、异烟肼、利福平等）史，无肝炎接触史，无肝炎典型症状。起病较重，主要表现为黄疸及SCPT升高，有时有皮疹、皮肤瘙痒，嗜酸粒细胞增高，停药后多可恢复。必须注意的是，妊娠期使用四环素（日使用量>2g）数日，可引起急性脂肪肝、肝肾衰竭，有时伴胰腺炎，严重消化道出血、休克和昏迷死亡等。

八、治疗

妊娠期病毒性肝炎与非孕期的病毒性肝炎处理原则是相同的。

（一）妊娠合并普通型肝炎的处理

1. 严格隔离，及时治疗　妊娠期间应住传染病房，临产后转入产科隔离病房或隔离分娩室。必须卧床休息，进低脂肪饮食，保证足够营养，给予大量、多种维生素和葡萄糖，进行中西医结合治疗。

2. 积极护肝治疗

（1）维生素类

1）维生素C可促进机体抗氧化，促进肝细胞再生，改善肝功能。用法：口服0.1g，3次／日，饭后服；静脉用药，1~2g，1次／日。注意事项：过量可引起反酸，大剂量长期应用可引起婴儿维生素C缺乏病；大量长期口服可引起维生素B_{12}及铜、锌离子吸收，易导致泌尿系统结石。属妊娠期C类用药。

2）维生素E对脂代谢起促进作用，能抗氧化，改善肝功能。用法：口服20mg，3次／日。注意事项：过量可出现恶心、头痛、眩晕等症状，增加血栓形成，长期大量应用可降低性功能及出现尿肌酸；其代谢产物可拮抗维生素K作用，使凝血时间延长；属妊娠期A类用药，超量为妊娠期C类用药。

3）维生素K_1作为羧化酶的辅酶参与肝内凝血酶原，凝血因子Ⅱ、Ⅶ、Ⅸ、Ⅹ的合成，对于肝功能受损导致凝血因子缺乏有效。用法：肌内注射或静脉注射10mg，1~2次／日。注意事项：静脉注射过快可出现面部潮红、出汗、胸闷、低血压等。

（2）三磷腺苷（ATP）、辅酶A和细胞色素C等，有促进肝细胞代谢的作用。

（3）血制品如新鲜血、血浆和人体清蛋白等，可以纠正血内低蛋白，改善凝血功能，起到保肝作用。

（4）近来有人报道，干扰素（interferon）和干扰素诱导剂（interferon inducer）能抑制肝炎病毒在人体内的复制，对减少或消除体内病毒抗原有一定作用。剂量1~2mg／

次，肌内注射，2次／周，2～3个月为一疗程。

3. 避免应用可能损害肝脏的药物如禁用四环素，因其对母儿均有严重危害，可引起急性脂肪肝及死胎。尽量不用可能损害肝脏的镇静药及麻醉药，尤其在合并妊高征时更应谨慎。

4. 预防感染产时严格消毒外，可并用广谱抗生素预防产道及肠道中细菌扩散，一旦发生内源性感染，可诱发肝昏迷甚至直接致死。

5. 防止产后出血当有血小板下降或凝血因子减少时，宜及早补充。

（二）妊娠合并急性重症肝炎的处理

1. 一般治疗　在昏迷前期应禁食蛋白，保持大便通畅，以减少氨及毒素的吸收。

2. 药物治疗

（1）维生素：给予多种维生素的同时给予大量葡萄糖，每日200～300g。

（2）高血糖素-胰岛素联合疗法：高血糖素1～2mg加胰岛素4～8U，溶于5010葡萄糖250ml，静脉滴注，每日1次。可减少肝细胞坏死，促进肝细胞再生。

（3）降氨药物：重症肝炎时蛋白质代谢异常，出现高血氨、高血胺及高芳香类氨基酸。控制血氨的传统办法除限制蛋白质摄入，每日<0.5 g／kg，增加糖类，保持大便通畅，减少氨及毒素的吸收之外，可口服新霉素抑制大肠杆菌，减少游离氨及其毒性物质的形成。如出现肝昏迷前驱症状或发生肝昏迷时，每日静脉滴注谷氨酸钠或钾盐23～46g，精氨酸25～50g，或1-氨酪酸2～6g。左旋多巴开始以0.1g静脉滴注，以后每12小时增加0.05g，直至神志明显好转再逐渐减量。近年来，主张用支链氨基酸，将此注射液250ml加于等量葡萄糖液中，缓慢静脉滴注，每日1次，10～15天为一疗程。因其能调整血清氨基酸比值，使昏迷清醒。

（4）脱水剂：可选用20%甘露醇200ml，快速静脉滴注，每6～8小时1次。并酌情应用皮质激素，如地塞米松等。

（5）肝素：DIC是重症肝炎的致死原因之一，应积极处理肝炎，防止DIC的发生。若合并DIC，需用肝素治疗，量宜小而不宜大，还应补充新鲜血。但临产期和产后12小时内不宜应用肝素，以免发生创面大出血。

（三）产科处理

上述药物治疗同时，应及时进行产科处理。

1. 妊娠早期　急性肝炎因是轻症，故经保肝治疗后，可继续妊娠。慢性活动性肝炎患者，妊娠后肝脏负担加重，可使病情急性发作，对母婴均有威胁，故宜适当治疗后行人工流产。

2. 中、晚期妊娠　中、晚期妊娠发病者的处理尚有争论。多数学者认为，创伤与出血将增加肝脏负担，不主张人工终止妊娠，因可加重肝脏负担，而主张积极给予保守治疗，待足月时引产或等待自然分娩。如经治疗后病情继续恶化，则应终止妊娠，分娩方式根据产程进展情况而定，短时间内分娩能顺利结束的宜阴道分娩，否则以剖宫产手术为宜。因为产程长、体力消耗大必将增加肝脏负担，熟练轻巧的剖宫产术能较快地结束分娩，相对减轻了肝脏负担。术时用局麻或硬膜外麻醉，术后严禁使用任何镇痛药。分娩后常因肝损害加剧致DIC及肝肾综合征出现，故应限制入水量，一般采用500~700ml加前一天的尿量作为当天补液量；给予20%甘露醇250ml静脉滴注，若尿量>40~60ml／h，6~8小时后再予使用。继续给予支持疗法，特别是人体白蛋白，选用对肝脏无损害的抗生素，兼用清热解毒利湿的中药。

尽量避免人为干预终止妊娠，以免手术操作或药物对肝脏的影响。晚期妊娠时应加强孕期监护，行胎动计数、NST等检查。积极防治妊高征，不宜达到延期或过期妊娠，适时终止妊娠。

3. 分娩期　做好分娩出血的预防工作，可提前用止血芳酸、止血敏、维生素K、纤维蛋白原等。分娩方式可根据产科情况而决定。乙肝产妇，新生儿娩出24小时后，应肌内注射高效价乙肝免疫球蛋白或乙肝疫苗，母婴应隔离，不用母乳喂养。

4. 产褥期及对新生儿的处理　选用对肝脏损害较少的抗生素预防感染，如氨苄青霉素、先锋霉素，避免使用四环素及红霉素。乙肝患者不宜给新生儿哺乳，一是耗损体力不利恢复，二是可经乳汁垂直传递给新生儿。回乳时可用皮硝包敷乳房，或服用炒麦芽，避免使用雌激素。新生儿于24小时内接受乙肝疫苗，肌内注射30μg，一个月时注射20μg，半岁时注射10μg。

九、预防

（一）妊娠期应注意预防病毒性肝炎

妊娠期患病毒性肝炎会加重病情，而且会影响胎儿及新生儿，故在妊娠期应注意预防病毒性肝炎。预防方法如下：

（1）注意营养，讲究卫生，特别是个人卫生和饮食卫生，避免与肝炎患者及病毒携带者接触。

（2）预防甲型肝炎，可注射甲型肝炎疫苗或丙种球蛋白。

（3）预防乙型肝炎，可注射乙型肝炎免疫球蛋白（HBIG）及乙型肝炎疫苗。

（二）肝炎未完全恢复前应避孕

对肝炎患者未完全恢复前应避孕，以免因妊娠而加重病情。

（三）母婴传播的预防

由于新生儿免疫功能尚未完善，感染乙型肝炎病毒后绝大多数成为慢性携带者。这是我国人群中慢性携带者的主要来源。因此，预防母婴传播非常重要。

预防方法：以HBIG及乙型肝炎疫苗联合应用效果最好。HBsAg阳性，特别是HBeAg也阳性的母亲，其婴儿出生后立即注射HBIG，以后注射乙型肝炎疫苗，每月1

次，共注射3次。

有报道，HBsAg及HBeAg均为阳性的母亲，其婴儿HBsAg阳性率：单用疫苗组
23.7%；HBIG及疫苗联合应用组5.3%；对照组90%。说明HBIG及乙型肝炎疫苗联合
应用效果最好。

第十四节　妊娠合并糖尿病

妊娠合并糖尿病包括两种情况：即妊娠前已有糖尿病和妊娠期后才发生或首次发
现的糖尿病。后者又称妊娠期糖尿病（gestational diabetes mellitus，GDM）。糖尿病合
并妊娠者不足20%，糖尿病孕妇中80%为GDM。GDM多数可在产后恢复，但仍有33.3%
的患者于产后5～10年转为糖尿病，对此应予以重视。妊娠期糖尿病的诊断为妇女提供
了一次检出糖尿病危险人群的机会。妊娠合并糖尿病对母儿均有较大危害，必须引起重
视。

一、妊娠对糖尿病的影响

（一）糖尿病的发生或加重

由于隐性糖尿病孕期病情常加重，无糖尿病者妊娠期可能发展为CDM，且产后糖
代谢紊乱又恢复正常，所以有人认为，妊娠本身具有促进糖尿病形成的作用；也有人指
出，糖尿病本身是一进展性疾病，如果产后病情加重不一定就是妊娠所致结果，可能系
病情自然发展。

（二）周密地调整胰岛素用量

妊娠的不同时期对糖尿病的影响不同。妊娠早期由于空腹血糖较非孕期为低，加
之早孕期恶心、呕吐的存在，应用胰岛素治疗的糖尿病孕妇如果未及时调整胰岛素用
量，部分患者可能会出现低血糖，严重者甚至导致饥饿性酮症酸中毒、低血糖性昏迷。
早孕期胰岛素用量与非孕期相比减少、相同或增加者各占1／3人数左右，说明糖尿病病
情复杂多变，处理必须个体化。随着妊娠进展，胰岛素拮抗作用增强，胰岛素用量需要
不断增加，否则血糖就会升高。

（三）易出现低血糖和酮症酸中毒

妊娠是一种加速的饥饿状态，母体除本身消耗葡萄糖外，尚须供应胎儿所需葡萄
糖，若摄入不足则脂肪分解增加，因而妊娠早期呕吐、进食减少时易出现低血糖和饥饿
性酮症酸中毒。妊娠中、晚期胰岛素拮抗激素分泌增多及胰岛素降解加速，使糖尿病患
者胰岛素需要量增多，若胰岛素用量不足、血糖控制不好，易出现糖尿病酮症酸中毒。

分娩后胎盘排出，多种胰岛素拮抗因素迅速消失，孕妇对胰岛素敏感性突然增加，若胰岛素用量未及时减少，则易发生低血糖症。

（四）糖尿病并发症

病情恶化糖尿病合并其他脏器受累时如糖尿病合并肾病、视网膜病变等，妊娠是否能促使糖尿病病情恶化的问题，争议较多，以往多数学者认为，妊娠使上述糖尿病患者病情恶化，主张不宜妊娠。近年来，许多研究资料表明，糖尿病F、R期患者妊娠期经过严格控制血糖，加强监测，母儿预后较好，认为不再是妊娠的禁忌证。

1. 对糖尿病肾病的影响　目前尚未明确妊娠是否会使隐匿性肾病加速变为显性肾病，但认为如能严格控制血糖及适当处理妊娠，并不会使显性肾病加速进展为终末期肾病。显性肾病患者由于有血管病变，子宫胎盘灌注减少，胎儿宫内生长迟缓，胎儿窘迫及母体妊娠高血压综合征发生率均增高，并常由于母体或胎儿原因而需要提前分娩。糖尿病肾病伴肾功能减退者不宜妊娠。

2. 对糖尿病视网膜病变的影响　目前认为，糖尿病妇女妊娠期间出现的非增生性或增生性视网膜病变一般是可逆的，可能于产后消退，但仍应按常规指征进行光凝治疗。良好的预后与血糖控制及密切随访有关。糖尿病视网膜病变患者如果血糖不迅速得到严格控制，往往会出现视网膜病变恶化，因而主张于6~8个月内使血糖慢慢正常化，然后再受孕。但是，如果糖尿病视网膜病变患者已合并妊娠，仍主张尽快使血糖正常化，同时密切观察视网膜状态，必要时积极治疗。

3. 合并缺血性心脏病的糖尿病妇女　有报道，母亲围产期病死率高达50%~67%，因而不主张妊娠，一旦受孕，应终止妊娠。

4. 合并高血压的糖尿病妇女　随着妊娠进展，血压增高，不利于糖尿病肾病及视网膜病变，先兆子痫发生率增高，胎儿死亡率也增高。尽管目前母婴预后已明显改善，但是对于有高血压的糖尿病妇女是否适宜妊娠仍需事先做全面考虑。

二、糖尿病对围产儿的影响

（一）巨大儿的发生率增高

糖尿病孕妇血中的葡萄糖值高，葡萄糖容易通过胎盘进入胎儿血循环，而胰岛素不能通过胎盘，致使胎儿长期处于高血糖状态，刺激胎儿胰岛B细胞数目增多，产生较多量的胰岛素，活化氨基酸转移系统，促进蛋白质和脂肪合成，抑制脂解作用，使胎儿全身脂肪聚集增多，脏器增大，导致胎儿巨大。

研究表明，尽早控制孕期血糖，即妊娠32~36周前将血糖控制在正常范围，可使巨大胎儿发生降至正常妊娠水平。但也有极少数学者报道，即使将血糖控制至正常范围，糖尿病组巨大胎儿发生率仍高于正常孕妇，并推测可能与以下三种因素有关。

1. 除血糖外，其他物质如氨基酸、脂肪均可刺激胎儿胰岛细胞，引起胰岛素过度分泌，进而促进胎儿宫内增长发育，而发生巨大胎儿。

2. 目前所制定的所谓血糖正常的界值仍偏高。

3. 血糖监测次数少，未能及时发现孕妇高血糖。

（二）畸形胎儿的发生率增高

糖尿病合并妊娠时的畸胎率为正常孕妇的2~3倍。发生原因尚不清楚，可能与妊娠早期（特别是妊娠7周以前）的高血糖有关，也可能与治疗糖尿病的药物（如D860、格列甲嗪、格列齐特、格列本脲等）有关，但至今尚缺乏足够的证据。畸形胎儿包括心血管、中枢神经、骨骼、胃肠道等系统的畸形。

胎儿畸形的发生机制探讨：国外学者进行了大量动物试验，试验表明，糖尿病时高血糖及酮体均影响胚胎形态发育，而且二者在动物致畸方面具有协同作用。虽其具体致畸机制仍不十分明确，但有如下一些实验结果的报道。

Mill等报道，妊娠9周（即受精7周）胎儿畸形已形成，说明受孕后最初几周（一般4~8周）是胚胎发育的关键时期，该阶段孕妇高血糖可致严重结构畸形发生，而胚胎晚期及胎儿发育早期阶段血糖升高仅伴有轻度先天畸形。

Pinter发现高血糖可引起胚胎卵黄囊损害，影响营养物质传递。

动物实验发现血糖水平过高，使生长介质抑制因子产生增加，花生四烯酸功能异常。鼠胚胎在高血糖环境中培养，表现生长抑制及结构畸形，可能与花生四烯酸和肌醇下降及山梨醇累积有关，高血糖使线粒体电子转移增多，游离氧产生增多，这种高化学反应因子使天然脂化物过氧化增强，导致水过氧化形成，抑制PCl2合成，从而改变了TXA2和PGl2的平衡，使胎儿发育的内环境恶化。

早孕期HbAlc测定表明，HbAlc升高常与胎儿畸形发生密切相关；从HbAlc测定发现，HbAlc>8.5%（早孕期）畸形率增加。因HbAlc可反映4~8周的血糖情况，说明患者在早孕阶段血糖控制不良。1993年，Shield等临床观察表明，HbAlc在正常范围时无畸形发生，但与以往研究结果不同的是，未发现用于准确预测先天畸形发生的HbAlc界值。

目前，随着孕前咨询的开展，显性糖尿病患者孕前将血糖控制正常后再妊娠，维持早孕血糖在正常范围，先天性畸形率明显下降至1.2%~1.4%。由于妊娠期糖尿病糖代谢异常主要发生在妊娠中晚期，此时胎儿器官发育已完成，所以不增加胎儿畸形发生。

（三）死胎的发生率增高

糖尿病孕妇若伴有严重血管性病变或产科并发症（如重度妊娠高血压综合征等），影响胎盘血供可致死胎。预防死胎需加强在妊娠期间对糖尿病的治疗，以及对胎儿健康状况的系统监测。由于死胎多数发生在妊娠36周以后。故应在妊娠35周时住院，在严密监护下待产。根据胎儿肺成熟度、胎盘功能等综合分析，通常以妊娠37周时终止妊娠为宜。若在待产过程中出现胎儿宫内窘迫征象，则应立即终止妊娠。

（四）新生儿低血糖的发生率增高

新生儿脱离母体高血糖环境，而胎儿胰岛B细胞增生，引起胰岛素分泌过多，使新生儿发生低血糖。低血糖可使新生儿脑神经组织受到损伤，甚至死亡。

（五）新生儿呼吸窘迫综合征的发生率增高

糖尿病孕妇娩出的新生儿患呼吸窘迫综合征比正常孕妇娩出的新生儿高5～10倍，是新生儿死亡的主要原因。孕妇血糖增高，导致胎儿高胰岛素血症。高胰岛素有拮抗肾上腺皮质激素的促胎儿肺成熟的作用，高胰岛素血症影响胎儿肺泡表面活性物质的形成，而致表面活性物质减少，加之常在妊娠37周左右引产或剖宫产，均是导致新生儿发生呼吸窘迫综合征的重要因素。

（六）新生儿红细胞增多症

糖尿病孕妇的新生儿红细胞增多症的发生率为15%～40%，发生率的差别与孕龄、分娩方式及脐带钳夹时间有关。

正常新生儿出生时的血容量受脐带结扎前胎盘血流量的影响，在分娩期的胎盘循环中有75～125ml血液，娩出后15秒钟内胎盘血中25%流入新生儿，1分钟时达50%，如果胎儿娩出时，将胎儿位置低于胎盘且数分钟后钳夹脐带，能使新生儿血容量增加40%～60%。脐血的血红蛋白浓度为160～190g／L，出生后数小时由于液体转移，使血浆量减少。血红蛋白浓度升高，红细胞压积也升高，但正常新生儿的红细胞压积<65%。

糖尿病新生儿红细胞增多症发生原因与糖尿病的微血管病变有关。由于胎盘血流量低，血黏度升高，血流缓慢，胎儿慢性缺氧使红细胞生成素产生增多。刺激骨髓外造血，肝脏造血功能亢进，使红细胞增多，红细胞增多症对新生儿的危害较多，临床表现如下。

（1）形成静脉血栓，多见于肾、肾上腺和肺组织。

（2）发生高胆红素血症。

（3）血流淤滞，血小板集聚而消耗，血小板减少，发生出血倾向。

（七）高胆红素血症

胆红素生成过多和（或）胆红素排泄障碍可出现高胆红素血症，糖尿病孕妇的新生儿发生高胆红素血症与上述两种因素均有关系。糖尿病孕妇新生儿的红细胞增多症发生率高，红细胞破坏增多，胆红素形成增多。新生儿低血糖可使肝脏与胆红素结合减少，未结合胆红素（间接胆红素）进入肝肠循环，而不经胆汁或肾排泄，使大量胆红素蓄积。

高胆红素血症时，胆红素沉积在基底神经节和脑干诸核，发生核黄疸引起脑损伤，成活者可在儿童期出现智力迟钝或眼、耳并发症。

三、诊断

原有糖尿病患者，一般于妊娠前糖尿病已经确诊或有典型的糖尿病三多一少症状，孕期容易确诊。但GDM孕妇常无明显症状，空腹血糖有时可能正常，容易造成漏诊，延误治疗。由于围生儿并发症发生率及死亡率增高，应作为诊断重点。

（一）诊断糖尿病的新标准

1999年10月，国际华夏内分泌大会对糖尿病诊断标准提出新建议。其主要改变是降低空腹血糖的诊断值，空腹血糖（血浆）由原来的7.8mmol／L（140mg／dl）降至7.0mmol／L（126mg／dl）。6.1mmol／L<空腹血糖值在<7.0mmol／L的患者称"空腹血糖异常"，其意义在于使医师从旧诊断标准的"正常人"中找到一些可能具有或将会发生高血压、高血脂、血管硬化的患者，以警惕并预防糖尿病及其心脑血管并发症的发生。

（二）GDM的诊断

显性糖尿病合并妊娠者根据临床症状（多饮、多食、多尿），口服葡萄糖耐量试验即可明确诊断。妊娠期才出现或发现的糖尿病常无明显临床症状，而其对妊娠、胎儿、新生儿的危害却与显性糖尿病无异，因此及早发现、及时处理这类患者更是围产医学的重点课题。孕妇除非有显著的高血糖伴急性代谢失偿或有明显的症状，否则确诊糖尿病还需隔日再测一次血糖，所有空腹血糖高于正常的人，需做口服25g葡萄糖耐量试验。

四、妊娠合并糖尿病分期

糖尿病的严重程度按white分级：

A级：妊娠前已有糖耐量异常，仅需饮食控制，年龄及病程不限。

B级：妊娠前已用胰岛素治疗，发病年龄≥20岁，病程<10年。

C级：发病年龄10～20岁，或病程10～20年。

D级：发病年龄<10岁，或病程>20年，或伴慢性高血压，或良性背景性视网膜病变，有微血管瘤或小出血点。

E级：有盆腔血管钙化症。

F级：糖尿病性肾病，有蛋白尿。

H级：有冠状动脉病变。

R级：有增生性视网膜病变。

RF级：肾病合并视网膜病变。

五、鉴别诊断

1. 甲状腺功能亢进　由于肝糖原分解增多，肠道吸收糖类加速，引起暂时性高血糖。或因加重胰岛负担而诱发糖尿病，但甲状腺功能异常。

2. 皮质醇增多症（库欣综合征）　肾上腺皮质激素可促进糖原异生，抑制己糖磷酸激酶和对抗胰岛素，使糖耐量异常。

3. 肥胖症　脂肪细胞肥大使单位面积细胞膜上胰岛素受体数减少，对胰岛素亲和力下降，敏感性降低，使胰岛需分泌更多的胰岛素，久而久之，胰岛功能损害，出现糖耐量异常。

4. 肝脏疾病　胰岛素的40%～50%在肝脏降解，糖原异生及储备在肝脏，肝功能减退时可发生糖代谢紊乱。

5. 肾脏疾病　肾小管对葡萄糖的重吸收功能障碍可发生肾性糖尿。

6. 感染、失血等　应激状态使肾上腺皮质激素分泌增多时可对抗胰岛素作用，使血糖升高，但也只是暂时现象。

六、治疗

（一）治疗原则

1. 糖尿病妇女在下列情况下禁忌妊娠，一旦受孕，应及时终止

（1）严重糖尿病肾病伴肾功能减退。

（2）晚期缺血性心脏病。

（3）增生性视网膜病治疗效果不好。

（4）年龄较大的妇女。

（5）年龄小于20岁的妇女。

（6）血糖控制极差，即糖化血红蛋白（HbA_1）>12%，或HbA_{1c}>10%。

（7）妊娠早期患酮症酸中毒。

2. 要求生育的糖尿病妇女应接受孕前咨询

（1）了解糖尿病对妊娠的影响、妊娠对糖尿病及其并发症的影响、妊娠禁忌证等。

（2）全面检查，对血压、心、肾、视网膜等情况进行评价，以决定是否适宜妊娠。

（3）尽可能严格控制血糖至正常或接近正常，同时避免低血糖，要求空腹血糖<5.6mmol／L（100mg／dl），餐后2小时血糖<8.0mmol／L（145 mg／dl），HbA_{1c}接近正常上限，即<6%。

（4）指导采取避孕措施至达到上述控制要求2个月后才可受孕。

（5）对存在的糖尿病并发症进行相应治疗。

3. 妊娠期间应在医生指导下，严格控制血糖，达到上述要求。为此，孕妇须密切配合，自我监测，每日查4段4次尿糖及酮体，尽可能自备血糖仪，自己监测血糖，按需要测定三餐前及餐后2小时血糖。

4. 产前首次就诊应做全面检查，包括了解心、肾、眼科情况等。妊娠早、中期每2周1次，28周后每周1次复诊，进行常规产前检查，尽可能至妊娠足月（40周）才分娩。近年来，仅通过门诊处理也可得到良好母婴预后。产前住院指征包括先兆子痫、羊膜早破及早产等，妊娠期间任何时候若血糖控制不佳均应住院治疗。

（二）妊娠合并糖尿病的母、儿监护

患者应在有经验的产科、内分泌和儿科医师共同监护下度过妊娠期及分娩期。

1. 母体监护

（1）妊娠前

1）血糖控制受孕后最初几周是胚胎发育的关键时期，该阶段孕妇高血糖可致胎儿发生严重结构畸形。孕前已确诊糖尿病的妇女在计划妊娠前应进行血糖控制，确保孕前及孕早期血糖正常。

2）检测血压、眼底及心肾功能血压≥20／13kPa（150／100mmHg）、眼底检查有增生性视网膜病变、心电图示冠状动脉硬化、肾功能减退等患者均不宜妊娠，如已妊娠应早日终止妊娠并落实绝育措施。

（2）早孕反应：呕吐严重者容易产生低血糖及尿酮症，可影响胎儿脑发育和智力，应每日空腹测尿酮体以调节热能摄入。

（3）对允许继续妊娠的糖尿病患者：应在高危妊娠门诊检查与随访，孕28周前每月检查1次，孕28周以后每2周检查1次，每次均应做尿糖、尿酮体、尿蛋白及血压、体重的测定。

（4）孕期严格的血糖控制

1）饮食：由于妊娠期孕妇除自身需要能量外尚需满足胎儿宫内生长发育，所以，糖尿病孕妇每日热能摄入不宜限制过严。高蛋白、高维生素饮食，每日摄入热能125.6～146.5kj／kg，其中，糖类250g／d左右，蛋白质100g／d［1.5～2.0g／（kg·d）］，尽可能使血糖保持相对稳定，全日食物最好分4～6次进餐，睡前必须进食1次，以避免午夜或清晨出现低血糖。如单纯饮食控制能达到空腹血糖3.3～5.0mmol／L（60～90mg／dl），三餐前血糖为3.3～5.8mmol／L（60～105mg／dl），餐后2小时为4.4～6.7mmol／L（79～120mg／dl）而无饥饿感较为理想。否则需要用药物治疗。同时，为了避免低血糖发生，以4.00mmol／L作为孕妇餐后血糖的低限。

2）药物治疗：不用磺脲类降糖药，因其可通过胎盘导致胎儿胰岛素分泌过多，致使胎儿低血糖死亡，亦有致畸报道。故多采用胰岛素治疗，剂量应根据血糖值确定。血糖控制标准为：0点和三餐前血糖值≤5.6mmol／L（100mg／dl），三餐后1小时≤7.8mmol／L（140mg／dl），2小时≤6.7mmol／L（120mg／dl）。药物治疗时应注意防止低血糖或酮症酸中毒。若发生酮症酸中毒，现主张应用小剂量治疗法，首次剂量0.1U／kg静脉滴注，直至酸中毒纠正（血pH>7.34），尿酮体转阴。如小剂量治疗2小时血糖仍无变化，可增大剂量。

2. 胎儿监护

（1）胎儿生长监测：可通过B型超声波、宫高、腹围等定期检查了解发育情况，并应排除大体畸形。孕期检查计划一般安排为：

1）8～10孕周：B超测胎儿顶臀长度。

2）16孕周：糖尿病合并妊娠时胎儿畸形中神经管畸形居第二位，孕期甲胎球蛋白（AFP）测定可用于筛查开放性神经管畸形儿。

3）8～22孕周：用高分辨率B型超声波排除胎儿致命性畸形，如发现畸形应进行中孕期引产。

4）24～32周：测胎儿生长发育指标。

5）孕晚期：应3～4周复查一次B超，监测胎儿发育情况及时发现羊水过多。

6）28孕周：自计胎动。

7）34孕周：行NST，每周2次；BPS（生物物理评分）每周1次。

8）36孕周：评价胎儿体重。

9）羊水穿刺：血糖控制不良患者应在33周前分娩。

（2）胎儿超声心动检查：糖尿病孕妇胎儿畸形发生率高而且先天性心脏病居首位，有条件的医院应对胎儿行超声心动检查，及时发现胎儿先天性心脏病。

3. 胎儿–胎盘功能监测

（1）尿雌三醇水平（E_3）：<34孕周每周测1次，34～35孕周每周2次，>36孕周，每周3次。尿雌激素水平动态测定可及时发现胎盘功能下降，< 35mmol／h（10mg／24h）或比原水平下降>35%提示胎盘功能减退，有胎死宫内的可能。

（2）尿E_3／肌酐（E／C）比值：<10为危险值（正常>15）。血HPL及E_2测定：连续动态观察可判定胎盘功能变化。

（3）胎心监护（NST、CST、BPS）：自孕32周开始每周一次无激惹试验（NST），孕36周起每周二次，若NST无反应，应进一步行OCT，评分降低时说明胎儿危险。

（4）脐动脉血流测定：孕晚期利用多普勒超声测定胎儿脐动脉血流速波，也可反映胎儿宫内情况。

（5）胎肺成熟监护：为了防止胎儿肺不成熟，妊娠合并糖尿病患者在计划终止妊娠前1～2周，应羊膜腔穿刺抽取羊水进行胎儿肺成熟度分析是较为可靠的方法。并查AFCP或AFI判定有无胎儿高胰岛素血症，同时注入地塞米松10mg促进肺成熟。由于静脉或肌内注射地塞米松后易引起孕妇血糖升高，在促胎儿肺成熟时不宜用静脉或肌内注射方法给药。文献报道，羊水卵磷脂／鞘磷脂（L／S）>2仍有少部分胎儿肺不成熟，而羊水磷脂酰甘油（PG）阳性者，几乎无RDS发生，所以有条件医院应测定羊水中PC来判断胎儿成熟情况。目前，有学者认为如果孕周准确，而且孕期血糖控制好，妊娠38周以后终止妊娠者不必再行羊膜腔穿刺。

（三）分娩期管理

1. 分娩时间选择　应根据胎儿大小、成熟程度、胎盘功能和孕妇血糖控制及并发症情况综合考虑终止妊娠时间,力求使胎儿达到最大成熟度而又避免胎死宫内。妊娠35周前早产儿死亡率较高,而妊娠38周后胎死宫内的发生率又逐渐增加,故主张选择36~38周终止妊娠。出现以下情况考虑随时终止妊娠:①严重妊高征,特别是发生子痫者;②酮症酸中毒治疗效果不佳时;③严重肝肾损害、增生性视网膜病变、动脉硬化性心脏病;④严重感染;⑤孕妇重度营养不良;⑥重度胎儿发育迟缓;⑦严重胎儿畸形或重度羊水过多;⑧胎盘功能不良或胎儿处境危险。

2. 分娩方式的选择 糖尿病本身不是剖宫产指征,有巨大儿、胎盘功能不良、糖尿病病情重、胎位异常或其他产科指征者,应行剖宫产。术前3小时需停用胰岛素,以防新生儿发生低血糖。

（四）终止妊娠过程中注意事项

1. 促胎肺成熟 引产或剖宫产前遵医嘱应用地塞米松,以减少新生儿呼吸窘迫综合征的发生。

2. 防止低血糖 产程中遵医嘱应用葡萄糖与胰岛素,防止低血糖的发生。

3. 密切观察产程 阴道分娩时严密观察宫缩与胎心,避免产程过长导致胎儿缺氧与产妇发生酮症酸中毒。

4. 预防产后出血 遵医嘱于胎肩娩出时肌内注射缩宫素。

5. 预防感染 保持腹部及会阴部伤口清洁干燥。遵医嘱继续应用抗生素,适当推迟伤口拆线时间。

6. 遵医嘱 及时调整胰岛素用量:胎盘娩出后抗胰岛素物质急剧下降,产后24小时内胰岛素用原量的1/2,第二天用原量的2/3,并根据空腹血糖值调整用量。胰岛素的用量一般在产后1~2周逐渐恢复至孕前水平。

7. 新生儿护理 无论体重大小均按早产儿处理。同时注意预防新生儿低血糖,出生后30分钟开始定时滴服25%葡萄糖液,多数新生儿在产后6小时内血糖恢复至正常值。

（五）产褥期

使产妇保持愉快心情,鼓励母乳喂养,继续预防感染,指导产妇按时接受内科与产科复查,根据检查结果对其糖尿病情况进行重新评价,并在医生指导下适当调整糖尿病的治疗方案。

七、糖尿病妇女的避孕问题

糖尿病妇女避孕具有特殊重要意义。血糖控制不好时,卵母细胞成熟和胚胎发育前的损伤可能与自发性流产发生率增高有关,而妊娠2~8周(器官形成期)的损伤则与胎儿先天畸形之间存在着密切关系。因此,糖尿病妇女必须在达到良好代谢控制以后才能受孕。

糖尿病患者避孕方法与一般人群相同。屏障方法（阴道隔膜或避孕套）不影响糖代谢，但失败率较高。糖尿病妇女常常有排卵和月经紊乱，采用安全期避孕比较困难。一般认为，宫内避孕装置有效，但也有报道，糖尿病妇女宫内避孕装置效果降低，而且由于糖尿病妇女易发生感染和盆腔炎症，因而未怀孕过的妇女不宜采用。口服避孕药对年轻、不吸烟的妇女仍较安全有效，其绝对禁忌证与非糖尿病患者相同，包括雌激素依赖的肿瘤、血栓栓塞性疾病或血栓性静脉炎、冠心病、脑血管疾病、严重肝病、原因不明的阴道流血、年龄超过35岁的吸烟妇女及先天性高脂血症等。口服避孕药有可能使糖、脂代谢情况恶化，需密切观察，必要时调整胰岛素剂量和（或）用药方案。

八、预后

妊娠合并糖尿病属高危妊娠。自胰岛素问世以来，围生儿病死率已由60%左右下降至3%。但由于孕妇糖尿病的临床过程较复杂，至今母婴病死率仍较高。本病预后与White分级有一定联系：H级孕妇及胎儿危险均大，故不应妊娠；R级孕期可有致盲危险；F级胎儿死亡率高，婴儿存活者智力较低及有运动障碍者较多，产妇分娩后糖尿病性肾病可能恶化加速；A~R级可选择适当的时机妊娠。此外，分娩时间与预后也有一定的关系。

第十五节　妊娠合并甲状腺功能亢进

甲状腺功能亢进（简称甲亢）是指甲状腺激素增多，造成机体的神经、循环及消化等系统兴奋性增高、代谢亢进的内分泌疾病。妊娠合并甲亢者并不多见，发生率国内报道为0.1~0.2%，属高危妊娠，一旦于妊娠、分娩时出现甲亢危象，可危及产妇生命。

一、甲状腺功能亢进症病理生理

甲状腺功能亢进症好发于育龄妇女，生育年龄妇女发病率比男性增大4倍，是一种常见的内分泌疾病，系甲状腺激素分泌过多所致，常表现为月经紊乱、减少或闭经，生育能力低下。合并妊娠者少见，不仅使孕妇并发症率增高，并且与胎、婴儿的发育密切相关。治疗上应全面顾及母体和胎儿的特殊情况，保证孕妇的安全和胎儿的发育，以及婴儿的正常成长。一旦妊娠、分娩出现危象时，需做紧急处理。

妊娠期甲亢大多数是Craves病（毒性弥散性甲状腺肿，Basedow病），这是一种主要由自身免疫和精神刺激引起，有弥散性甲状腺肿大和突眼症状。其他原因有急性或亚急性甲状腺炎、毒性结节性甲状腺肿和毒性腺瘤。Graves病的原因不清楚，可能与自体免疫紊乱有关，多发生在遗传学上易感的个体，有家族倾向，易发生在带有HLA-B8和HLA-DW3单倍基因者中。

二、妊娠对甲亢的影响

多数学者认为，妊娠可加重心脏负担，能使甲亢患者原有的心血管系统症状加重，甚至出现心力衰竭和甲亢危象。若能对妊娠期的甲亢及早确诊，并给以相应治疗，妊娠对甲亢并无严重威胁，有时还能观察到服用小剂量抗甲状腺药物，即能有效地控制病情，甚至停药之后也能维持病情的稳定。

三、甲亢对妊娠的影响

轻症或经治疗能控制的甲亢病例，通常对妊娠影响不大。重症或经治疗不能控制的甲亢病例，由于甲状腺激素分泌过多，产生多方面的影响，使神经、肌肉的兴奋性刺激增加，抑制垂体促性腺激素的作用，以及影响三羧酸循环的氧化磷酸化过程，能量不能以 ATP 的形式予以储存而消耗殆尽，故可引起流产、早产和死胎，妊高征、产时子宫收缩乏力、产后感染等的发生率也都相应增高。

四、临床表现

轻症甲亢及妊娠后首次发生的甲亢有时与正常妊娠时代谢亢进、易激动、脉搏快、生理性甲状腺肿大不易区别。妊娠早期恶心、呕吐、体重下降也有类似甲亢之处。当孕妇反复出现心悸、休息时心率超过100次／分、食欲旺盛但体重不能按孕周增加、脉压 >50mmHg、怕热多汗、皮肤潮红、腹泻等，应警惕本病的可能。查体可见皮温升高、突眼、手震颤、心律不齐、心界扩大、血 T_3、T_4 增高。

甲状腺危象是本病恶化时的严重症状，多发生于手术、妊娠分娩、感染以及各种应激时，孕产妇死亡率较高，必须紧急处理。表现为焦虑、烦躁、大汗淋漓、恶心、厌食、呕吐、腹泻、大量失水引起虚脱、休克甚至昏迷；体温 > 39℃、脉速 >140次／分甚至 >160次／分、脉压增大，常因房颤或房扑而病情危重；有时伴有心衰或肺水肿，偶有黄疸，血白细胞及游离 T_3、T_4 增高。

五、诊断

（一）病史

妊娠前有甲亢病史。

（二）临床表现

除有消瘦、疲乏、情绪激动、心悸、失眠、甲状腺肿大、突眼症等临床表现外，主要是根据实验室检查结果确诊。

（三）实验室及其他检查

1. 基础代谢率（BMR）处在30%以上。

2. 血清 TT_4 在130mg／L以上，TT_3 在2.3g／L以上。

3. 血清游离 FT 在7.4ng／L以上，FT_4 为20～40ng／L。

4. 甲状腺素结合球蛋白（TBG）在250μg／L以上。

六、鉴别诊断

妊娠期甲亢的鉴别诊断须考虑：正常妊娠妇女的高代谢综合征；神经官能症；单纯性甲状腺肿；自主性高功能甲状腺结节等。

七、治疗

治疗原则是既要控制甲亢发展，又要确保胎儿正常发育，安度妊娠期及分娩期。甲亢不是终止妊娠的适应证，病情轻者给予适量镇静剂，卧床休息，尽量少用抗甲状腺药物。除非伴甲亢性心脏病及高血压等重症病例，才考虑终止妊娠。

（一）支持疗法

同一般甲亢患者，但应更注意足够热量的摄取，尤其是蛋白质、维生素和矿物质的给予，以补充甲亢孕妇的消耗和胎儿发育的需要。

（二）抗甲状腺药物治疗

硫脲类药物阻断甲状腺激素合成，但不阻止激素分泌，用药后1周临床症状开始改善，4～6周甲状腺功能接近正常。

1. 丙硫氧嘧啶（PTU）　主要抑制甲状腺过氧化物酶所中介的酪氨酸的碘化及偶联，从而抑制甲状腺激素的生物合成。又可抑制外围组织中T_4向T_3转化，而且通过胎盘的能力相对较小，故应作为首选。开始可用中等剂量，即PTU200～300mg／d，分次口服，每月复查FT_4、FT_3和TSH水平，逐渐调整至最低剂量。妊娠中期可停药数周观察，然后酌情继续观察或恢复治疗。晚期用较低剂量，过量会使胎儿甲状腺肿大或功能低下，并影响脑和骨骼发育。出现甲低时即停药，改服甲状腺素。

不良反应：药物的不良反应有皮肤瘙痒、红疹、喉痛及发热等，严重反应为粒细胞减少，用量过大可抑制胎儿甲状腺，影响胎儿脑及骨骼发育等不良反应，还可引起胎儿甲状腺功能减退及甲状腺肿大。这类药物容易越过胎盘阻断胎儿甲状腺合成激素，胎儿甲状腺激素浓度下降；胎儿TSH分泌增加，刺激甲状腺肿大。但胎儿甲状腺肿大的形成不是单纯与丙硫氧嘧啶剂量呈正相关。有些孕妇虽服大剂量丙硫氧嘧啶，却生产正常婴孩，很可能是妊娠妇女虽接受抗甲状腺药物治疗，但仍有足够甲状腺激素通过胎盘防止胎儿甲状腺肿大的发生。

2. 咪唑类药物　如甲巯咪唑（他巴唑）亦有较好疗效，剂量为10～15mg／d，顿服。曾有过出现胎儿头皮发育异常的报道，但近年未再发现。卡比马唑（甲亢平）在体内水解游离甲巯咪唑而发挥作用，药效慢而持久，据临床观察，在疗效和不良反应方面均优于其他，但在甲状腺危象时不适用。

各种抗甲状腺药物（ATD）的药物反应大致相同，主要有：①白细胞减少，严重时出现粒细胞缺乏症，以甲巯咪唑最多，丙硫氧嘧啶最少，故应定期检查周围血象和白细胞分类；②药疹，多为轻型，剥脱性皮炎少见；③血清ALT升高，可加保肝药。

（三）放射性同位素碘治疗

列为绝对禁忌，因损伤胎儿甲状腺。

（四）β-受体阻滞剂

多数主张普萘洛尔不作为治疗孕妇甲亢的基本药，因β-肾上腺素能使子宫舒张，长期服用心得安将持续增加子宫肌张力，可引起胎盘过小及胎儿子宫内生长迟缓，对缺氧反应差，出生时抑郁及心动过缓和低血糖等。β-受体阻滞剂只宜用于严重病例如甲亢危象，或抗甲状腺药物未发挥效应前短期使用，但使用时间不应超过2～7天。

（五）分娩方式

应尽量争取阴道分娩，产程中适当应用镇静镇痛药物，并缩短第二产程，产后积极防治感染。有产科剖宫产指征应行剖宫产。手术时及术后应用麻醉剂，出血时应防止发生甲亢危象。

（六）孕妇合并甲状腺危象的抢救措施

1. 支持治疗　临床高度怀疑甲状腺危象时，应立即给予支持治疗。给患者吸氧，静脉补充液体及电解质。物理降温、镇静。可给予异丙嗪25～50mg加哌替啶25～50mg，肌内注射，1次／4～6h。持续心电监护，记录出入量。

2. 心血管异常的处理　心动过速应用普萘洛尔（心得安）1mg，静脉缓注，1次／5min或稀释于5%葡萄糖液中静脉滴注，1mg／min；或40～60mg／6h，口服。该药能阻断周围T_4转化为T_3，并阻碍儿茶酚胺释放，改善高热、震颤和躁动等。但能穿越胎盘，影响胎儿发育及对缺氧应激的耐受性，可能发生IUGR、低血糖和胎心缓慢等不良作用；故只宜在危象期间短时间应用，分娩期禁用。

对心力衰竭者治疗时要注意输液速度和血钾浓度，应用快速洋地黄要进行心电监护。在心衰控制后才能应用普萘洛尔，警惕该药有增加洋地黄毒性的作用。

3. ATD治疗　首选PTU（抑制T_4于外周转化为T_3）先用负荷量300～600mg，口服或经鼻饲管注入或直肠灌注。以后150～300mg，1次／6h。对PTU过敏者可应用相应剂量的MML。

4. 碘剂　具有立即抑制甲状腺素释放的作用，可在ATD给药后1～3小时给药，以避免合成的激素储存于腺体内。复方碘溶液30～60滴／日，分次滴服，或静脉滴注碘化钠液0.5g加入10%葡萄糖液，1次／12h。碘能通过胎盘，引起胎儿甲状腺肿大和功能减退，甚至新生儿死亡，故须在危象初步控制后停注。

5. 糖皮质激素　可阻断T_4向T_3转化，并可防止发生急性肾上腺皮质功能不全。在以上治疗不满意时可加用。氢化可的松100mg，静脉滴注，1次／8h；或地塞米松8mg或泼尼松60mg／日，分次给药。在病情控制后减量直至停药。

6. 诱因及并发症的治疗　及早应用广谱抗生素。有难产或胎盘早期剥离等情况时，快速结束分娩，必要时行剖宫产。

7. 监护　已达24~28周，须持续做胎儿心电监护。危象纠正后，仍需留院直至分娩或等心血管及代谢功能完全恢复正常后，才能出院。如胎儿持续心动过速并甲状腺肿大提示胎儿甲亢，此时可改用能穿越胎盘的MMI治疗。

8. 手术　患者分娩后应积极建议行次全甲状腺切除手术或先行^{131}I放射治疗。个别病例在孕24周前甲状腺功能已恢复正常，则建议继续妊娠并做手术治疗。

（七）新生儿甲亢的诊治

母亲有甲亢病史的新生儿，均应警惕母体甲状腺刺激性抗体穿过胎盘致新生儿甲亢。其发病率为1%。婴儿在出生时可没有甲亢，而是数天后才出现，其原因可能是刚出生时，对甲状腺刺激性抗体不敏感，或是来自母体抗甲状腺药物穿越胎盘阻断新生儿甲亢的表现。

新生儿甲亢表现为躁动不安、皮肤潮红、心动过速、体重增加缓慢或体重下降、食欲亢进、甲状腺肿大等。处理如下：

（1）轻症无须特殊处理，因该病多为自限性，3~10周内自行消退。

（2）中度至重度者用碘化物或抗甲状腺药物治疗，可用10% NaCl溶液，每日3次，每次1滴；甲巯咪唑每日0.5~1mg／kg或PTU每日5~10mg／kg。

（3）必要时用心得安每日2mg／kg，分3~4次口服。

胎儿甲亢，直接给孕妇抗甲状腺药物。

八、预防

1. 保持精神愉快，情绪稳定。

2. 产时缩短产程，注意血压、脉搏变化，使之精神放松。

3. 产后突眼加重者除增加药量外，必要时用放射治疗，保护角膜，防止损伤。

4. 对有甲状腺疾患家族史孕妇，妊娠期注意甲亢发生。

九、预后

甲亢不是终止妊娠的适应证，除非伴甲亢性心脏病以及高血压等重症病例，考虑终止妊娠。轻症和治疗后能较好控制的甲亢一般不影响妊娠；重症不易控制的甲亢患者，可引起流产、早产和死胎。伴妊高征或子宫收缩乏力时，能加重心血管系统症状，甚至出现心衰和甲亢危象。部分甲亢孕妇的新生儿有暂时性甲亢，出生后3~4周，新生儿甲亢消退。

第十六节 肺结核

全球结核病死亡率于20世纪初平均高达2.02%，1968年降至0.033%。我国上海结核病死亡率于新中国成立初期为2.08%，1982年为0.0701%。全国结核病的患病率1979年为7.17%，至1985年降至5.5%。1955年有报道，妊娠期活动性肺结核发病率为5.77%。随着有效的抗结核防治广泛应用，使结核病的死亡率、患病率以及妊娠期活动性肺结核明显降低，严重进展的肺结核已属少见。但由于我国肺结核（pulmonary tuberculosis）的死亡率、患病率比发达国家高，肺结核对孕妇及其子女均有不利影响，故应加以重视。

一、肺结核对妊娠的影响

妇女患肺结核，除非合并有生殖器结核，通常不影响受孕。非活动性肺结核或病变范围不大、健康肺组织尚能代偿、肺功能无改变者，对妊娠经过和胎儿发育无大影响。而活动性肺结核妇女妊娠，可致流产、胎儿感染、胎死宫内，尤其是已有肺功能不全者，妊娠分娩会加重其病情，甚至引起孕产妇死亡。围生儿死亡率高达30%～40%。结核病孕产妇在产前及产时均可将结核菌传染给胎儿，引起围生期感染。

二、妊娠对肺结核的影响

有关妊娠对结核新的看法已有过数次改变。

（一）妊娠有利于肺结核的观点

最初认为妊娠有利于肺结核，因为子宫增大，横膈上升，压迫胸腔有利于空洞愈合，结核预后改善。有学者认为，妊娠期新陈代谢增加，胎盘产生大量激素，同时随着宫体的增大，宫底随着妊娠月份的增加而增高，使膈肌升高，均有利于肺结核病的稳定和恢复。

（二）妊娠对肺结核无明显影响

19世纪，认为妊娠对肺结核有不利的影响。直至1953年，通过对妊娠与未孕妇女的对照研究，看到妊娠及分娩对结核无不利的影响；Macato等（1989）也报道妊娠不改变结核病的性质。

（三）妊娠不利于肺结核的观点

我国毕瑶等（1995）报道，分娩诱发了7例急性粟粒型肺结核，这与妊娠期肺结核的严重程度及诊断是否及时、是否有足够的治疗有关。过去多报道产后一年结核常易复发或病情可有恶化，可能与产后急剧的激素变化、细胞免疫的改变、横膈下降、营养消耗及睡眠不足有关。目前，由于有效的化疗药物使结核预后明显改进，孕期、产后其预后基本与未孕同龄妇女相同。Hawadeh等（1992）提出没有任何母儿指征因为患有结核需终止妊娠。有学者认为，早期妊娠合并肺结核出现恶心、呕吐和食欲不振影响孕妇营养，肺结核患者妊娠时能量消耗增加，分娩时体力消耗亦增加，产后腹压骤然降低，膈肌下降，可使活动肺结核发生的危险性增加。

三、临床表现

（一）病史

常有孕前肺结核病史或孕前肺结核密切接触史。

（二）症状

大多有低热，全身不适，疲倦乏力，消瘦，盗汗，食欲减退等全身症状，以及明显的呼吸道症状，如咳嗽、咯血、胸痛等。

（三）体征

肺部听诊可闻及湿性啰音。

四、实验室及其他检查

（一）痰涂片或培养检查结核菌

痰中找到结核菌是确诊肺结核的主要依据，无痰或儿童不会咳痰，可采用清晨的胃洗涤液查找结核菌，成人可用纤维支气管镜刷检或在冲洗液中查找，痰涂片找到结核菌或培养有结核菌生长是诊断结核菌感染的精确指标。痰菌量较少（<1万／ml），可用集菌法，培养法更精确，除能了解结核菌有无生长繁殖能力，并可能做药敏感试验和菌型鉴定，且可进一步做药敏试验指导治疗。

（二）X线检查

若有症状且结核菌素试验由阴性变为阳性，应拍胸片。肺部X线检查不但可早期发现肺结核，而且可对病灶部位、范围、性质、发展情况和治疗效果做出判断，对决定治疗方案很有帮助。检查时注意遮挡腹部。肺结核常见的X线表现如下：

1. 纤维钙化的硬结病灶。
2. 浸润性病灶。
3. 干酪性病灶。
4. 空洞。

病变有进展或好转，或有浸润、干酪样变和空洞形成，痰菌阳性均属于活动性病变。条索状、结节状病变经一定时期观察稳定不变，或已形成纤维硬结，痰菌阴性，属于非活动性病灶。

（三）结核菌素试验

1. 方法　旧结核菌素（old tuberculin，OT）是从生长过结核菌的液体培养基中提炼出来的结核菌代谢产物，主要含有结核蛋白。结核菌素的纯蛋白衍生物（purified protein derivative，PPD）更为精纯，不产生非特异性反应。

2. 结果判断　在健康人群中做普查时，常用0.1ml 1：2000的OT稀释液（5TU），在左前臂屈侧做皮内注射。经48～72小时测量皮肤硬结直径：<5mm为阴性反应（－）；5～9mm为弱阳性反应（±）；10～19mm为阳性反应（+）；>20mm或局部皮肤发生水疱与坏死者为强阳性（++）。使用WHO统一供应的PPD－RT23.2TU，硬结直径>6mm为弱阳性（±）；>10mm为阳性（+）。

结核菌素试验阳性反应仅表示结核感染，并不一定患病，故用STU结核菌素进行检查，其一般阳性结果意义不大，但若用高稀释度（1TU，即1：10 000 OT）做皮试呈强阳性者，常提示体内有活动性结核灶，结核菌素试验对婴幼儿诊断价值比成年人大，因为年龄越小，感染率越低。

五、诊断

主要依靠病史、症状、体征等诊断。孕妇有低热、消瘦、乏力、盗汗等症状，应做结核菌素试验、胸部X线摄片、胸部CT检查和痰抗酸杆菌的培养以明确诊断。

六、鉴别诊断

本病应注意与慢性支气管炎、支气管扩张、肺脓肿、肺癌及某些肺炎相鉴别，鉴别依据为胸部X线检查和痰液检查。

七、防治

（一）一般防治

加强卫生宣教，对曾患肺结核或有与肺结核患者密切接触史的妇女应在孕前详细检查。活动性肺结核应避免妊娠，若已妊娠，应在妊娠8周内行人工流产，1～2年后再考虑妊娠。加强产前检查，以便及时了解结核病的变化和及时发现妊娠期并发症。

（二）药物治疗

活动性肺结核应尽早联合用药，但应注意药物对胎儿有毒性和致畸作用。给药原则是及早、适量、联用、规律和全程使用，以减少抗药性，从而增强疗效。

1. 方案选择　可疑病例用异烟肼100mg，3次／日，口服。确诊肺结核者用异烟肼加乙胺丁醇或利福平，乙胺丁醇用25mg／kg，2次／周，利福平10mg／kg，1次／d。用药前查肝、肾功能。妊娠期一般不用链霉素，必须用时，可间歇用药，2～3次／周，1.0g／次，或0.75 g／d，肌内注射，防止耳毒性。产后继续抗结核治疗。活动性肺结核者的婴儿不哺母乳，并应予隔离。

2. 药物种类

（1）异烟肼：对结核菌有很强的抑制及杀灭作用，对静止期结核菌有抑制作用，对繁殖期结核菌有杀灭作用，对细胞内外结核菌都有作用。单用易产生耐药性，多和其他抗结核药合用。用法：餐后口服，0.1g／次，3次／日。通常3个月后病情稳定，改冲击疗法，0.3～0.4g／d，顿服，共9个月。注意事项：属妊娠期C类用药，常见周围神经炎，可拮抗维生素B_6作用，精神病患者及癫痫患者禁用，肝功能异常者慎用，严重者可导致死亡。维生素B_6可预防神经系统损害，大剂量B_6可解毒。

（2）利福平：具有广谱抗菌作用，对结核菌作用强，低浓度抑菌，高浓度杀菌，对静止期及繁殖期结核菌均有效，与异烟肼等合用可降低结核菌耐药性。用法：0.45～0.6g／d，空腹顿服，共9个月。注意事项：属妊娠期C类用药，肝功能不全者禁用，孕12周以前禁用，孕中、晚期慎用，与乙胺丁醇合用增加视力损害，有药酶诱导作用，偶见"流感综合征"。

（3）乙胺丁醇：选择性对结核菌有效，对利福平及异烟肼耐药的菌也有效，可与利福平及异烟肼等联合治疗各型活动性结核病。用法：25mg／（kg·d），分2～3次，口服，8周后改为15mg／kg，顿服。注意事项：属妊娠期B类用药，易发生球后视神经炎、痛风及视神经炎、肾功不良者慎用，安全域窄，剂量应严格控制。

（4）链霉素：穿透力较弱，结核病二线药物。用法：2～3次／周，1.0g／d或0.75g／d，肌内注射。注意事项：属妊娠期D类用药，一般妊娠期禁用，有明确的耳毒性，易致胎儿第8对脑神经损害，可能引起新生儿耳聋。

利福平、异烟肼和乙胺丁醇对抗结核感染有协同作用，疗效较好，其主要不良反应是影响肝功能，使谷丙转氨酶升高，甚至发生黄疸。由于利福平对动物有致畸胎作用，故有提出妊娠12周以前禁用。但近年来有认为，异烟肼、利福平和乙胺丁醇等在正常剂量下，对人类胚胎均无致畸作用。一般建议对肺结核病变不广泛者每日用异烟肼0.3g加乙胺丁醇0.75g治疗，妊娠后期（12周以后）酌情加用利福平0.45g／日，疗程9个月左右。对重症肺结核如粟粒性肺结核则需异烟肼、利福平、乙胺丁醇三药并用，疗程1年左右。但不宜用对胎儿听神经有毒性的药物如链霉素。

对于耐药的结核杆菌感染，常见是耐异烟肼和利福平，对单种药耐药治疗不困难，可加其他抗结核药和适当延长疗程。对两种以上药物耐药则治疗困难，须加用二线药物，疗程2年。且二线药物如氟喹诺酮类（氧氟沙星、环丙沙星）对孕妇及哺乳期妇女不宜应用；氨基糖苷类（如丁胺卡那和卡那霉素）对胎儿有耳、肾毒性；吡嗪酰胺可致肝毒性，对致畸胎作用未明。故必须正规用药及消除外界传染源，以防止耐药性的产生。

（三）手术治疗

妊娠期间一般不宜做肺结核的外科治疗。若肺部空洞久治不闭，药物治疗无效，且伴有其他肺部疾患，如支气管扩张反复大量咯血或结核性脓胸等，可根据病情需要而进行必要的手术，以免病情恶化而增加治疗困难，但手术宜在妊娠前半期进行。

（四）产科处理

除非有产科指征，尽量不用剖宫手术而从阴道分娩。如需剖宫产，麻醉应选用硬脊膜外持续阻滞麻醉，术中酌情行输卵管结扎术。分娩后6周及3个月，应做肺部X线复查，以了解肺部病灶的变化。肺结核产妇娩出的新生儿，应及时接种卡介苗，预防感染。活动性肺结核产妇应禁止哺乳，并严格与新生儿隔离。

（五）关于终止妊娠和绝育问题

患肺结核的孕妇并非须常规终止妊娠，若有下述情况，则须终止妊娠。

1. 严重肺结核或伴有其他部位结核而不宜妊娠的患者，或早孕并发剧吐而经积极治疗无效者以及避孕失败的肺结核患者，则应在妊娠3个月内终止妊娠。

2. 肺结核患者虽经积极治疗而病情仍不稳定，或妊娠使肺结核有显著恶化者，则应终止妊娠及考虑做绝育手术。

（六）其他

活动性肺结核产妇应立即与婴儿隔离，禁止哺乳及照顾婴儿，以减少母体的消耗和新生儿的接触感染，其新生儿应及时接种卡介苗以预防感染。

八、预防

1. 加强卫生宣教　做好卡介苗的接种工作。在肺结核活动期应避免妊娠；若已妊娠，应在妊娠8周内行人工流产，1~2年后再根据治疗情况考虑妊娠。既往有肺结核史或与结核患者有密切接触史，均应在妊娠前行胸部X线检查，以便早期发现及处理。

2. 加强产前检查　因妊娠合并肺结核患者属于高危妊娠，应增加产前检查次数，以便在治疗期间及时了解病情变化，及时发现妊娠期并发症，使之得到及时治疗。

第十七节　贫血

贫血（anemia）是妊娠期最常见的一种并发症，由于妊娠期血容量增加，其中，血浆的增加多于红细胞的增加，致使血液稀释。所以，孕妇贫血的诊断标准应相对降低，即红细胞计数<3.5×10^{12}/L或血红蛋白值<100g/L，或红细胞压积<0.30，才诊断为妊娠期贫血。国内统计，妊娠合并贫血的发生率为10%~20%，而国外的发生率则高达56%，均以缺铁性贫血为主，约占90%以上，巨幼红细胞性贫血较少见，为7%~8%，再生障碍性贫血及其他血液病则很少见，占2%~3%。

缺铁性贫血

缺铁性贫血（iron deficiency anemia）是指体内用于制造血红蛋白的储存铁已耗尽，造成血红蛋白合成障碍所致的贫血。表现为骨髓、肝、脾及其他组织中可染色铁缺乏，血清铁浓度降低，血清铁蛋白及血清转铁蛋白饱和度降低，血清铁结合力增加，典型的表现是外周血象呈小细胞低色素性贫血。

一、发病率

缺铁性贫血在妊娠妇女中普遍存在。国外报道，85%～100%的孕妇体内有铁的不足，尤其是在妊娠后期。但并不是所有缺铁的孕妇都发生贫血。在非生理性贫血中，80%以上的贫血是缺铁性贫血。

缺铁性贫血的发生率随各国、各民族饮食习惯及经济状态的不同而有差异。如在某些地区缺铁十分严重，可能因当地肠道寄生虫（如钩虫）感染率甚高，铁的丢失比一般人群为多。而我国人民习惯用生铁锅做炊具，缺铁的发生率相对低些。

二、铁的代谢

（一）铁的分布

铁在人体内分布很广，几乎遍及人体所有组织。正常成年人含铁总量，男性为50mg／kg，女性为35mg／kg。体内铁的分布主要是在血红蛋白中，一小部分在肌红蛋白中，血浆中与转铁蛋白结合的运输中铁仅约3mg。细胞内酶所含铁仅占全身铁的0.2%。

（二）铁的来源

1. 内源性　红细胞在体内破坏后，从血红蛋白分解出的铁几乎全部被用作新生红细胞中血红蛋白合成或其他组织所需的铁。

2. 外源性　每日普通饮食中所供给的铁量为15～20mg，含铁量较高的食物有海带、紫菜、黑木耳、各种动物的肝、血，其次为豆类、肉类、绿叶蔬菜、谷类。乳类及乳制品铁的含量很低。

（三）铁的吸收

普通食物中每日含铁量10～15mg，其中约10%被吸收。铁的吸收决定于体内储存铁及红细胞生成速度。60岁以上的老人吸收铁的能力明显减退。食物中的铁大多是胶状氢氧化钠高铁，需在消化道内还原为二价氢氧化亚铁才能被吸收。胃酸可将食物中的铁游离化，使铁盐溶解度增加；维生素C等还原物质将高铁变成无机亚铁，使其易于吸收。铁的吸收部位主要在十二指肠及空肠上段，一小部分在各段小肠吸收。小肠对铁吸收速度有调节作用。当体内铁的储存消失，红细胞生成加速时以及一些病理状态如血色病、肝硬化等，铁的吸收量增多；相反，当体内储存铁过多时（血色病例外），红细胞生成减少时，或感染及胃酸缺乏等，铁的吸收减少。

（四）铁的转运

铁被吸收后与血浆中转铁蛋白（属β球蛋白）结合成运铁蛋白复合体，被输送至各组织，主要是骨髓内的幼红细胞，参与血红蛋白的合成。

（五）铁的储存

铁进入人体后，除部分为机体利用外，主要以铁蛋白和含铁血黄素存在于肝、脾和骨髓等组织。当体内铁丧失或身体对铁的需要量增加时，可用储存铁补充。

（六）铁的排泄

铁的排泄极微，正常成年男性每天排泄$0.5 \sim 1.5mg$，女性每天排泄约$1.2mg$，主要是通过肠黏膜及皮肤脱落的细胞；妇女主要通过月经、妊娠和哺乳失去较多的铁。铁的排泄量与体内铁储存有关。当铁缺乏时，每天排泄量减低，体内铁过多时，排泄量可增加。

三、妊娠期缺铁的发生机制

正常非孕妇女，铁的微量排泄和代偿摄取量保持着动态平衡。但在妊娠4个月以后，铁的需要量逐渐增加，如果饮食中含铁量不足，胃酸分泌减少造成吸收不全，或者铁排泄增多，都容易发生缺铁性贫血。

四、缺铁性贫血对孕妇的影响

轻度贫血影响不大，重度贫血（红细胞计数1.5×10^{12}／L、血红蛋白50g／L、血细胞比容0.13）时，心肌缺氧导致贫血性心脏病；胎盘缺氧易发生妊高征或妊高征性心脏病；严重贫血对失血耐受性降低，易发生失血性休克；由于贫血降低产妇抵抗力，易并发产褥感染，危及生命。

五、缺铁性贫血对胎儿的影响

孕妇骨髓和胎儿是铁的主要受体组织，在竞争摄取孕妇血清铁的过程中，胎儿组织占优势，而铁通过胎盘又是单向运输，不能由胎儿向孕妇方向逆转转运。因此，一般情况下，胎儿缺铁程度不会太严重。但当孕妇患重症贫血（Hb< 60g／L）时，才会对子宫内的胎儿产生影响，引起胎儿发育迟缓、胎儿窘迫、早产或死胎。重度贫血孕妇娩出的新生儿，尽管出生时血红蛋白含量接近正常值，实际上铁蛋白含量降低，提示影响了铁的储存，常在$1 \sim 2$岁生长发育增快需铁量增加时出现贫血。

六、临床表现

（一）病史

孕前可能有月经过多等急慢性失血史，肠道寄生虫病、消化道病史，孕期纳差、偏食、前置胎盘反复出血史等。

（二）症状

孕妇感头昏、耳鸣、乏力，严重者出现浮肿、心悸气短、食欲不振、腹胀、面色苍白。

（三）体征

脱发，皮肤毛发干燥，指甲脆薄，舌炎等。

七、实验室及其他检查

1. 血常规　显示小细胞低色素性贫血。
2. 血清铁测定　铁量下降，总铁结合力增高，转铁蛋白饱和度下降。
3. 血清铁蛋白测定　血清铁蛋白下降。
4. 游离红细胞原卟啉（FEP）测定　增高。

八、诊断

缺铁性贫血诊断标准：一般认为，正常妊娠期血细胞比容的下限为0.30～0.33，血红蛋白为100～119g／L（10～11.9g／dL）。如血细胞比容<0.33、血红蛋白<100g／L（10g／dL）常提示为真性贫血。

典型缺铁性贫血的血象为：

（1）血片上应是低血红蛋白、小红细胞，血红蛋白之降低较红细胞减少更明显，还应参考红细胞指数。

（2）血清铁降低< 10.μmol／L（60μg／dL），铁结合力增高，要显示红细胞系统增生，细胞分类见中幼红细胞增多，晚幼红细胞相对减少，说明骨髓储备铁下降，因此含铁血黄素颗粒及铁粒幼细胞明显减少或消失。

上述诊断指标还宜同时参考血象对铁剂治疗的反应。

九、鉴别诊断

妊娠期铁需求量增加，在诊断妊娠期贫血时应注意有无其他贫血原因存在或仅单纯由于铁供应不足所致。下列情况可加重缺铁：慢性失血（阴道、直肠失血，鼻出血或寄生虫病引起失血）；妊娠呕吐或慢性腹泻；双胎；铁质吸收不良；偏食或生活困难。

国内较常见的贫血为珠蛋白生成障碍性贫血（地中海贫血）；许多因慢性病或感染所致贫血可通过询问病史协助诊断。对用药史必须详细询问，因为多种药物会引起溶血性或再生障碍性贫血，或阻碍食物的吸收，有些药物（如阿司匹林、皮质激素等）则可引起上消化道出血。如上次就诊后已给予铁剂，复诊时须问明是否按时服用。

体格检查除贫血一般体征外，重点应放在排除可能导致贫血的其他一些较少见的原因上，如溶血、慢性肾病、肝病、感染和肿瘤等。

十、治疗

孕妇一旦出现缺铁性贫血，即予以治疗量的铁剂，每天补充铁元素180mg，相当于硫酸亚铁0.3g，每天分3次口服。5～10天后网织红细胞开始上升，2周后血红蛋白开始升高，血象恢复至正常约需2个月。但对于妊娠妇女，由于胎儿不断摄取铁，铁剂治疗达到血红蛋白正常水平的时间比常规治疗要慢。即使血红蛋白已完全正常，小剂量铁剂治疗仍需继续3～6个月，以补充体内的铁储存量。

铁在酸性环境下容易吸收，与维生素C同服可增加胃肠道对铁的吸收，浓茶或咖啡可影响铁的吸收，服药前后1小时应避免饮用。若孕妇同时患有溃疡病需服抗酸剂者，抗酸剂与硫酸亚铁应错开时间服用，如餐前服抗酸剂，餐后服硫酸亚铁，以减少硫酸亚铁对胃肠道的刺激。目前，国外已有铁的缓释剂——力蜚能（niferex）投入临床使用。力蜚能是低分子量多糖和铁的复合物，所含的铁，以正铁血红素形式存在，不产生游离的铁离子，与硫酸亚铁一样易被肠黏膜吸收，而没有硫酸亚铁引起的便秘、腹泻及恶心等胃肠道症状，有利于完成疗程，是目前较理想的口服铁剂。常用剂量150mg，每天1～2次，用至血红蛋白达正常值，约需2个月。

血宝，是国产纯中药制剂，含当归、熟地、丹参和芦荟等，有养血补血功效，对缺铁性贫血有一定的辅助治疗作用。

如口服疗效差，不能口服或病情较重须迅速纠正者，可考虑给予注射铁剂，其优点是利用率较高，可达90%～100%。常用制剂为：右旋糖酐铁，首次量50mg，肌内注射，如无反应，可增量至100mg，肌内注射，每日1～2次。山梨醇铁，剂量每日50～70mg，肌内注射，注射后吸收迅速，局部反应小。右旋糖酐铁与山梨醇铁注射时，个别病例会出现类似过敏性休克的不良反应，须严密观察。铁剂的静脉注射反应多且严重，一般不主张用。

对于血红蛋白在60g／L以下，且近预产期或在短期内需进行手术者，可采用输血迅速纠正贫血，但应少量多次输血，滴速应慢，以防心力衰竭。

临产时可适当给予止血剂，如维生素K、维生素C、安络血等。为防止产后出血，当胎儿娩出前肩后应立即肌内注射催产素20U。

十一、预防

孕前应积极治疗失血的疾病，如月经过多、钩虫病等，增加铁的储备。做好计划生育，避免生育过多，孕期适当增加营养，鼓励进食含铁丰富的食物，如猪肝、鸡血、豆类等。妊娠4个月起给予铁剂补充。

巨幼红细胞性贫血

巨幼红细胞性贫血（megaloblastic anemia）主要是缺乏叶酸和（或）维生素B_{12}引起DNA合成障碍所致的贫血。其特点是大红细胞性正色素贫血，骨髓内出现巨幼红细胞系列。

巨幼红细胞性贫血的发生率，远远低于妊娠合并缺铁性贫血，两者之比为1：240，与地区、人群及饮食习惯等因素有密切关系，多见于经济不发达的地区，尤以营养不良者多见。国外报道，其发生率为0.5%～2.6%。绿叶蔬菜含有丰富的叶酸盐，故常年有新鲜蔬菜供应的地区发病率较低，我国的饮食习惯以蔬菜为主，尤其在南方，常年均有绿叶蔬菜供应，国内报道发生率仅为0.7%。

叶酸及维生素B_{12}在人体内不能自行合成，必须从食物中摄取。叶酸在体内的储存量较少，仅能供应1～4个月，而维生素B_{12}在体内的储存量足以维持2年以上，因此，临床上以叶酸缺乏引起的巨幼红细胞性贫血多见，据报道，妊娠合并巨幼红细胞性贫血，99%为叶酸缺乏所引起。妊娠期间的妇女有95%存在不同程度的叶酸缺乏，其中，半数发生在妊娠后期或产褥期，但发展到巨幼红细胞性贫血者只有少部分。

一、病因

叶酸与维生素B_{12}都是DNA合成过程中的重要辅酶。当叶酸和（或）维生素B_{12}缺乏，可使DNA合成障碍，全身多种组织或细胞均可受累，以造血组织最为明显，特别是红细胞系统。由于细胞核成熟延缓，核分裂受阻，细胞浆中RNA大量聚集，RNA与DNA比例失调，使红细胞体积增大，而红细胞核发育处于幼稚状态，形成的巨幼红细胞寿命短而发生贫血。妊娠期本病95%是由于叶酸缺乏所致。人体需要维生素B_{12}量很少，储存量较多，单纯因维生素B_{12}缺乏而发病者很少。引起叶酸与维生素B_{12}缺乏的原因有以下几点。

（一）来源缺乏或吸收不良

叶酸和维生素B_{12}存在于植物或动物性食物中，如果长期偏食、挑食、营养不良则可引起本病。另外，不当的烹调方法也可损失大量叶酸。孕妇有慢性消化道疾病影响吸收，加重叶酸和维生素B_{12}缺乏。

（二）妊娠期需要量增加

正常成年妇女每日需叶酸50～100μg，而孕妇每日需300～400μg，多胎孕妇需要量更多。若摄入量不足可造成孕期发病或病情明显加重。

（三）排泄增加

孕妇肾血流量增加，叶酸在肾内廓清加速。肾小管再吸收减少，尿中排泄增多。

二、巨幼红细胞性贫血对孕妇及胎儿的影响

严重贫血时，贫血性心脏病、妊高征、胎盘早剥、早产、产褥感染等的发病率明显增多。对胎儿影响主要有畸形胎儿（以神经管缺损最常见）、胎儿宫内发育迟缓、死胎等。

值得指出的是，孕妇缺乏叶酸时，胎儿体内叶酸仍呈高值并不缺乏，是因能按需要从孕妇血液中摄取的结果。

三、临床表现

除一般贫血症状外可有以下特点。

1. 多发生在妊娠晚期，约50%发生于孕31周后，其余发生在产褥期；孕20周以前发生者多系双胎妊娠、感染、呼吸不良、服用苯妥英钠或因各种原因而致不正常的红细胞破坏（非溶血），造成叶酸缺乏；极个别发生于孕早期，可促发流产。

2. 起病急，消化道症状多明显，有恶心、呕吐及腹泻，伴有舌唇疼痛，急性发作时舌尖、周边及舌体部发红，呈鲜牛肉包，伴剧痛，可出现血性小疱或浅小溃疡，进一步发展成光舌。

3. 皮肤可有干燥、脱屑，或有晒斑状皮炎及色素沉着，有时皮肤呈鱼鳞状变化。

4. 孕妇年龄大者易发本病，经产妇多于初产妇，多胎多于单胎，25%患者于下次孕期易再发。

5. 妊娠后期发病时，如及时处理，早产率并不明显增加，预后较好；如不及时处理，则可有早产、胎盘早期剥离等并发症，且常伴有呕吐、水肿、高血压、蛋白尿等发病前期症状（20%±）。症状发生在产褥期或者多发生于产后第一周，在原有缺乏叶酸的基础上给婴儿哺乳又丢失一部分（60μg／d），如不及时补充则诱发症状。

四、实验室检查

外周血象为大细胞正常血红蛋白性贫血，$MCV > 94fl$，平均红细胞血红蛋白（MCH）$>32pg$，有中性粒细胞分叶过多现象，网织红细胞正常。骨髓血片呈巨幼红细胞增多，红细胞体积较大，核染色质疏松。血清叶酸值<6.8 mmol／L、红细胞叶酸值$<227mmol／L$提示叶酸缺乏。若叶酸值正常应测孕妇血清维生素B_{12}值，若$<90pg／ml$，则提示维生素B_{12}缺乏。

五、诊断标准

妊娠期间出现病理性贫血的患者，应该考虑到叶酸或维生素B_{12}缺乏而导致的巨幼细胞性贫血的可能性。其实验室检查的特点：

（1）外周血象呈大细胞正色素性贫血，红细胞压积降低，平均红细胞体积（MCV）大于$100\mu m^3$，平均红细胞血红蛋白浓度（MCHC）常在正常范围（32%～35%），血片中红细胞大小不均、异形明显，以卵圆形的大红细胞较多，中性

粒细胞核分叶过多。

（2）骨髓造血细胞成熟障碍，核浆发育不平衡，胞核发育晚于胞浆，呈巨幼样变，出现巨型及分叶过多的细胞。

（3）血清叶酸及维生素B_{12}浓度测定，这是诊断叶酸或维生素B_{12}缺乏最直接、最可靠的方法。但测定方法技术复杂，难以普及。

六、鉴别诊断

（一）慢性肠道感染及再生障碍性贫血

叶酸缺乏引起的巨幼细胞性贫血易与上述疾病相混淆。通过周围血象、骨髓象、血清叶酸测定以资鉴别。

（二）骨髓巨幼样变的红血病、红白血病、骨髓增生异常综合征

维生素B_{12}缺乏引起的巨幼细胞性贫血在骨髓穿刺诊断时需注意与上述疾病相鉴别。

七、治疗

本病一旦诊断明确，应用叶酸和维生素B_{12}治疗能迅速获效。配合中药治疗将会起到协同作用，能在较短时间内改善虚弱状态。

（一）一般治疗

积极治疗原发病，预防和控制感染，特别是肠道感染。嘱孕妇注意营养，合理安排饮食，补充缺失的维生素B_{12}、叶酸。禁烟及酒。

（二）药物治疗

1. 叶酸　体内代谢成5-甲基四氢叶酸，提供甲基使维生素B_{12}转变为甲基B_{12}参与核酸代谢。

一般常用量为10～20mg／d，肠胃道不能吸收者，可肌内注射叶酸10～30mg，效果明显，3～6天内网织红细胞计数即显著增加，同时白细胞及血小板减少的现象也可迅速矫正。属妊娠期A类用药。

2. 维生素B_{12}　为细胞分裂和维持神经组织髓鞘完整所必需。有神经系统症状者必须用维生素B_{12}。用法：0.1mg，1次／d，肌内注射。属妊娠期A类用药。

3. 同时给予铁剂。

4. 维生素C 300mg，3次／日，口服。

（三）产时处理

分娩时应避免产程延长，预防产后出血，预防感染。

八、预防

加强孕期指导，注意营养，多吃新鲜蔬菜、水果、瓜豆类、肉类、动物肝及肾等

食物。有人主张妊娠晚期每日口服叶酸5mg作为预防。

再生障碍性贫血

再生障碍性贫血（aplastic anemia，AA）简称再障，是因骨髓造血组织明显减少导致造血功能衰竭，外周血象全血细胞（红细胞、白细胞、血小板）减少所发生的贫血。国内报道，妊娠合并再障占分娩总数的0.03%～0.08%。

一、病因

引起再障的常见原因有以下几个方面。

（一）药物及化学物质

常见药物有氯霉素、磺胺类、多种抗肿瘤药（如阿霉素、白消安等）、消炎痛及他巴唑等；化学物质包括苯和有机磷等，尤其是苯广泛存在于人们的日常用品中，如塑料、油漆、染料、杀虫剂和皮革等，长期或大量与这类物质接触，再生障碍性贫血的发生机会明显增加。此外，敏感患者对某物质只要接触到一般剂量甚至很小剂量后即可发病，这类物质常见的有氯霉素、吲哚美辛及他巴唑等。

（二）电离辐射

X射线、γ射线及中子等可干扰DNA的复制，阻碍造血干细胞的增生和分化；同时可损害骨髓造血的微环境，进一步抑制造血干细胞的再生。

（三）感染

最常见的是病毒感染，尤其是肝炎病毒，其次是呼吸道病毒感染。

（四）妊娠

妊娠对再生障碍性贫血的发生是否有直接或间接关系，目前尚不清楚。临床上观察到，部分再生障碍性贫血是在妊娠后才出现，而部分则可在妊娠时复发或病情加重。

以上是引起继发性再生障碍性贫血的常见原因，但临床上有50%以上的病例找不到明显的病因，称原发性再生障碍性贫血，其中可能部分病例的原因比较隐蔽而误认为原发性。

再生障碍性贫血的发病机制目前尚不清楚，多数学者认为有以下三种机制。

1. 造血干细胞的缺乏。
2. 骨髓微环境的缺陷。
3. 免疫机制的异常。

二、妊娠对再生障碍性贫血的影响

再生障碍性贫血合并妊娠在临床上并不罕见，而再生障碍性贫血继发于妊娠也有可能。国内外有报道，有些孕妇妊娠后才出现初发再生障碍性贫血，其中，有些于分娩后1~5个月再生障碍性贫血自然缓解，再次妊娠又发生再生障碍性贫血，分娩后又可缓解。某些再生障碍性贫血合并妊娠的孕妇，妊娠后多数使再生障碍性贫血复发或进一步恶化。贫血加重、出血及感染的机会增大，一旦出现，病情较难控制，往往因颅内出血或严重感染而死亡。即使能足月妊娠，贫血性心脏病和心力衰竭的发生率亦增高。此外，因妊娠对一般治疗再生障碍性贫血的药物有禁忌，以致病情难以控制。

三、再生障碍性贫血对妊娠的影响

再生障碍性贫血对妊娠的影响亦表现为贫血、出血和感染症状加重，导致自然流产或早产、产褥期感染及败血症的机会增加，孕妇及胎儿的死亡率明显增高，但致畸胎较少。到目前为止，尚未见再障孕妇娩出患有再障新生儿的报道。

四、临床表现

（一）症状

1. 出血　最多见。分布极为广泛，轻者见于皮肤及黏膜，重者可遍及所有脏器，可因颅内出血、蛛网膜下腔出血而昏迷死亡。出血与血小板减少有关，但出血的程度与血小板数目不一定成比例，因血小板中有功能异常者。

2. 感染　其途径可通过呼吸道、泌尿道、皮肤、消化道（如口腔炎）、扁桃体等，周围血中粒细胞、γ-球蛋白减少是机体防御机能低下的原因。

3. 重度贫血　血色素可降至10~20g／L，因而有心力衰竭、肺水肿。患者常显苍白、无力。

（二）体征

皮肤紫癜，重度贫血时出现心衰、肺水肿的相应体征。

五、实验室检查

血液化验全血细胞减少，红细胞、白细胞及血小板减少，网织红细胞减少，骨髓造血机能明显降低。

六、诊断

根据临床表现及上述外周血象和骨髓象即可诊断。

七、治疗

应由产科医生及血液科医生共同管理。

（一）妊娠期

1. 治疗性人工流产　再生障碍性贫血患者在病情未缓解之前应避孕，若已妊娠，在妊娠早期应做好输血准备的同时行人工流产。妊娠中、晚期患者，因终止妊娠有较大危险，应加强支持治疗，在严密监护下继续妊娠直至足月分娩。

2. 支持疗法　注意休息，左侧卧位，加强营养，间断吸氧，少量、间断、多次输入新鲜血，提高全血细胞。或间断成分输血，可输入白细胞、血小板及浓缩红细胞。

3. 有明显出血倾向者，给予肾上腺皮质激素治疗，如泼尼松10mg，每日3次口服，但皮质激素抑制免疫功能，易致感染，不宜久用。也可用蛋白合成激素，如羟甲烯龙5mg，每日2次口服，有刺激红细胞生成的作用。

4. 预防感染选用对胎儿无影响的广谱抗生素。

（二）分娩期

1. 纠正贫血　临产时中、重度贫血的孕妇，首先要纠正贫血，输注浓缩红细胞或新鲜血，使孕妇的血红蛋白浓度维持在90g／L、血小板计数达到（30~50）×10⁹／L以上，顺利度过分娩期，防止心力衰竭的出现。再生障碍性贫血孕妇，血小板数一般较低，但由于妊娠期凝血系统的变化及分娩后子宫的强烈收缩，分娩时过量出血较少见。然而，应配备浓缩的血小板悬液以备应用；若分娩前血小板数少于20×10⁹／L，主张分娩时输注浓缩血小板悬液以预防出血。

2. 预防产后出血　当胎头娩出后立即用催产素20U稀释后静脉推注，随后用20U催产素加入5%葡萄糖液500ml中静脉滴注，以加强子宫收缩，减少产后出血。

3. 加强抗感染　临产时做好输血准备，给予广谱抗生素预防感染，加强产力。

4. 加强新生儿护理　妊娠合并再生障碍性贫血时，宫内多缺氧，胎儿体重偏低，分娩前做好复苏准备；处理好出生后第1次呼吸，防止窒息及吸入性肺炎；早喂糖水，注意保温。

（三）产褥期

再生障碍性贫血孕妇往往因贫血、白细胞低、抵抗力弱、恶露长期不净，容易发生产褥期感染，严重者可引起死亡，所以产后常规应用抗生素。另外，产后子宫收缩力减弱，可发生子宫延迟出血。必须重视，密切观察，予以及时处理。

第十八节　急性肾盂肾炎

急性肾盂肾炎（acute pelvisnephritis）是妊娠常见的并发症，其发病率为4%~10.2%，是指妊娠期尤其妊娠晚期出现寒战高热、尿频、尿急、腰酸等为主要症状的疾病，若不彻底治疗，可反复发作而成为慢性肾盂肾炎，甚至发展成为肾衰竭。

一、妊娠期间易患肾盂肾炎的因素

1. 妊娠期雌激素及孕激素分泌增加，特别是孕酮，抑制输尿管、肾盂及肾盏的平滑肌，使其扩张而蠕动减弱。

2. 膨大的子宫压迫盆腔内输尿管而形成机械性梗阻，由于子宫常向右旋转，故右侧输尿管、肾盂及肾盏扩张常较左侧更明显，妊娠晚期输尿管及肾盂积尿可达100～200ml。

3. 妊娠中期，由于盆腔淤血，而增大的子宫和胎头将膀胱向上推移变位，易造成排尿不畅及尿潴留。

4. 妊娠期间肾小球-肾小管平衡有缺陷，滤过的葡萄糖、氨基酸较多，而肾小管重吸收相对减少，尿液中葡萄糖、氨基酸等营养物质增多，有利于细菌滋生。

5. 分娩前后常需导尿或留置导尿管，导尿既可把前尿道的细菌带入膀胱，又可造成尿道或膀胱黏膜的损伤，从而增加尿路感染发生率。分娩前常规导尿，产褥期发生尿路感染者占9%；留置导尿管72小时以上，几乎全部病例发生菌尿。细菌沿尿道与导尿管之间的黏膜上升而进入膀胱。

二、急性肾盂肾炎对妊娠的影响

（一）流产、早产及死胎

Kass观察一组妊娠合并菌尿症患者，15%～20%发生早产，20%～25%发生死胎。尿路感染引起高热，也是引起流产、早产的原因之一。

（二）急性肾盂肾炎

有寒战、高热、肾区疼痛及尿频等症状。高热除可引起流产或早产外，在妊娠早期，高热还可使胎儿神经发育障碍，因此，无脑儿的发生率远较正常妊娠者高。而且，妊娠期的急性肾盂肾炎有3%可能发生中毒性休克。

（三）妊娠合并尿路感染

并发妊娠高血压综合征较无合并尿路感染者高2倍以上。

三、临床表现

急性肾盂肾炎是妊娠期最常见的泌尿系统并发症，多发生于妊娠晚期及产褥早期。多因膀胱感染上行所致，亦可通过淋巴系统或血行感染，偶有由肾周围组织的感染蔓延而来，右侧者居多。常有3组临床表现，即尿路刺激症状；全身症状包括寒战、高热、食欲不振、乏力、恶心及呕吐；局部体征包括肾区疼痛、单侧或双侧脊肋区叩击痛和输尿管点压痛。体格检查呈现急性病容，弛张高热，甚者达40℃或以上，患侧脊肋角有明显叩击痛。

四、实验室及其他检查

（一）尿液检查

临床常取新鲜中段尿标本做尿液检测。

1. 中段尿沉渣检查。

2. 新鲜中段晨尿细菌培养，细菌数 $\geq 10^5 / ml$，主要是大肠杆菌，其次是厌氧菌。

3. 中段清洁尿常规，白细胞每高倍视野超过10个或聚集成团，也可有蛋白尿、血尿及管型尿。

（二）血液检查

外周血白细胞数可增高，血肌酐与尿素氮可一过性增高。

（三）其他检查

如经积极处理而96小时后仍无好转，应做腹部B超检查，甚至肾盂静脉造影，以排除梗阻所引起的感染。

五、诊断

根据病史、临床表现，结合体格检查，肋部及双侧、单侧（尤其右侧）肾区叩击痛，再参照辅助检查结果，不难做出诊断。

六、治疗

（一）治疗原则

支持治疗，积极控制感染，严密观察病情变化，及时发现、处理中毒性休克。

（二）药物治疗

原则应根据中段尿培养及药敏试验结果而定。由于常见革兰氏阴性菌感染，一般首选对此敏感药物（头孢菌素或氨苄西林）。

对于无症状性菌尿，2周为1个疗程；有症状的患者，4周为1个疗程。如用药得当、有效，一般24小时后尿培养阴性，48小时后症状基本控制；如72小时无法控制，应重新评估抗生素选择及有无其他泌尿系疾患。

抗生素一般均可通过胎盘影响胎儿，严禁使用有致畸作用的药物，慎重使用影响胎儿代谢的药物，一般禁用氯霉素、磺胺类药物及具有耳毒性的氨基糖苷类抗生素。

1. 常用抗菌药物 氨苄青霉素、头孢菌素类、磺胺类或呋喃类药物。其他抗生素如青霉素、庆大霉素、卡那霉素、红霉素、多黏菌素等也可选用。

2. 用药注意事项 用于肾盂肾炎的抗菌药物，均能透过胎盘而影响胎儿，故用药时宜注意，如四环素可引起胎儿肝坏死，氯霉素易发生胎儿灰色综合征。磺胺类药物偶尔可引起细胞磷酸脱氢酶缺失而导致溶血性贫血，且有抗叶酸的作用，引起先天畸形的可能，故在孕早期不用；在妊娠最后两周内，也不宜用磺胺药，因可使胎儿血液中已和蛋白结合的胆红素游离，有引起核黄疸的危险。

七、预防

加强孕期保健及卫生，勤洗会阴部，避免导尿。

八、预后

本病经抗生素治疗后，85%患者48小时内体温可降至正常，97%在4天内可消除症状，但尿内细菌可持续多日，故体温正常后，仍需继续用药10日以上。若治疗不彻底，可转为慢性肾盂肾炎，甚则发展成为肾衰竭。

第十九节　慢性肾小球肾炎

慢性肾炎系由多种原因引起的原发于肾小球的一组疾病，大部分是免疫复合物沉积引起的自身免疫性疾病。为慢性进行性疾病，病程约数年以上。临床表现以蛋白尿、血尿、水肿、高血压、后期出现贫血及肾功能损害为特征。妊娠合并慢性肾小球肾炎（简称慢性肾炎），属高危妊娠中重要疾病。自肾穿刺活检开展以来，发现妊娠合并高血压患者中，约20%有慢性肾炎病变。本病对母婴危害较大，应予以足够重视。

一、慢性肾炎分型

根据临床表现特点，通常将慢性肾炎分为三型。

Ⅰ型为蛋白尿型，有浮肿而无高血压，肾功能检查正常。此型孕妇发生并发症者较少，约30%发生妊高征，胎儿预后较好。

Ⅱ型为高血压型，以蛋白尿和舒张期血压持续中度以上升高为特点，肾功能正常，孕妇在妊娠过程中易发生妊高征，肾功能易受损，围生儿死亡率增高。

Ⅲ型为氮质血症型，有蛋白尿、高血压和肾功能明显损害及氮质血症，预后极差，甚至发生尿毒症直至死亡。此型患者不宜妊娠。

二、妊娠对慢性肾炎的影响

妊娠能使原有的慢性肾炎加重。但也有少数学者认为，妊娠对普通型和早期肾病型慢性肾炎，并无明显的不良影响。目前公认肾功能不良伴有氮质血症的慢性肾炎妇女，不宜妊娠，妊娠会使慢性肾炎的病情恶化，威胁孕妇生命。若已妊娠，应在妊娠早期行人工流产。

三、慢性肾炎对妊娠的影响

慢性肾炎对妊娠影响大小，取决于肾脏病变损害的程度，以及妊娠期间是否并发妊娠高血压综合征。若病情轻，仅为Ⅰ型，血清肌酐值< 132.6μmol／L（1.5mg／dl）者，对孕妇和胎儿的影响不大。若为Ⅱ型，妊娠期血压越高，妊高征发病率也越高，并发先兆子痫、子痫机会增加。围生儿死亡率也很高。慢性肾炎病程长者，由于胎盘绒毛表面被纤维素样物质沉积，滋养层的物质交换受阻，胎盘功能减退，影响胎儿发育，甚至胎死宫内。若为Ⅲ型，孕妇已有氮质潴留、血清肌酐值> 132.6μmol／L时，肾功能随妊娠进展恶化概率增高，流产、死胎、死产发生率随之增加。血压越高，肌酐值越高，对母儿危害越大。应特别强调的是，高血压程度比氮质潴留更有意义。

四、临床表现

（一）病史

可有急性肾炎或慢性肾小球肾炎史。幼年时有反复链球菌感染史。

（二）症状

1. 妊娠20周前出现蛋白尿、水肿、高血压等症状。
2. 氮质血症症状。
3. 蛋白尿性视网膜炎或出血。
4. 尿毒症症状。

五、实验室及其他检查

1. 尿常规　有不同程度的蛋白尿、红细胞及管型。
2. 血常规　常有贫血，属正色素性正细胞性贫血。
3. 24小时尿蛋白质定量　大于0.5g／L。
4. 过夜尿浓缩试验　比重<1.020时，示浓缩功能受损。
5. 肾功能　血清肌酐值> 79.6μmol／dL（0.9mg／dl）时，示轻度肾功能损害，>132.6μmol／dl时，示肾功能受损；血清尿素氮>4.46mmol／L时，示肾功能受损。
6. 血内生肌酐清除率试验　若降至51～70ml／分钟，为肾功能轻度损害，31～50ml／min为中度，20ml／min以下为重度损害。
7. 尿酸清除率　清除率在40%～60%、20%～40%、5%～10%及5%以下，示肾功能损害分别为轻、中、重及严重。
8. 尿素氮／肌酐比值　如大于15时，示肾功能受损害或血容量减少。
9. 眼底检查　可见出血、渗出及符合肾炎的视网膜炎。

六、诊断和鉴别诊断

既往有急慢性肾炎史或链球菌感染史，大约有半数病例进展至肾功能不全时无此病史；临床症状：慢性肾炎早期常先有夜尿增多、色清、比重下降（<1.020），提示肾浓缩功能受损；患者可有头痛、心悸、体力衰退、水肿、贫血等症状，严重者少尿，或出现胸腔积液、腹腔积液；孕20周以前出现蛋白尿、血尿、甚至高血压，是区别于

妊娠高血压综合征的重要依据；慢性肾炎以尿的异常为主，除蛋白尿及血尿外，常见各种管型；产后6周至3个月尿检仍为阳性者多为慢性肾炎；眼底有视网膜血管变化，并有渗出或出血；血生化检查：血清尿素氮值>4.6mmol／L（13mg／dL）提示肾功能受损，>10.7mmol／L（30mg／dL）提示肾功能受损严重。孕妇血清肌酐>79.6μmol／L（0.9mg／dL）为肾功能轻度受损，>132.6μmol／L（1.5mg／dL）为肾功能明显受损。尿素氮或肌酐检查可疑时，查24小时内生肌酐清除率，<100ml／min为肾功能受损。慢性肾炎的血清尿酸值正常，此值升高提示妊娠高血压综合征；血清补体测定，有些慢性肾炎患者可出现低补体血症，而妊娠高血压综合征的血清补体在正常范围；肾功能不全者多有贫血，并随着病程进展而加重。肾性贫血属小细胞性，补铁效果不明显；B超检查肾脏缩小。

七、治疗

（一）合理营养

1. 蛋白质摄入原则上应以维持氮平衡又不超过肾排氮功能为宜。饮食中的蛋白质每日每千克体重不超过0.5g，目的是使血尿素氮降低。但要给予丰富的必需氨基酸。

2. 低磷饮食，可减轻肾小球的高灌注、高压、高滤过状态，防止肾小球硬化。

3. 低盐饮食，可减轻血压升高。

4. 应补充多种维生素，特别是B族维生素及维生素C。

（二）对症治疗

1. 控制血压是防止慢性肾炎孕妇病情恶化的关键。当血压>160／110mmHg时应用降压药，首选甲基多巴和肼屈嗪。但降压不应太快，以防肾血浆流量骤减。

2. 水肿严重时可用呋塞米等利尿剂，治疗中防止低血钾。

3. 纠正贫血和水、电解质紊乱与酸碱失衡，禁用肾毒性药物也不容忽视。

（三）预防感染

选用无肾毒性的抗生素如头孢菌素类预防感染，是防止病情发展的重要措施。

（四）改善肾功能

妊娠期间给予丹参注射液16g加于10%葡萄糖液500ml中静脉滴注，每日1次，7～10日为一疗程。

（五）产科处理

1. 孕期加强监护

（1）定期监测尿24小时蛋白总量，血浆蛋白含量及肾功能。

（2）密切监测胎儿在宫内情况（生长发育及成熟度）及胎盘功能。

（3）预防并发症，特别是妊娠高血压疾病，避免使用影响肾功能的药物。

2. 适时终止妊娠　有下列情况者宜终止妊娠。

（1）蛋白尿、高血压持续加重，肾功能进行性恶化。如血压超过160／100mmHg，血肌酐>265.2μmol／L，积极治疗仍不能控制时，应终止妊娠。

（2）胎盘功能明显减退，出现胎儿窘迫，估计胎儿已不能存活。

（3）既往有死胎、死产史，经促胎肺成熟，在孕36周后终止妊娠。

3. 分娩方式　以剖宫产为宜，同时进行绝育术。

4. 产后处理　重视早产儿、新生儿护理，重视产后随访。

八、预防

1. 有慢性肾炎病史者，孕前应进行咨询，了解肾炎分型、有无肾功能损害，以决定能否妊娠。已有明显高血压及中、重度肾功能不全者，不宜妊娠。

2. 有慢性肾炎病史且允许妊娠者，孕早期即开始进行孕期检查，严密监测胎儿及母体状况，严防并发症的发生。

3. 孕期注意饮食及营养，予以低磷、低盐饮食，补充多种维生素。给予含丰富必需氨基酸的高质量蛋白质，肾功能正常者，以维持氮平衡又不超过肾排氮功能为宜；肾功能不全者低蛋白饮食，控制在每日40g以下。

4. 注意休息，保证充足的睡眠，左侧卧位，避免受凉、感染。

九、预后

本病预后与肾炎分型、有无肾损害关系明显。I型肾炎孕妇并发症少，胎儿预后较好；II型肾炎，症状出现早且重，肾功能易受损，围生儿死亡率高，此型预后与血压的控制、是否合并感染及电解质紊乱有关；III型肾炎预后极差，故不宜妊娠。

第二十节　急性阑尾炎

妊娠合并急性阑尾炎（acute appendicitis）占妊娠急腹症的首位，发生率为0.5‰～0.1‰。因妊娠期盆腔充血使局部防御功能下降，妊娠中晚期大网膜移位，感染难以局限，阑尾坏死、穿孔、弥散性腹膜炎发生率增多，对母儿预后有一定影响，故亦属高危妊娠。

一、妊娠期阑尾位置的改变

妊娠期子宫逐渐增大，盲肠和阑尾的位置也随之改变，由下腹部移位至右上腹部。妊娠3个月阑尾基底部在髂嵴下二横指。5个月后达髂嵴平面。8个月后至髂嵴上二横指。在盲肠向上移动的同时，阑尾呈逆时针方向旋转，并被子宫推向外、上和后方，

197

部分阑尾易被妊娠期胀大的子宫所覆盖。由于位置的变化使阑尾发生病理性改变。愈近妊娠后期，发生阑尾炎的可能性愈大。

二、妊娠与急性阑尾炎之间的相互影响

妊娠并不诱发阑尾炎，但因妊娠期盆腔器官及阑尾充血，局部防御功能下降，阑尾炎发展很快。增大的子宫使阑尾位置改变，增大了诊断的难度，使阑尾坏死、穿孔、弥散性腹膜炎发生率增高，炎症波及子宫浆膜，可诱发子宫收缩，引起流产、早产、子宫强直性收缩，其毒素还可能引起胎儿缺氧甚至死亡，威胁母儿安全。

三、临床表现及诊断

妊娠早期急性阑尾炎的症状和体征与非孕期基本相同，即有发热、恶心、呕吐、食欲不振，70%~80%患者有转移性右下腹痛；右下腹有压痛、反跳痛和肌紧张。妊娠中、晚期因增大的子宫使阑尾的解剖位置发生改变，常无明显的转移痛，腹痛和压痛的位置较高。阑尾位于子宫背面时，疼痛可能位于右侧腰部。增大的子宫撑起腹壁腹膜，腹部压痛、反跳痛和肌紧张常不明显。由于妊娠期有生理性白细胞增加，当白细胞超过15×10^9/L有诊断意义。

四、鉴别诊断

在诊断妊娠期急性阑尾炎时应注意与以下几种疾病相鉴别。

（一）妊娠期急性肾盂肾炎

此类患者有明显的泌尿系统刺激症状，双侧肾区可有疼痛，同时全身症状较明显。尿内可查到大量脓细胞。

（二）妊娠期卵巢囊肿扭转

有时与阑尾炎相混淆。可以行肛诊检查，触及痛性包块。必要时B型超声检查有助于诊断。

（三）急性胆囊炎

患者一般有同样的发作史，胆囊区有明显的压痛，B超可显示胆囊的改变。

（四）妇产科其他疾病

如卵巢梗死、子宫周围组织炎、胎盘早期剥离等。值得注意的是，在诊断急性阑尾炎患者中，经阑尾切除后有20%的阑尾病理学检查正常或无病理性改变。

五、治疗

妊娠合并急性阑尾炎，一旦确诊，需根据不同情况，采取最佳治疗方案。阑尾切除术仍是本病的主要治疗方法。对高度可疑患急性阑尾炎的孕妇，也可剖腹探查。病情较轻的急性单纯性阑尾炎和轻型化脓性阑尾炎以及急性阑尾炎合并腹膜炎者，可采用中

西医结合保守治疗，但需密切观察病情变化，如有加重，应立即手术。

（一）手术治疗

手术时多选择硬膜外连续阻滞麻醉，术中吸氧和输液，防止孕妇缺氧及低血压。妊娠早期取右下腹斜切口（麦氏切口）。妊娠中期以后应取高于麦氏点的右侧腹直肌旁切口（相当于宫体上1／3部位），手术时孕妇体位稍向左侧倾斜，使妊娠子宫向左移，便于寻找阑尾，减少在手术时过多刺激子宫。阑尾切除后最好不放腹腔引流，以减少对子宫的刺激。若阑尾已穿孔，切除阑尾后尽量吸净脓液，并放腹腔引流，术后脓液细菌培养并做药敏试验，给予大剂量广谱抗生素。若妊娠已近预产期，术中暴露阑尾困难，应先行剖宫产术，随后再切除阑尾。先行腹膜外剖宫产术，随后再切开腹膜切除阑尾更好。如为阑尾穿孔并发弥散性腹膜炎、盆腔感染严重或子宫、胎盘已有感染征象时，应考虑剖宫产同时行子宫次全切除术，并需放引流。若孕妇需继续妊娠，术后3～4日内，给予宫缩抑制剂及镇静剂，如静脉滴注利托君、硫酸镁，也可口服沙丁胺醇，肌内注射黄体酮注射液，口服维生素E和肌内注射绒促性素等，以减少晚期流产及早产的发生。

（二）保守治疗

无论手术还是保守治疗，均需用有效的抗生素控制感染及抑制宫缩药物和支持治疗。

1. 抗生素类

（1）氨苄西林（氨苄青霉素）：广谱青霉素，对革兰阳性及阴性细菌均有杀菌效果，对耐药的金黄色葡萄球菌无效，变态反应多见，常见皮疹，易导致肠道功能紊乱。用法：2～4g／d，分2～4次静脉注射。注意事项：属妊娠期B类用药。

（2）舒他西林（舒氨新）：氨苄西林与舒巴坦复方制剂，摩尔比为1：1。对革兰阳性及阴性细菌均有杀菌效果，对耐药金黄色葡萄球菌无效，但效果较氨苄西林好而持久。不良反应同氨苄西林。用法：6～12g／d，分2～4次静脉注射。注意事项：属妊娠期B类用药。

（3）阿莫西林（羟氨苄青霉素）：常见变态反应，多见皮疹、胃肠道反应、白细胞下降及二重感染。用法：1～3g／d，分3～4次，口服；1.5～4g／d，分3～4次，静脉注射。注意事项：属妊娠期B类用药。

（4）复方阿莫西林（安美汀）：含有克拉维酸的复方制剂，每1.2g含克拉维酸0.2g，常见变态反应为皮疹。用法：0.75g／次，3次／日，口服：1.2g／次，3～4次／日，静脉注射。注意事项：属妊娠期B类用药。

（5）头孢拉定（先锋霉素Ⅳ）：主要为杀菌作用，不良反应少见，常见为过敏反应、皮疹，偶尔有过敏性休克的报道。用法：0.5g／次，4次／d，口服；4～6g／d，分2次，静脉注射。注意事项：属妊娠期B类用药，肾功能损害者慎用。

（6）头孢哌酮钠（先锋必）：变态反应主要为皮疹、药物热，可有肠道菌群失调，偶有出血报道。用法：1～2g／次，2次／日，静脉注射，严重者可8g／d。注意事项：属妊娠期C类用药。

（7）头孢他啶（复达欣）：对于铜氯假单胞菌感染有效，除皮疹外，可有支气管痉挛反应，与氯霉素有拮抗作用。用法：1～2g／次，2～3次／日，静脉注射（严重时可加量）。注意事项：属妊娠期B类用药，肾功能严重损害者减半使用。

（8）头孢曲松钠（头孢三嗪）：半衰期6～9小时，对大肠杆菌有效。用法：1～2g／d，不超过4g／d，1次／12h，静脉注射。注意事项：有皮疹变态反应，易致肠道菌群失调。妊娠3个月内慎用。

（9）甲硝唑：对厌氧菌有效，为阑尾炎辅助用药。用法：0.4～0.8g／次，3次／日，口服；0.2g／d，静脉注射。注意事项：孕早期及哺乳期妇女慎用。

2. 抑制宫缩药物

（1）沙丁胺醇（舒喘灵）：β受体兴奋药，抑制子宫平滑肌收缩。用法：2.4～4.8mg／次，6～8小时1次。注意事项：可有头痛、失眠、心悸、血压波动及手指震颤等不良反应，属妊娠期C类用药。有报道，发现肺损害，甚至有ARDS报道，须慎用。

（2）硫酸镁：可拮抗神经–肌肉接头钙离子，解痉、抑制宫缩。用法：5g，静脉滴注，加入250～500ml 5%葡萄糖注射液中。注意事项：防止用药过快、过量抑制呼吸。

六、预后

妊娠期患急性阑尾炎的预后，与妊娠时期合并阑尾病变严重程度相关。妊娠早期，阑尾炎症诊断较易，预后良好。越近妊娠晚期，诊断越困难，误诊概率越大，延误治疗导致阑尾穿孔，甚至发生弥散性腹膜炎，致使孕妇死亡率增高。

第七章 产时医疗保健

第一节 产妇心理

分娩虽是生理现象，但分娩对于产妇确实是一种持久而强烈的应激源。分娩应激既可以产生生理上的应激，也可以产生精神心理上的应激。产妇精神心理因素能够影响机体内部的平衡、适应力和健康。产科医生必须认识到影响分娩的因素除产力、产道、胎儿之外，还有产妇精神心理因素。

相当数量的初产妇从亲友处听到有关分娩时的负面诉说，害怕和恐惧分娩，怕疼痛、怕出血、怕发生难产、怕胎儿性别不理想、怕胎儿有畸形、怕有生命危险，致使临产后焦虑不安、情绪紧张。现已证明，产妇的这种情绪改变会使机体产生一系列变化，如心率加快、呼吸急促、肺内气体交换不足，致使子宫缺氧收缩乏力，产程延长导致产力性难产，同时促使产妇神经内分泌发生变化，兴奋交感神经，释放儿茶酚胺，血管紧张素增加，血压升高，导致胎儿缺血、缺氧，出现胎儿宫内窘迫。不良的心理影响甚至能够出现严重的分娩期并发症如产后出血等。

显而易见，在妊娠期间应对孕妇详细讲解有关分娩的知识；在分娩过程中，医护人员要耐心安慰产妇，讲解分娩是生理过程，尽可能消除产妇不应有的焦虑和恐惧心情，告知掌握分娩时必要的呼吸和躯体放松的技术，使之成为产妇自己控制产痛和帮助分娩的良好工具；开展家庭式产房，准许由丈夫或家人陪伴，这是克服分娩焦虑紧张的重要心理需要，有利于克服孤独感，唤起战胜不顺利的信心，就能较顺利地度过分娩的全过程。新生儿万一出现问题，必须安排适当时机和恰当方式告诉产妇，以免影响产后康复，避免和预防产后忧郁症的发生。

第二节 决定分娩的三因素

产力、产道、胎儿及心理因素是影响分娩的四大因素。若各因素正常且相互适应，胎儿经阴道自然娩出，称正常分娩。

一、产力

将胎儿及其附属物从子宫内逼出的力量，称为产力。产力包括子宫收缩力、腹肌及膈肌收缩力和肛提肌收缩力。

（一）子宫收缩力

子宫收缩力是临产后的主要产力，贯穿整个分娩过程中。临产后的子宫收缩力（简称宫缩）能迫使宫颈管缩短直至消失、宫口扩张、胎先露部下降和胎盘胎膜娩出。临产后的正常宫缩具有以下特点。

1. 节律性 宫缩具有节律性，是临产的重要标志之一。正常宫缩是子宫体部不随意、有节律的阵发性收缩。每次阵缩总是由弱渐强，维持一定时间，随后由强渐弱，直至消失进入间歇期，间歇期子宫肌肉松弛。阵缩如此反复出现，直至分娩全过程结束。

宫缩时，子宫肌壁血管及胎盘受压，致使子宫血流量减少。但宫缩间歇期，子宫血流量又恢复到原来水平，有利于胎儿与母体之间的物质交换。宫缩的这一节律性，既能迫使胎儿娩出，又不致使胎儿缺氧，对胎儿有利。

2. 对称性和极性 正常宫缩起自两侧子宫角部，迅速向子宫底中线集中，左右对称，向子宫下段扩散，此为宫缩的对称性。宫缩以子宫底部最强、最持久，向下逐渐减弱，子宫底部的收缩力和强度是子宫下段的2倍，此为子宫收缩的极性。

3. 缩复作用 宫缩时宫体部肌纤维缩短变宽，收缩后肌纤维虽又重新松弛，但不能完全恢复到原来的长度，经过反复收缩，肌纤维越来越短，这种现象称缩复作用。缩复作用随产程进展使宫腔内容积逐渐缩小，迫使胎先露部不断下降及宫颈管逐渐短缩直至消失。

（二）腹肌及膈肌收缩力

腹肌及膈肌收缩力是第二产程时娩出胎儿的重要辅助力量。特别是第二产程末期配以宫缩时运用最有效，否则容易使产妇疲劳和造成宫颈水肿，致使产程延长。在第三产程，此收缩力还可促使已剥离的胎盘娩出。

（三）肛提肌收缩力

肛提肌收缩力有协助胎先露在骨盆腔进行内旋转的作用。当胎头枕部露于耻骨弓下时，能协助胎头仰伸及娩出，胎儿娩出后胎盘降至阴道时，此收缩力有助于胎盘娩出。

二、产道

产道是胎儿娩出的通道，分为骨产道和软产道两部分。

（一）骨产道

骨产道指真骨盆，是产道的重要部分，骨产道形状、大小与分娩关系密切。

1. 骨盆平面及其主要径线 为了便于了解分娩时胎先露部通过骨产道的过程，临床上将骨盆分为4个假想平面。

（1）骨盆入口平面及其径线：指真假骨盆的交界面，前起耻骨联合上缘，两侧经髂耻缘，至后面的骶岬上缘。其特点是前后径短而横径长。入口平面有四条径线。

1）入口前后径：又称真结合径。由耻骨联合上缘中点至骶岬前缘正中间的距离，平均值为11cm，是胎儿先露部进入骨盆入口的重要径线。

2）入口横径：左右髂耻缘间之最大距离，平均值约为13cm。

3）入口斜径：左斜径为左骶髂关节至右髂耻隆突间的距离，右斜径为右骶髂关节至左髂耻隆突间的距离，平均约为12.75cm。

（2）中骨盆平面：为骨盆最小平面，具有重要的产科临床意义。其前方为耻骨联合下缘，两侧为坐骨棘，后为骶骨下端。中骨盆平面有两条径线即中骨盆横径和中骨盆前后径。

1）中骨盆横径：是指两坐骨棘间的距离，故也称坐骨棘间径。是胎先露部通过中骨盆的重要径线，平均约为10cm。其长短与分娩关系密切。

2）中骨盆前后径：是指耻骨联合下缘中点通过两坐骨棘间连线中点到骶骨下端间的距离，平均约为11.5cm。

（3）骨盆出口平面：即骨盆腔的下口，由两个在不同平面的三角形所组成。前三角的顶端为耻骨联合下缘，两侧为耻骨降支；后三角的尖端为骶尾关节，两侧为骶结节韧带。有4条径线。

1）出口前后径：耻骨联合下缘至骶尾关节间的距离，平均值约为11.5cm。

2）出口横径：又称坐骨结节间径。两坐骨结节间的距离，平均值约为9cm。横径长者，耻骨弓角度也大。

3）出口前矢状径：耻骨联合下缘至坐骨结节间径中点间的距离，平均值约为6cm。

4）出口后矢状径：骶尾关节至坐骨结节间径中点间的距离，平均值约为8.5cm。若出口横径稍短，而出口后矢状径较长，两径之和＞15cm，一般大小的胎头可通过后三角区经阴道娩出。

（4）骨盆轴：骨盆轴为连接骨盆各平面中心点而成的假设曲线，代表骨盆轴。此轴线上段向下向后，中段向下，下段向下向前。

（5）骨盆倾斜度：是妇女直立时，骨盆入口平面与地平面所形成的角度，一般为60°。若角度过大，常影响胎头衔接。

（二）软产道

软产道由子宫下段、子宫颈、阴道、骨盆底软组织构成。

1. 子宫下段的形成　子宫下段由非孕时约1cm的子宫峡部形成。子宫峡部于妊娠12周后逐渐扩展成为子宫腔的一部分，至妊娠末期逐渐被拉长形成子宫下段。临产后的规律宫缩进一步使子宫下段拉长至8～10cm，肌壁变薄成为软产道的一部分。由于子宫肌纤维的缩复作用，子宫上段的肌壁越来越厚，子宫下段的肌壁越来越薄，由于子宫上下段的肌壁厚薄不同，在两者间的子宫内面有一环状隆起，称为生理性缩复环。

2. 子宫颈变化

（1）展平：子宫颈内口受宫缩牵拉及胎先露与羊水囊的支撑，向上向外扩张成漏斗状，颈管展平成为子宫下段的一部分。临产后初产妇的子宫颈先展平后扩张，经产妇则二者同时进行。

（2）扩张：临产前初产妇的宫颈外口仅容指尖，而经产妇则容一指。临产后的宫缩使宫颈向上牵拉，胎先露或羊水囊的直接压迫，宫颈逐渐扩张，宫口开全时为10cm。

（3）盆底、阴道、会阴的变化：胎先露及羊水囊将阴道上部撑开，使之成为向前弯的筒状，阴道黏膜皱襞展平，肛提肌向下向两侧扩展，肌束分开，肌纤维拉长，会阴体变薄以利于胎儿顺利通过。

三、胎儿

（一）胎儿大小

这是决定分娩难易的重要因素之一。胎儿过大致使胎头径线过大且颅骨较硬不易变形，常能引起相对性头盆不称导致难产。

（二）胎位

产道为一纵行管道。若为纵产式（头位或臀位），胎体纵轴与骨盆轴（为连接骨盆各假想平面中点的连线）相一致，容易通过产道。枕先露是胎头先通过产道，较臀先露娩出，但需触清矢状缝及前后囟，以便确定胎位。矢状缝和囟门是确定胎位的重要标志。头先露时，在分娩过程中颅骨重叠，使胎头变形、周径变小，有利于胎头娩出。臀先露时，胎臀先娩出，较胎头周径小且软，阴道不会充分扩张，当胎头娩出时又无变形机会，使胎头娩出困难。肩先露时，胎体纵轴与骨盆轴垂直，妊娠足月活胎不能通过产道，对母儿威胁极大。

（三）胎儿畸形

胎儿某一部分发育异常，如脑积水、联体儿（conjoined twins）等，由于胎头或胎体过大，通过产道常发生困难。

第三节　枕先露的分娩机制

分娩机制是指在分娩过程中，胎先露部通过产道时，在产力作用下为适应骨盆各平面的不同形态，而进行的一连串、被动的转动，使其能以最小径线通过产道的全过程。包括衔接、下降、俯屈、内旋转、仰伸、复位及外旋转等动作。现以临床上最常见的枕左前位为例详加说明。

一、衔接

胎头双顶径进入骨盆入口平面，胎头颅骨的最低点达到或接近坐骨棘水平，称衔接（engagement）。胎头呈半俯屈状，以枕额径衔接。矢状缝坐落在骨盆入口的右斜上，胎头枕骨在骨盆的左前方。胎头衔接后，产前检查时触诊胎头固定。初产妇可在预产期前的1~2周内衔接，经产妇分娩开始后衔接。如初产妇临产后胎头仍未衔接。应警惕头盆不称。

二、下降

胎头沿骨盆轴前进的动作称为下降。下降贯穿整个分娩的始终。下降总是与其他动作同时进行，促使胎头下降。当宫缩时，通过羊水压、腹压以及宫底直接压在胎儿臀部，胎轴压使胎头下降；腹压能加强宫缩的力量，使先露部下降；子宫收缩时，宫腔变长，胎身随之伸直，胎身的变长也能促使胎头下降。胎头的下降动作呈间歇性，当子宫收缩时胎头下降，间歇时胎头又稍退回，因此胎头与骨盆之间的相互挤压也呈间歇性，这样对母婴均有利。

三、俯屈

当胎头继续下降至骨盆底，遇到阻力，处于半俯屈状态的胎头进一步俯屈，使胎儿的颏部更加接近胸部，使胎头衔接时的枕额径（11.3cm）俯屈后改变为枕下前囟径（9.5cm），有利于胎头进一步下降。

四、内旋转

胎头为适应骨盆纵轴而旋转，使矢状缝与中骨盆及下口前后径相一致，称为内旋转。内旋转使胎头适应中骨盆及骨盆下口前后径大于横径的特点，有利于胎头下降。枕先露时，胎头枕部位置最低，先到达骨盆底，肛提肌收缩将胎头枕部推向阻力小、部位宽的前方。枕左前位内旋转时，胎头向前向中线（即向右）旋转45°，后囟转至耻骨弓的下方，胎头于第一产程末完成内旋转动作。

五、仰伸

完成内旋转后，胎头下降达阴道外口时，宫缩和腹压继续迫使胎头下降，而肛提肌收缩力又将胎头向前推进，两者的共同作用使胎头沿骨盆轴下段向下向前的方向转向上，胎头枕骨下部达耻骨联合下缘时，以耻骨弓为支点，使胎头逐渐仰伸，胎头的顶、额、鼻、口、颏相继娩出。当胎头仰伸时，胎儿双肩径沿左斜径进入骨盆上口。

六、复位及外旋转

胎头娩出时，胎儿双肩径沿骨盆入口左斜径下降。胎头娩出后，为使胎头与胎肩恢复正常解剖关系，胎头枕部向左旋转45°，称复位。胎肩在盆腔内继续下降，前（右）肩向前向中线旋转45°时，胎儿双肩径转成与骨盆出口前后径相一致的方向，胎头枕部需在外继续向左旋转45°，以保持胎头与胎肩的垂直关系，称外旋转。

七、胎儿娩出

外旋转完成后，前肩由耻骨弓下先娩出，后肩即由会阴前缘娩出，然后胎身及下肢随之娩出。

第四节　先兆临产及临产的诊断

一、先兆临产

分娩发动前，出现预示孕妇不久将临产的症状称先兆临产。

（一）假临产

分娩发动之前，孕妇常出现时间长短不等的"假临产"。假临产的特点是宫缩持续时间短且不恒定，间歇时间长且不规律，宫缩强度不增加，常在夜间出现而于清晨消失，宫缩只引起轻微胀痛且局限于下腹部，宫颈管不短缩，宫口扩张不明显，给予镇静剂能抑制这种"假临产"。

（二）轻松感

初产妇多有轻松感，感到上腹部较前舒适，进食量增多，呼吸较轻快，系胎先露部下降进入骨盆入口后，子宫底下降的缘故。因压迫膀胱，常伴有尿频症状。

（三）见红

在分娩发动前24～48小时内，因宫颈口附近的胎膜与该处的子宫壁分离，毛细血管破裂而有少量出血，与宫颈管内的黏液相混排出，称见红，是分娩即将开始的比较可靠的征象。如阴道流血量较多，应想到妊娠晚期出血如前置胎盘等。

二、临产的诊断

临产开始的标志为有规律且逐渐增强的子宫收缩，持续30秒或以上，间隙5～6分钟，同时伴随进行性宫颈管消失、宫口扩张和胎先露下降。

从规律性宫缩开始，到胎儿胎盘娩出为止的全部时间，称总产程。根据分娩阶段的不同特点，临床分为三期。

第一产程（子宫颈扩张期）：从子宫有规律性收缩开始，到子宫颈口开全为止。初产妇该期12～16小时，经产妇6～8小时。

第二产程（胎儿娩出期）：从子宫颈口开全到胎儿娩出。初产妇该期1～2小时，经产妇约在1小时内或仅数分钟。

第三产程（胎盘娩出期）：从胎儿娩出到胎盘娩出。该期需5～15分钟，一般不超过30分钟。

第五节　分娩的临床经过及处理

一、第一产程的临床经过及处理

（一）临床表现

1. 规律宫缩　产程开始时，宫缩弱，间歇时间长，5～6分钟，持续时间短，约30秒钟，随着产程进展宫缩持续时间渐长，50～60秒，且强度不断增加，间歇期渐短，为2～3分钟。宫口近开全时，宫缩持续时间可长达1分钟或1分钟以上，间歇期仅1分钟或稍长。

2. 宫口扩张　通过肛诊或阴道检查可以确定宫口扩张程度。子宫规律的反复收缩及缩复，宫体部肌壁越来越厚，下段被牵拉变长变薄，宫颈管展平，宫口渐开大直到开全（10cm）。

3. 胎头下降程度　是决定能否经阴道分娩的重要观察项目。为能准确判断胎头下降程度，应定时行肛门检查，以明确胎头颅骨最低点的位置，并能协助判断胎位。

4. 胎膜破裂　简称破膜。宫缩时，子宫羊膜腔内压力增高，胎先露部下降，将羊水阻断为前、后两部，在胎先露部前面的羊水不多，约为100ml，称为前羊水，形成前羊水囊。它有助于扩张宫口。宫缩继续增强，子宫羊膜腔内压力更高，当羊膜腔压力增加到一定程度时自然破膜。破膜多发生在宫口近开全时。

（二）观察与处理

产妇临产入院后，其精神状态可影响产程的进展，尤其是对于初产妇，更应注意其心理活动,做好心理护理,主动与她交谈,热情指导,关心体贴,讲解分娩是生理过程,使其消除顾虑,增强对分娩的信心和对医务人员的依赖感与安全感,争取产妇的主动配合。

为了细致观察产程,做到检查结果记录及时,发现异常能尽早处理,目前多采用产程图(partogiam)。产程图横坐标为临产时间(小时),纵坐标左侧为宫口扩张程度(cm),右侧为先露下降程度(cm),画出宫口扩张曲线和胎头下降曲线,对产程进展可一目了然。

1. 子宫收缩　最简单的方法是由助产士以手掌放于产妇腹壁上观察,宫缩时宫体部隆起变硬,间歇期松弛变软。定时连续观察宫缩持续时间、强度、规律性以及间歇期时间,并予以记录。用胎儿监护仪描记的宫缩曲线,可以看到宫缩强度、频率和每次宫缩持续时间,是较全面反映宫缩的客观指标。

2. 胎心　用听诊器于宫缩间歇时每隔1~2小时听胎心1次。此法简便,但仅能获得每分钟的胎心率,不能分辨瞬间变化,不能识别胎心率的变异及其与宫缩、胎动的关系,容易忽略胎心率的早期改变。用胎心监护仪描记的胎心曲线,可观察胎心率的变异及其与宫缩、胎动的关系。于第一产程后半期,当宫缩时胎头受压,颅内压增高,脑血流量一时性减少,可使胎儿一时性缺氧,胎心率减慢,但每分钟不应少于100次,宫缩后胎心率迅速恢复到原来水平。如宫缩后胎心率不能迅速恢复,或胎心率< 120次／分或>160次／分,均提示胎儿缺氧,应边查找原因边处理,立即给产妇吸氧,改为左侧卧位等。

3. 血压　于第一产程期间,宫缩时血压常升高0.67~1.33kPa,间歇期恢复原状。应每隔2小时测量1次。如发现血压升高,应增加测量次数,并予以相应的处理。

4. 破膜　胎膜多在宫口开全时自然破膜,前羊水流出。当胎膜破裂,应立即听胎心,并观察羊水的性状、颜色和流出量,记录破膜时间。若发现胎心变慢、羊水明显污染,应立即阴道检查,注意有无脐带脱垂,并给予紧急处理。若胎头浮动未入骨盆时需卧床,以防脐带脱垂。若破膜超过12小时尚未分娩者,应给予抗生素预防感染。

5. 宫口扩张及胎头下降　宫口扩张曲线将第一产程分为潜伏期和活跃期。潜伏期是指临产后规律宫缩开始到宫口扩张3cm,此期约需8小时,最大时限为16小时,超过16小时称潜伏期延长。活跃期是指宫口扩张3~10cm,此期约需4小时,最大时限为8小时,超过8小时为活跃期延长。可疑有难产因素存在。活跃期又分为3期,即加速期(宫口扩张3~4cm,约需1.5小时)、最大加速期(宫口扩张4~9cm,约需2小时)和减速期(宫口扩张9~10cm,约需0.5小时),然后进入第二产程。

胎头下降程度是以胎头颅骨最低点与坐骨棘的关系标明,胎头于潜伏期下降不明显,于活跃期每小时平均下降0.86cm,可作为分娩顺利与否的有效指标之一。

6. 精神安慰　产妇的精神状态能够影响宫缩和产程进展。特别是初产妇,由于产程较长,容易产生焦虑、紧张和急躁情绪,不能按时进食和很好休息。助产人员应安慰产妇并耐心讲解分娩是生理过程，增强产妇对自然分娩的信心，调动产妇的积极性与助产人员密切合作，以便能顺利分娩。若产妇精神过度紧张，宫缩时喊叫不安，应在宫缩时指导做深呼吸动作，或用双手轻揉下腹部。若产妇腰骶部胀痛时，用手拳压迫腰骶部，常能减轻不适感。也可选用针刺双侧太冲及三阴交穴，以减轻疼痛感觉。

7. 活动　进入产程后，应根据产妇具体情况而决定能否活动，正常初产妇宫口扩张在4cm以下，可以自由活动。但遇胎膜已破、阴道流血，用镇静、止痛剂后，或宫缩很紧，产程进展快者需卧床休息，主动给予生活护理，如饭前洗手、及时递送便盆等。

8. 饮食　临产后产妇消化道的蠕动功能及消化能力均减弱，食物在胃内停留时间延长，且易呕吐，故产程中应劝告半流质饮食，应少量多次，目前有供应产妇用的高能量食物，以弥补产程中的能量消耗。如产妇因呕吐而不能进食者，应作静脉补液及补充电解质。

9. 注意排尿及膀胱充盈　临产后每2～3小时排尿1次。膀胱过胀会影响头下降及宫缩强度，且易发生产后尿潴留。如小便不能自解者，先给诱尿，失败后在消毒情况下导尿。

10. 清洁卫生　临产后产妇出汗多，外阴分泌物增多及见红，破膜后羊水流出，使产妇感到不适，应及时更换垫单，换内衣裤，并保持会阴清洁等，每次大便后应冲洗外阴，以保持清洁。

11. 肛门检查（简称肛诊）　临产后应适时在宫缩时行肛诊，次数不应过多。临产初期每隔4小时1次，活跃期每隔2小时1次，经产妇或宫缩频者肛诊间隔应缩短，肛查能了解宫颈软硬程度、厚薄、宫口扩张程度、是否已破膜、骨盆腔大小、坐骨棘是否突出、骶尾关节活动度、确定胎位及胎头下降程度等。

肛门检查方法：产妇仰卧，两腿屈曲分开。检查者站于产妇右侧，检查前用消毒纸遮盖阴道口避免粪便污染阴道。右手食指戴手套，涂润滑剂后，轻轻将食指伸入直肠内，其余各指取握拳姿势。检查时，食指向后触及尾骨尖端，了解尾骨活动度，再摸两侧坐骨棘是否突出，并确定胎头高低，然后用指端掌侧探查宫颈口，摸清其四周边缘，估计宫口扩张的厘米数。当宫口近开全时，仅能摸到一个窄边。当宫口开全时，则摸不到宫口边缘。未破膜者，在胎头前方可触到有弹性的羊膜囊。已破膜者，则可直接触到胎头，若无水肿，还能摸清颅缝及囟门的位置，有助于确定胎位。若能触及有血管搏动的索状物，考虑为脐带先露或脐带脱垂，需及时处理。

12. 阴道检查　应在严格消毒后进行，并不增加感染的机会。适用于肛诊检查不清、产程进展缓慢、阴道流血量多、疑有脐带先露或头盆不称者。能直接摸清骨盆腔的大小、先露部高低及胎位，宫颈口的软硬度及扩张程度，明确有无头盆不称、脐带脱垂及出血原因，尽可能地纠正异常胎位，决定进一步处理方法。

13. 其他　初产妇及有难产史的经产妇，应再次行骨盆外测量。有妊娠合并症或并发症者，应给予相应的治疗。

二、第二产程的临床经过及处理

宫口开全后，宫缩较第一产程增强，持续1分钟或以上，间歇期仅为1~2分钟。当胎先露部降至骨盆出口压迫骨盆底组织时，产妇有排便感，不自主地向下屏气。随着产程进展，会阴渐膨隆和变薄，肛门松弛。于宫缩时胎头露出于阴道口，露出部分不断增大。在宫缩间歇期，胎头又缩回阴道内，称胎头拨露，直至胎头双顶径越过骨盆出口，宫缩间歇时胎头不再回缩，称胎头着冠。此后会阴极度扩张，产程继续进展，胎头娩出。出现胎头复位及外旋转后，前肩和后肩相继娩出，胎体很快娩出，后羊水随之涌出。经产妇的第二产程短，上述临床表现不易截然分开，有时仅需几次宫缩，即可完成胎头的娩出。

产妇常感精疲力竭，怀疑自己分娩的能力，胎儿娩出后先兴奋后安静。

（一）观察产程及处理

1. 密切监测胎心　此期宫缩频而强，需密切监测胎儿有无急性缺氧，应勤听胎心，通常每5~10分钟听一次。若发现胎心确有变化，应立即做阴道检查，尽快结束分娩。

2. 指导产妇屏气　产妇若能正确运用腹压，可加速产程进展。宫缩时先行深吸气屏住，然后如解大便样向下用力屏气以增加腹压。宫缩间歇时，产妇全身肌肉放松、安静休息。

3. 接产准备　初产妇宫口开全、经产妇宫口扩张4cm且宫缩规律有力时，将产妇送至产室做出接产准备工作。按常规消毒产妇外阴部，铺无菌巾于臀下，接产者按无菌操作常规洗手、戴手套及穿手术衣后，打开产包，铺好无菌巾准备接产。

4. 接产　当胎头拨露使会阴紧张时，接产者开始保护会阴。具体方法是，在会阴部盖上一块无菌巾，接产者右肘支在产床上，右手拇指与其余四指分开，利用手掌大鱼际肌顶住会阴部。每当宫缩时，应向上内方托按，同时左手轻轻下压胎头枕部，协助胎头俯屈和使胎头缓慢下降。宫缩间歇时，保护会阴的手稍放松些，以免压迫过久引起会阴水肿。当胎头枕部在耻骨弓下露出时，左手应按分娩机转协助胎头仰伸。此时若宫缩强，应嘱产妇张口哈气解除腹压的作用，让产妇在宫缩间歇时稍向下屏气，使胎头缓慢娩出。胎头娩出后，右手仍应注意保护会阴，不要急于娩出胎肩，而应先以左手自胎儿鼻根向下颏挤压，挤出鼻内的黏液和羊水，然后协助胎头复位及外旋转，使胎儿双肩径与骨盆出口前后径相一致。接产者的左手将胎儿颈部向下轻压，娩出前肩，然后上提胎头使后肩从会阴前缘缓慢娩出。双肩娩出后，右手方可放松，最后双手协助胎体及下肢相继以侧位娩出，并记录胎儿娩出时间。

对会阴条件差、胎儿偏大、初产妇、臀先露助产及经阴道助娩术时，为对母婴有利，应做会阴侧切术。

胎头娩出时，如脐带绕颈（Cord around neck）一周且较松，可从头部滑下或顶肩部推开，便于胎体娩出。如绕颈数周或过紧，可用两把血管钳夹住，从中剪断，胎肩胎身即可娩出。

三、第三产程临床经过及处理

（一）临床表现

胎儿娩出后，宫底降至脐下1～2cm。数分钟后宫底上升并可有少量阴道流血，这是由胎盘与子宫壁发生错位而剥离，剥离后的胎盘降至子宫下段，子宫体被推向上方之故。此时可见到脐带向外延伸，并且用手在耻骨联合上方压子宫时，脐带不再回缩。

胎盘娩出有母面娩出式和子面娩出式两种方式。子面娩出方式又称Schultz娩出式。胎盘从中央开始剥离，随后胎盘周边相继剥离，胎盘胎儿面先露出阴道口。其特点是胎盘先剥离，后见少量阴道流血。此种方式多见。母面娩出方式又称Duncan娩出式，胎盘从边缘开始剥离，然后波及整个胎盘，胎盘的母体面先露出阴道口，其特点是先有较多阴道流血，胎盘后排出。此种方式少见。

（二）处理

1. 新生儿处理　胎儿娩出后，接生人员应进行新生儿处理，抓紧时间有利于新生儿，不需等待胎盘娩出再处理。处理包括：

（1）清理呼吸道和保暖：当胎头娩出时，不必急于娩出胎肩，应先将新生儿口鼻的黏液及羊水挤出或用负压吸引。娩出的新生儿断脐后，继续清除呼吸道的黏液及羊水。当确认呼吸道通畅而仍未啼哭时，可用手轻拍新生儿足底，刺激新生儿大声啼哭。注意保暖，擦干新生儿躯体的羊水。

（2）阿普加评分（Apgar评分）及其意义：新生儿Apgar评分法用以判断新生儿有无窒息及窒息的程度，是以出生后1分钟时的心率、呼吸、肌张力、喉反射及皮肤颜色5项体征为依据，每项为0～2分。8～10分属正常新生儿，需清理呼吸道等一般处理；4～7分为轻度窒息需清理呼吸道、人工呼吸、吸氧、用药等措施才能恢复；0～3分为重度窒息，需紧急抢救，行喉镜直视下气管内插管并给氧。缺氧较严重的新生儿，应在出生5分钟时再次评分。

（3）处理脐带：新生儿啼哭后，在距脐根0.5cm处用粗线结扎第一道，再在结扎线外0.5cm处结扎第二道，在第二道结扎线外0.5cm处剪断脐带，消毒断面及脐根，以无菌纱布包盖好，再用脐带布包扎。结扎脐带时必须扎紧，防止脐出血，避免用力过猛造成脐带断裂。目前，多数医院用气门芯、脐带夹等方法结扎脐带，效果良好。

（4）处理新生儿：新生儿查体，填写病历。擦净新生儿足底部胎脂，打足印及母指印于新生儿病历上。经详细体格检查后，系以标明新生儿性别、体重、出生时间、母亲姓名、床号的手腕和包被，将新生儿抱给母亲进行首次吸吮乳头并使母婴皮肤接触至少30分钟。

2. 协助胎盘娩出　正确处理胎盘娩出可减少产后出血的发生。接产者切忌在胎盘尚未完全剥离时用手按揉、下压宫底或牵拉脐带，以免引起胎盘部分剥离而出血或拉断脐带，甚至造成子宫内翻。当确认胎盘已完全剥离时，子宫缩时让产妇用腹压，左手轻轻按压宫底，右手轻拉脐带，协助娩出胎盘。当胎盘娩出至阴道口时，接产者用双手托住胎盘，向一个方向旋转并缓慢向外牵拉，协助胎盘胎膜完整剥离排出。若在胎膜排出过程中，发现胎膜部分断裂，可用血管钳夹住断裂上端的胎膜，再继续向原方向旋转，直至胎膜完全排出。胎盘胎膜排出后，按摩子宫刺激其收缩以减少出血，同时注意观察并测量出血量。

3. 检查胎盘胎膜是否完整　将胎盘铺平，先检查母体面，有无胎盘小叶缺损，然后将胎盘提起，检查胎膜是否完整，再检查胎儿面有无血管断裂即能及时发现副胎盘。若有副胎盘、大部胎盘胎膜残留时，应在无菌操作下伸手入宫腔内，取出残留组织。

4. 检查软产道　胎盘娩出后，立即检查会阴、小阴唇内侧、尿道口周围及阴道、宫颈有无裂伤。若有裂伤，应立即缝合。

5. 预防产后出血　分娩结束后，正确估计出血量，正常分娩出血量不应超过300ml。有人主张产后常规使用宫缩药，实属不必要，因为大多数产妇分娩后宫缩良好。若过去有产后出血史或易出现宫缩乏力者（如多产、多胎、羊水过多等），可于胎儿前肩娩出时静脉注射10U缩宫素，也可于胎儿娩出后立即经脐静脉快速注入含10U缩宫素的生理盐水20ml，促使胎盘迅速剥离。若胎儿娩出30分钟后，胎盘仍未排出，出血不多时，静脉注射缩宫素后仍不能使胎盘排出时，再行手取胎盘术。若产后大出血是因胎盘或胎膜残留引起，则应立即行清宫术。麦角类制剂因有抑制泌乳作用，故应慎用。

第六节　家庭接生与紧急情况下接生

一、接生箱内容

接生箱要经常准备好，随用随取，切忌临时拼凑，手忙脚乱，丢三落四。

（一）接生包内容

1. 敷料类　中单2块、腿套2件、会阴垫1块、治疗巾4块、接生衣2件、消毒纱布及棉球适量、手套2副。

2. 脐带包　脐带线2根、棉签4根、纱布4块、脐绷带1卷。

3. 器械类　弯盘2个、刷子2把、血管钳2把、剪刀1把、持针器1把、圆针及三角针各2、导尿管1根、吸痰管1根、0号及1号铬制肠线各2管、细丝线一束。

（二）其他用品

1. 一次性灭菌注射器5ml 2个；30ml2个，消毒针灸针若干，盛于消毒盒内。
2. 听诊器、血压计、骨盆测量器、卷尺、肛指套、塑料布或油布1块、胶布1卷。
3. 药品类　75%酒精200ml，2.5%碘酒30ml，新洁尔灭200ml，催产素（10U），麦角新碱（0.2mg）、维生素K各2支，咖啡因、可拉明、哌替啶、吗啡、10%氯化钙各1支、0.5%普鲁卡因100 ml。

二、家庭接生

1. 到达产妇家，首先了解情况，如产程进展如何，防止漏产；有无难产情况，在产妇家或当地是否能够处理；产妇住处卫生条件、光线如何，以便安排接产。

2. 要分别轻重缓急决定工作程序，如时间许可，嘱产妇家准备开水；室内只留1～2名家属协助工作；移开拥挤之家具，便于工作时有回旋余地；选择好自然光线或备好照明用灯；如产妇床顶及接产活动区域之天棚有灰尘、蜘蛛网等，应在此区域之上以塑料布顶挡。

如果时间来不及，可集中精力准备接产。总之，家庭接生的条件较差，要机动灵活地进行工作。原则上要求不漏产；尽可能无菌操作、预防感染；警惕并防止产后出血。遇有疑难，可向当地党和行政组织汇报，取得支持和协助。

三、紧急情况下接生

在紧急情况下遇到临产妇，首先移至避风、僻静、清洁处躺下，取身边较洁净的塑料布（或雨衣、毛巾等）垫于产妇臀下。观察其宫缩、会阴膨出、肛门松弛，或胎头拨露等，如即将产出，可用毛巾或纸张覆盖会阴部，以手抵住，避免胎儿娩出过速。

宫缩间歇时，就地取材，以肥皂水、烧酒等消毒接产者的手及产妇外阴部。如有刀、剪，应先煮沸或以火焰消毒，然后断脐。如无刀剪或不能消毒，可用线暂时结扎脐带中段，将新生儿联合胎盘送往附近医疗单位或住家，在消毒条件下处理脐带。产后注意防止感染。最好对母婴分别肌内注射破伤风抗毒素1500～3000U。

第七节　产时保健要点

保健人员要重视产妇的心理保健，使产程尽量符合生理过程，尽可能减少不必要的医疗干预，对每例分娩均应由受过正式培训的医务人员接生。产时保健要点可概括为"五防、一加强"。五防是防滞产、防感染、防产伤、防出血、防窒息；一加强是加强对高危妊娠的产时监护和产程处理。

一、防滞产

细致观察产程经过，做好产程图监护，严格按产程图时限警戒和处理产程，正确使用缩宫素催产。

二、防感染

严格执行产房消毒隔离制度及无菌操作规程，正确应用预防性和治疗性抗生素。

三、防产伤

严格执行各产程处理常规，及时发现和正确处理各种难产，否则可因难产造成产妇软产道损伤和新生儿产伤。

1. 若会阴肌肉较紧或弹性差时，或做阴道助产手术前，应行会阴侧切开术，以免会阴过度撕裂。

2. 若行胎头吸引器助娩，注意负压不可过高（不超过53.2kPa，即400mmHg），吸引和牵拉时间不可过长（不超过15分钟），滑脱次数不应超过2次。胎儿有出血倾向者（早产儿、低体重儿）不应选用胎头吸引器助娩。

3. 若用产钳，只准行低位产钳术，且产后必须常规检查会阴、阴道、穹隆和宫颈有无裂伤，以便及早发现软产道损伤并及时缝合。

4. 慎重考虑臀先露经阴道分娩的适应证。若经阴道助娩，必须严格按照分娩机制操作，避免后出胎头困难，造成新生儿大脑镰、小脑幕的撕裂、锁骨骨折、肱骨骨折等。

四、防出血

1. 有产后出血倾向的高危产妇应提前住院，积极治疗并做好配血输血准备。

2. 分娩过程中应及时纠正子宫收缩乏力，预防产程延长。经阴道分娩应预防软产道裂伤出血。若行剖宫产，应避免切口撕裂，且不应急于行人工剥离胎盘，均能减少术中出血。

3. 应及时正确娩出胎盘，常规检查胎盘胎膜是否完整，并应及时处理胎盘剥离不全或残留。胎儿胎盘娩出后应及时给予子宫收缩剂，以加强宫缩，减少出血。

4. 产后密切观察2小时。有学者称产后2小时为第四产程，因产后大出血多发生在产后2小时内。

五、防窒息

严密监测胎心，观察羊水，防治胎儿窘迫，处理好新生儿第1次呼吸，预防新生儿窒息，并加强出生时保暖工作。

六、加强

加强对高危妊娠的产时监护和产程处理。

1. 高危孕妇应提前住院待产，分娩前积极改善孕妇状态，提高胎儿对缺氧的耐受力，选择恰当分娩方式，适时终止妊娠。

2. 用胎儿监护仪连续监护胎心率和宫缩，必要时做胎儿头皮血pH值测定。

3. 缩短产程，及时行人工破膜，若有胎儿窘迫征象，应尽早结束分娩。

4. 产科医生和儿科医生密切合作，做好新生儿的抢救工作。

5. 转诊时应有医务人员陪同，使产妇避免震动，采取左侧卧位，必要时吸氧，维持静脉滴注，严密观察血压、脉搏、宫缩、胎心、阴道流血等。

第八章　产时常见并发症的防治

第一节　产力异常

产力主要是指子宫收缩力，其具有节律性、对称性、极性，同时有一定的强度和频率。这些要素发生异常则称为子宫收缩力异常，简称产力异常。分为子宫收缩乏力和子宫收缩过强两类。每类又分为协调性子宫收缩和不协调性子宫收缩。

在宫口扩张的任何阶段，宫缩异常的特征是产程进展受阻，其诊断在潜伏期较困难，有时仅是回顾性诊断。

子宫收缩乏力

子宫收缩强度低，其节律性、对称性和极性表现正常的协调性，但其阵缩间歇时间长，且不规则，持续时间短，称子宫收缩乏力（简称宫缩乏力），又称低张性宫缩乏力。羊膜腔的压力测定，子宫收缩力小于4.00kPa（30mmHg），间歇时为小于1.07~1.60kPa（8~12mmHg），故又称为低张型子宫收缩乏力。

按时间可分为原发性宫缩乏力（产程开始即表现为子宫收缩乏力）和继发性宫缩乏力（当产程进行到某一阶段时表现出子宫收缩乏力）。

一、病因

临床上所见的原因是多方面的，常与以下因素有关。

1. 头盆不称、胎位异常　胎先露位置较高，不能紧贴子宫下段和子宫颈，不能有效地引起反射性子宫收缩。

2. 子宫因素　子宫壁过度伸展（如双胎、羊水过多、巨大胎儿等），子宫肌纤维变性（如多次妊娠分娩或曾有过子宫急慢性感染），子宫发育不良或畸形子宫（如双角子宫等）。

3. 内分泌异常　孕妇体内雌激素、催产素、乙酰胆碱不足，孕激素下降缓慢、子宫对乙酰胆碱的敏感性降低等。

4. 药物影响　临产后使用大量镇静剂，如哌替啶、硫酸镁、苯巴比妥等。

5. 精神因素　对分娩有顾虑，临产后精神过度紧张；使大脑皮质受抑制，影响子宫收缩。

6. 其他　产妇过度疲劳、进食少、膀胱充盈影响胎先露部下降，第一产程过早地使用腹压。

二、分类

根据发生时间的不同，可分为原发性子宫收缩乏力和继发性子宫收缩乏力。

1. 原发性子宫收缩乏力　产程开始后即表现子宫收缩乏力，宫缩强度不增加，频率不加快。

2. 继发性子宫收缩乏力　产程开始时子宫收缩良好，在产程中因某种原因，影响子宫收缩，使产程停滞不前或进展缓慢。

三、诊断

临床表现：子宫收缩虽协调，但持续时间短，间歇时间长，力量弱。宫缩高峰时子宫底部不硬，宫腔压力不超过4kPa（30mmHg），不足以使宫颈按正常速度扩张，胎先露下降缓慢，通过产程图观察可有下列情况：

1. 潜伏期延长　宫颈扩张3cm之前为潜伏期，正常为8～16小时，>16小时为延长，多见于原发性子宫收缩乏力。

2. 活跃期延缓或停滞　宫口从3cm至完全开大为活跃期，正常为4～8小时，宫颈扩张进程每小时<1.2cm为延缓，宫颈停止扩张达2小时以上为停滞，多见于继发性子宫收缩乏力。

3. 胎头下降延缓或停滞　宫口扩张达9～10cm阶段，胎头下降速度每小时<1cm为胎头下降延缓，1小时以上不下降为胎头下降停滞。

4. 第二产程延长或停滞　>1小时无进展为停滞，>2小时为延长。

如正规宫缩开始后，总产程超过24小时，称为滞产。

四、对母儿的影响

（一）子宫收缩乏力

1. 对产妇的影响　由于产程延长，产妇休息不好，进食少，精神疲惫及体力消耗，可出现疲乏无力、肠胀气、排尿困难等，影响子宫收缩，严重时可引起脱水、酸中毒、低钾血症。由于第二产程延长，膀胱被压迫于胎头和耻骨联合之间，可导致组织缺血、水肿、坏死，形成膀胱阴道瘘。胎膜早破及多次肛查或阴道检查可增加感染机会。产后宫缩乏力影响胎盘剥离、娩出和子宫壁的血窦关闭，容易引起产后出血。

2. 对胎儿的影响　协调性宫缩乏力容易造成胎头在盆腔内旋转异常，使产程延长，增加手术机会，对胎儿不利；不协调性子宫收缩乏力，不能使子宫壁完全放松，则对子宫胎盘影响大，胎儿在子宫内缺氧，容易发生胎儿窘迫。

（二）子宫收缩过强

1. 对母体的影响　宫缩过强，产程过快，可导致初产妇宫颈、阴道及会阴撕裂伤。接生时来不及消毒可致产褥感染。产后子宫肌纤维缩复不良易发生胎盘滞留或产后出血。

2. 对胎儿及新生儿的影响　宫缩过强过频将影响子宫胎盘的血液循环，使胎儿宫内缺氧，易发生胎儿窘迫、新生儿窒息或死亡。胎儿娩出过快，使胎头在产道内受到的压力突然解除，可致新生儿颅内出血。来不及消毒、接生，易发生入院前出生（birth before admission， BBA），新生儿易发生感染、坠地，导致骨折、外伤。

五、治疗

（一）协调性子宫收缩乏力

影响宫缩的原因比较复杂，不可能在分娩前或分娩刚开始就能预见，只能在分娩进展中严密观察产程，找出主导因素，检查有无头盆不称与胎位异常，阴道检查了解宫颈扩张和胎先露部下降情况等才能做出判断，正确处理。

1. 第一产程

（1）一般处理：消除精神紧张，多休息，鼓励产妇多进食，注意营养与水分的补充。不能进食者静脉补充营养，静脉滴注10%葡萄糖液500～1000ml内加维生素C 2g。伴有酸中毒时应补充5%碳酸氢钠。低钾血症时应给予氯化钾缓慢静脉滴注。产妇过度疲劳，缓慢静脉推注地西泮10mg或哌替啶100mg肌内注射。初产妇宫口开大不足4cm，胎膜未破者，应给予温肥皂水灌肠。排尿困难者，先行诱导法，无效时及时导尿。破膜12小时以上应给予抗生素预防感染。

（2）加强宫缩：加强宫缩的处理一定是在密切观察胎心变化的前提下进行。具体处理有物理方法及应用外源性缩宫药：

1）鼓励产妇进食进水，对摄入量不足者需补充液体，不能进食者每日液体摄入量不少于2500ml，按医嘱可将维生素C 1～2g加入5%～10%葡萄糖液500～1000ml中静脉滴注。对酸中毒者根据二氧化碳结合力，补充适量5%碳酸氢钠液，同时注意纠正电解质紊乱。

2）指导产妇在宫缩间歇时休息、睡眠或在胎膜未破前适量下床进行活动，对产程时间长产妇过度疲劳或烦躁不安者，按医嘱可给予镇静剂，用地西泮10mg缓慢静脉推注或哌替啶100mg肌内注射，使其休息后体力有所恢复，子宫收缩力也得以恢复。

3）督促产妇喝水并定时排空膀胱，对自然排尿有困难者可先行诱导法，无效时应予以导尿，因为排空膀胱能增宽产道。

4）如能排除头盆不称、胎位异常和骨盆狭窄，无胎儿窘迫，产妇无剖宫产史，可按医嘱给予哌替啶100mg或吗啡10～15mg肌内注射。在不协调性宫缩转化为协调性宫缩的前提下，按医嘱可选用以下方法加强子宫收缩：①刺激乳头可加强宫缩。②人工破膜：宫颈扩张3cm或3cm以上，无头盆不称，胎头已衔接者，可行人工破膜。破膜后先露下降紧贴子宫下段和宫颈，引起反射性宫缩，加速宫口扩张。③催产素静脉滴注：第一产程用5%葡萄糖液500ml静脉滴注，每分钟8～10滴，然后加入催产素2.5～5U，摇匀，每隔15分钟观察1次子宫收缩、胎心、血压和脉搏，并予以记录。滴速一般不宜超过40滴／分，以子宫收缩达到持续40～60秒，间隔2～4分钟为好。催产素静脉滴注，必须专人监护，随时调节剂量、浓度和滴速，以免因子宫收缩过强而发生子宫破裂或胎儿窘迫。④第二产程于胎儿前肩娩出时用催产素10U肌内注射或静脉滴注，以预防产后出血。胎儿、胎盘娩出后加大宫缩剂用量，以防止产后出血。

2. 第二产程的处理　如无头盆不称，出现宫缩乏力时，也应加强宫缩，促进产程进展，并积极结束分娩。枕先露者，若胎头双顶径已通过坐骨棘平面，等待自然分娩，或行会阴侧切，胎头吸引或产钳助产；如双顶径在坐骨棘水平以上者，或伴有胎儿窘迫征象者应行剖宫产术。

3. 第三产程的处理　当胎儿前肩露于阴道口时，可给予缩宫素10～20U静脉滴注，预防产后出血，若破膜时间长、产程长，应给予抗生素预防感染。

（二）不协调性子宫收缩乏力

处理原则是调节子宫收缩，恢复其极性。给予镇静剂哌替啶100mg，或吗啡10～15mg肌内注射，或地西泮10mg静脉滴注，使产妇充分休息，醒后多能恢复为协调性宫缩。在未恢复为协调性宫缩前，禁用缩宫素。若经处理不协调宫缩已被控制，但宫缩仍弱，可用协调性宫缩乏力时加强宫缩的各种方法处理。若经处理不协调宫缩未能得到纠正，或伴胎儿窘迫现象，均应行剖宫产术。

六、预防

1. 加强孕期保健，积极治疗营养不良和慢性全身性疾病。做好产前心理疏导，解除其顾虑和恐惧心理。

2. 分娩前关心产妇休息，注意饮食，及时排空直肠膀胱，避免过多使用镇静剂。

3. 严密观察产程进展，及时发现可能导致难产的因素，并积极给予处理。

子宫收缩过强

一、诊断

（一）协调性子宫收缩过强

协调性子宫收缩过强是指宫缩的节律性、对称性和极性均正常，仅是子宫收缩力过强、过频。如果子宫收缩过强，且产道无阻力，宫颈在短时间迅速开全，分娩在短时间内结束，总产程不足3小时者，称为急产，经产妇多见。

（二）不协调性子宫收缩过强

1. **强直性子宫收缩**　常见于缩宫药使用不当。特点是子宫收缩失去节律性，呈持续性、强直性收缩。产妇因持续性腹痛常伴有烦躁不安、腹部拒按表现，常不易查清胎位及胎心。若合并产道梗阻，可形成病理缩复环。

2. **子宫痉挛性狭窄环**　子宫壁某部肌肉呈痉挛性不协调性收缩所形成的环形狭窄，持续不放松，称子宫痉挛性狭窄环。常出现在子宫上下段交界处，也可发生在胎体某一狭窄部位，如颈、腰部。多因精神紧张、过度疲劳、催产素使用不当或粗暴的产科检查、处理所致。产妇可出现持续性腹痛、烦躁不安、宫颈扩张缓慢，胎先露停滞，胎心音时快时慢。阴道检查可触及狭窄环，特点是此环不随宫缩上升，与病理缩复环不同。狭窄环可发生在任何产程，若发生在第三产程，表现为胎盘滞留。

二、对母儿的影响

（一）对母体的影响

由于宫缩过强、过频，软产道未充分扩张，助产人员未来得及准备接生，易导致会阴、阴道、宫颈撕裂伤；接生时来不及消毒，可致产褥感染。产后肌纤维恢复能力差，易造成胎盘滞留或产后出血。

（二）对胎儿及新生儿的影响

宫缩过强、过频影响子宫胎盘的血液循环，胎儿窘迫的机会增多，出生后导致新生儿窒息。由于胎儿娩出过快，颅内压突然改变，可造成颅内出血。如急产坠地可造成新生儿骨折、外伤。产程过快未来得及消毒就接生，可致新生儿感染。

三、治疗

（一）协调性子宫收缩过程

凡有急产史的产妇，预产期前1～2周不要外出远行，最好提前入院待产。临产时不应灌肠，提前做好接产和抢救新生儿的准备。胎儿娩出时勿让产妇向下屏气。产后应仔细检查宫颈、阴道、外阴，若有撕裂应及时缝合。若属未消毒接产，应予以抗生素预防感染，并密切观察新生儿有无颅内出血。

（二）不协调性子宫收缩过强

1. **强直性子宫收缩**　当确认为强直性子宫收缩时，应及时给予宫缩抑制剂，如25%硫酸镁20ml加于5%葡萄糖液20ml内缓慢静脉推注（不少于5分钟），或肾上腺素1mg加于5%葡萄糖液250ml内静脉滴注。若属梗阻性原因，应立即行剖宫产术。若胎死宫内，可用乙醚吸入麻醉，若仍不能缓解强直性宫缩，应行剖宫产术。

2. **子宫痉挛性狭窄环**　认真寻找原因，及时纠正。停止一切刺激，如阴道内操作，停用缩宫素。若无胎儿窘迫征象，可给镇静剂如哌替啶或吗啡等。在充分休息后环多能自行消失。当子宫恢复正常时，可等待自然分娩或行阴道助产。痉挛不能松解或伴有胎儿窘迫，均应行剖宫产术。若胎死宫内，宫口已开全，可行乙醚麻醉，经阴道分娩。

四、预防

做好孕期保健，消除孕妇紧张情绪。产程中避免粗暴阴道操作。注意宫缩剂使用。

第二节　产道异常

产道由骨产道（骨盆腔）和软产道（子宫下段、宫颈、阴道、外阴）组成。产道异常是造成异常分娩的第二大因素。

骨产道异常

骨产道即骨盆，而骨盆径线较正常短或形态异常，通常称狭窄骨盆，是引起胎儿分娩异常的重要因素。骨盆狭窄有程度的不同，是否会构成难产，还应与胎儿的大小及位置、胎头的可塑性、产力、软组织的阻力和处理的方法与是否及时等进行全面分析与估计。

一、分类

按形状和狭窄程度不同可分为如下类型。

（一）骨盆上口平面狭窄

主要特点为骨盆上口前后径< 10cm，对角径<11.5cm，骶耻外径<18cm。常见有以下两种。

1. 单纯扁平骨盆　因骶岬向前下突出，使骨盆上口前后径缩短，骨盆上口横径正常。

2. 佝偻病性扁平骨盆　由于童年患佝偻病骨骼软化使骨盆变形，骶岬受体重压力向前突出，上口平面前后径明显缩短，呈肾形。骶骨下段向后移，失去正常弯度，变直向后翘，尾骨呈钩状。髂骨外展，使髂骨间径等于或大于髂嵴间径。由于坐骨结节外翻，耻骨弓角度增大，骨盆下口横径增宽。

（二）中骨盆及骨盆下口平面狭窄

包括漏斗骨盆和横径狭窄骨盆。

1. 漏斗骨盆　骨盆上口各径线值正常，但骨盆两侧壁向内倾斜，状似漏斗，故称漏斗骨盆。其特点是中骨盆及下口平面均明显狭窄，耻骨弓角度小于90°，坐骨结节间径与下口后矢状径之和小于15cm，常见于男型骨盆。

2. 横径狭窄骨盆　其特点是骨盆上口、中骨盆及骨盆下口的横径均缩短，前后径稍长，坐骨切迹宽，骶耻外径值正常，髂骨间径骨髂嵴间径均缩短，与类人猿型骨盆相似，故又称类人猿型骨盆。

3. 骨盆3个平面狭窄　骨盆外形属女型骨盆，但骨盆上口、中骨盆及骨盆下口平面均狭窄，骨盆各径线均比正常值小2cm或更多，称均小骨盆。多见于身材矮小，体形匀称的妇女。如胎儿较小，胎位正常，产力好，胎头常可经变形或极度俯屈以最小径线通过骨盆，可能经阴道分娩。如胎儿较大，胎位异常，子宫收缩乏力，则不能经阴道分娩。

4. 畸形骨盆　骨盆外形失去正常形态及对称性，此类骨盆较少见。有先天发育异常或外伤引起的骨盆畸形、脊柱病变所致的畸形骨盆或髋关节病变所致的骨盆畸形。骨软化症骨盆等。

严重的畸形骨盆从阴道分娩困难，需行剖宫产结束分娩。

二、诊断

在分娩过程中，骨盆是个不变的因素。狭窄骨盆影响胎位和胎先露部在分娩机制中的下降及内旋转，也影响宫缩。在估计分娩难易时，骨盆是考虑的一个重要因素。在妊娠期间应查清骨盆有无异常，有无头盆不称，及早做出诊断以决定适当的分娩方式。

（一）病史

详细询问病史，有无影响骨盆异常的疾病，如佝偻病、脊髓灰质炎、脊柱和髋关节结核以及外伤史。如为经产妇还应详细询问既往分娩史，了解既往有无难产史及其发生原因，新生儿有无产伤等。

（二）体格检查

1. 一般检查　身高是否在141.5cm以下；脊椎有无侧弯、后突；米氏菱形窝是否对称；有无歪斜，两髂嵴是否等高；有无悬垂腹，如有应考虑骨盆异常；两下肢是否对称；有无膝关节病变，有无"O"形或"X"形腿等。

2. 产科检查

（1）腹部检查

1）腹部形态：观察腹型，测量宫高与腹围大小，预测胎儿大小；或用B超观测胎头双顶径、胸径、腹径、股骨长度等预测胎儿体重，判断胎儿是否能通过骨盆。

2）胎位异常：如臀先露、肩先露，或持续性枕横位、枕后位等。

3）估计头盆关系：近预产期是否有头盆不称，胎头是否骑跨于耻骨联合。方法如下：孕妇排空膀胱平卧，两下肢屈曲，检查者一手置于耻骨联合，用另一手将胎头向骨盆方向推压，胎头进入骨盆，胎头突出部分低于耻骨联合，则头盆相称，为跨耻征阴性；如与耻骨联合平行，则可能不相称，为跨耻征可疑；如高于耻骨联合，表示头盆不称，为跨耻征阳性。然后再使孕妇半卧位，同法检查胎头能否入盆，如原为阳性而现在能入盆，表示骨盆倾斜度问题，而非头盆不称。

（2）阴道检查：除腹部检查外，亦可用阴道腹部双合诊检查法。即用两手指置于阴道内，另一手置于腹部向下加压，加压时阴道手指感觉胎头有下降入盆情况，否则应考虑头盆不称可能。

（3）骨盆测量

1）骨盆外测量：仅骶耻外径< 18cm为扁平骨盆。坐骨结节间径<8cm，耻骨弓角度<90°为漏斗骨盆。各径线<正常值2cm或以上为均小骨盆。骨盆两侧斜径（以一侧髂前上棘至对侧髂后上棘间的距离）及同侧直径（从髂前上棘至同侧髂后上棘间的距离）相差>1cm为偏斜骨盆。

2）骨盆内测量：对角径< 11.5cm，骶骨岬突出为上口平面狭窄，属扁平骨盆。应测量骶骨前面弯度，如坐骨棘间径< 10cm，坐骨切迹宽度<2横指，为中骨盆平面狭窄。如坐骨结节间径<8cm，则应测量下口后矢状径及检查骶尾关节活动度，如坐骨结节间径与下口后矢状径之和< 15cm，为骨盆出口平面狭窄。

三、对母儿影响

（一）对产妇的影响

骨盆上口平面狭窄影响胎头衔接，中骨盆平面狭窄影响胎头内旋转，可致胎位异常；胎先露下降受阻多导致继发性宫缩乏力、产程延长，使手术产及产后出血增多；产道受压过久，可形成尿瘘或粪瘘；个别情况下伴宫缩过强形成病理缩复环，可导致子宫破裂；因滞产行阴道诊次数增多，增加了产褥感染机会。

（二）对胎儿的影响

骨盆狭窄使胎头高浮或胎膜早破，使脐带先露及脱垂机会增多，易致胎儿窘迫及死亡；胎头内旋转及下降受阻，在产道受压过久加上手术助产增多，也增加了新生儿颅内出血及其他产伤、感染机会。

四、分娩时的治疗

明确狭窄骨盆类别及程度，了解胎儿大小、位置、是否存活、孕产次、宫缩强弱、产程进展等，综合分析，从而决定分娩方式。

（一）一般处理

安慰产妇，保证营养及水分的摄入，必要时补液；注意休息，监测宫缩及胎心音，检查胎先露部下降及宫口扩张程度。

（二）明显头盆不称

骶耻外径< 16cm，上口前后径<8.5cm，足月活胎不能入盆，应做剖宫产。

（三）轻度头盆不称

骶耻外径17~18cm，上口前后径8.5~9.5cm，胎儿体重2500~3000g，在严密监护下试产。如宫缩每隔3~5分钟1次，每次持续40~50秒，胎膜已破观察2小时，未破观察4~6小时，胎头能入盆，产程有进展为试产成功，可经阴道分娩，反之为失败，需施行剖宫产。

（四）头盆不均倾

胎头进入骨盆时以一侧顶骨先入盆，称头盆倾度不均，靠近耻骨的顶骨先入盆，为前头盆倾度不均，反之为后头盆倾度不均。前者分娩有困难，常需做剖宫产，后头盆倾度不均如先露下降达棘下3cm以下，可以阴道助产分娩。

（五）中骨盆狭窄

试产时根据胎头双顶径能否通过坐骨棘水平来决定分娩方式。

（六）骨盆下口狭窄

下口横径与下口后矢状径之和< 15cm，3000g足月活胎通过有困难，应及早施行剖宫产。可以阴道分娩者应做较大会阴切开，以免发生严重撕裂。

软产道异常

一、外阴异常

（一）会阴坚韧

多见于初产妇，尤以35岁以上的高龄初产妇；以往分娩会阴缝合过紧、过高也是原因之一。临床上见阴道口小，会阴组织坚韧，缺乏弹性。胎头娩出受到阻滞，第二产程延长。处理：做适度的会阴侧切，可使分娩完成，但切口不宜过小，否则仍可造成严重撕裂。

（二）外阴瘢痕

外伤或炎症可导致瘢痕挛缩狭窄，阻碍胎儿娩出。如瘢痕范围小，可做适度会阴侧切，不难完成分娩；如瘢痕范围较大，可考虑切开双侧会阴或行剖宫产术。

（三）外阴尖锐湿疣

外阴范围广泛及体积巨大的尖锐湿疣往往同时侵犯阴道。足月分娩时可造成外阴及阴道损伤和大量出血，且可感染新生儿呼吸道，引起堵塞，后果严重。因此，处理应以剖宫产为宜。

二、阴道异常

（一）阴道横膈

常见于阴道上段，横膈中央或侧方有一小孔，易被误认为宫颈外口，该孔并不随着产程进展而开大，若横膈厚阻碍胎先露下降，需剖宫产分娩，横膈薄者在确认后可将横膈"X"形切开，胎盘娩出后再用肠线缝合残端。

（二）阴道纵隔

伴有双子宫、双宫颈者，纵隔多被推向对侧，胎儿能顺利娩出；若发生于单宫颈者，可在分娩时切断挡在胎先露前方的纵隔，产后用肠线缝合残端；若孕前诊断，亦可先行矫形术、手术切除或电刀切除。

（三）阴道狭窄

对于瘢痕性狭窄，若瘢痕不重且位置较低时，可行会阴侧切后阴道分娩；若瘢痕重，尤其是曾行生殖道瘘修补术者，或瘢痕位置高时，应行剖宫产术。

（四）阴道尖锐湿疣

经阴道分娩可感染，新生儿患喉乳头状瘤，湿疣在妊娠期生长迅速，病变部位组织质脆，阴道分娩易致软产道裂伤及感染，故行剖宫产为宜。

三、宫颈异常

（一）宫颈坚韧

高龄初产妇宫颈组织缺乏弹性，或孕前患有慢性宫颈炎宫颈间质增肥使组织硬韧，可静脉注射地西泮或宫旁两侧注射1%普鲁卡因10ml软化宫颈治疗，如无效应行剖宫产分娩。

（二）宫颈水肿

多见于持续性枕后位或滞产，多因宫颈被挤压在胎头与盆壁之间血液回流障碍所致，应及时查清胎位，若有头盆不称应尽早行剖宫产术；在排除头盆不称的前提下，宫颈局部注入1%普鲁卡因，用手将水肿的宫颈上推超过胎头，助其经阴道娩出。

（三）宫颈肌瘤

肌瘤大多阻碍胎先露衔接及下降，应行剖宫产术。

（四）子宫颈癌

经阴道分娩易致裂伤出血及癌肿扩散，应行剖宫产术；若为早期浸润癌可同时行宫颈癌根治术，或术后行放疗。

（五）宫颈外口黏合

分娩时，宫颈管消失，但宫颈外口表现为一小孔血不扩张。胎先露部被一层极薄的子宫颈组织所包围。这一情况产生的原因可能是妊娠期间宫颈发生轻度炎症而导致粘连，另一可能是宫颈外口周围有较坚韧的环状肌纤维，不易扩张。处理：用手指稍加压力分离黏合的宫颈外口，宫颈即能迅速扩张；极少情况下需做十字切口。

四、子宫变位

（一）妊娠子宫过度前屈

妊娠子宫过度前屈伴有腹壁松弛时，可形成悬垂腹。由于子宫纵轴与骨盆轴方向不一致。胎头难以衔接，使分娩发生困难。处理：在妊娠期可用腹带包裹腹部，减轻悬垂腹。临产后，除继续包裹腹部外，还应将产妇置于半卧位，纠正轴向，以利于胎先露部衔接并通过骨盆。

（二）妊娠子宫后屈

妊娠3个月后，后位子宫多能自行上升腹腔。在极个别情况下，后屈的子宫可能嵌顿于盆腔或由于粘连而不能向腹腔移位。此时，宫颈外口上升在耻骨联合以上，子宫前壁向腹腔伸展以适应生长的胎儿，称为袋形化。孕妇常伴发潴留性尿失禁。如妊娠被忽略而达到足月时，临产后子宫的收缩力不能使远离宫颈内口的先露部进入宫颈。故分娩发动后，产程无进展，宫颈不扩张。此时应及早做阴道检查，如发现宫颈有异常上移，胎先露部居其后方，即可诊断为妊娠子宫嵌顿。应立即行剖宫产术，否则子宫势必发生破裂。手术应同时做子宫复位术，并将圆韧带及子宫骶骨韧带缩短。

五、子宫畸形

（一）双子宫畸形

双子宫之一侧妊娠时，另一侧未孕子宫也有一定程度之增大，但一般不至于阻塞产道而造成难产。如未孕子宫确已阻塞产道，需行剖宫产术。双子宫同时妊娠甚为罕见，腹部检查各有一妊娠增大的子宫，往往伴有双阴道，加上超声检查，诊断不会困难，而且有不少正常分娩的报道。如出现难产，应做剖宫产术并同时切除发育较差的子宫。

（二）双角子宫

妊娠发生在双角子宫者并不罕见。检查时双角子宫的宫底呈马鞍形，非妊娠的一角较小，超声检查可帮助诊断。由于宫腔形状异常，往往导致产式和胎位异常，又常因子宫发育不良而产生宫缩乏力。临产后，如能采取措施加强产力，多可阴道分娩。如存在子宫纵隔，附着于子宫纵隔处的胎盘部分常不易自然剥离，需做人工剥离术。如分娩过程出现困难，应根据产科情况决定是否采取剖宫产。

第三节　胎位异常

分娩时，正常胎位约占90%。某些原因造成胎位异常者，可发生难产，如胎头衔接不良导致持续性枕后位或枕横位；胎头俯屈不良导致面先露与额先露；胎臀处于骨盆入口的臀先露，胎儿脊柱与母体脊柱垂直交叉的横位，另外，复合先露、巨大胎儿、脑积水等都会给分娩带来程度不同的困难及危险。目前，妊娠图的使用能较早掌握胎儿生长发育的情况，判断是否有宫内胎儿发育迟缓（IUGR）的存在。若抽血作催乳素检查其低值比宫高出现异常晚5周；尿雌三醇是7.7周。使用产程图观察产程进展，能及时发现分娩异常并进行处理。

持续性枕后位、枕横位

在分娩过程中，胎头枕骨不能转向骨盆的前方，在分娩后期仍停留于母体骨盆后方，使分娩困难，称为持续性枕后位。

一、病因

发生持续性枕后位的原因有以下几种。

1. 骨盆异常　男性骨盆、猿型骨盆、均小性狭窄骨盆均影响胎头向前旋转而呈持续性枕后位。

2. 胎头俯屈不良　枕后位时胎儿脊柱与母体脊柱接近，不利于胎体屈曲。由于胎儿脊柱处于骨盆的后方，宫缩时产力导向耻骨联合，因此反而使胎头伸仰，保持枕后位。

3. 子宫内外环境影响　前壁的子宫肌瘤、胎盘附着子宫前壁及膀胱充盈等，均可阻碍胎头向前旋转。

4. 宫缩无力　由于宫缩力量不足，不能使胎头向前旋转，因而停滞于枕后位。

5. 头盆不称　因头盆大小不称，妨碍枕后位胎头内旋转。

二、诊断

（一）临产后表现

临产后因胎头俯屈不良，不能紧贴子宫颈，子宫收缩乏力，使子宫颈口扩张缓慢，产程延长。枕骨位于后方，直肠直接受压，故在宫口未开全时，产妇即有下坠、排便感及明显的腰部酸痛感，常过早地使用腹压，引起疲劳。此外，子宫颈受压过久，容易发生水肿。以上情况均可影响产程进展，常见宫颈扩张活跃期及第二产程延缓。

（二）腹部检查

胎背比较偏向于母体后方或侧方，胎儿肢体在母体腹中线稍过处即能扪及。胎心也较枕前位时更接近胎体侧母腹外侧。枕后位时，胎心在胎儿肢体侧的胎胸部位也能听到。

（三）肛门及阴道检查

枕后位肛查时感到盆腔后部空虚，查明胎头矢状缝位于骨盆斜径上。前囟在骨盆右前方，后囟（枕部）在骨盆左后方为枕左后位，反之则为枕右后位。查明胎头矢状缝位于骨盆横径上，后囟在骨盆左侧方，则为枕左横位，反之为枕右横位。如肛查不清时，需行阴道检查，借助胎儿耳郭及耳屏位置及方向判定胎位，若耳郭朝向骨盆后方，为枕后位，朝向骨盆侧方则为枕横位。

（四）B超检查

根据胎头颜面及枕部位置，能准确探清胎头位置以明确诊断。

三、分娩机制

多数枕横位或枕后位在强而有力的宫缩又无明显头盆不称的情况下，胎头枕部可向前旋转90°～145°成为枕前位，自然娩出。如不能转为枕前位者，有以下两种分娩机制。

（一）枕左（右）后位

胎头枕部到达中骨盆向后行45°内旋转，使矢状缝与骨盆前后径一致，胎儿枕骨朝向骶骨正枕后位。其分娩方式有：

1. 胎头俯屈较好　胎头继续下降，大囟门抵耻骨弓下时，以大囟门为支点，胎头继续俯屈使顶部、枕骨从会阴前缘娩出，继之胎头仰伸，使额、鼻、口及颏相继由耻骨联合下娩出。此种方式为枕后位经阴道助娩最常见的方式。

2. 胎头俯屈不良　当鼻根出现在耻骨联合下缘时，以鼻根为支点，胎头先俯屈，使大囟门、枕部从会阴娩出，然后头仰伸，使鼻、口、颏依次从耻骨弓下娩出。但少数人产力强，胎儿小，可以正枕后位自然娩出。由于胎头以较大的枕额周径旋转，胎儿娩出更加困难，多数需产钳或胎头吸引器助产分娩。

（二）枕横位

部分枕横位于下降过程中无内旋转动作，或枕后位的胎头枕部仅向前旋转45°，受阻时，成为持续性枕横位，有的持续性枕横位虽能经阴道分娩，但多数需用手或胎头吸引器协助转成枕前位娩出。

四、对母儿的影响

（一）对孕产妇的影响

易发生继发性宫缩乏力，使产程延长，常需手术助产，易发生软产道损伤，增加产后出血和产褥感染的机会。

（二）对胎儿的影响

由于第二产程延长，剖宫产和阴道手术助产机会增多，常引起胎儿窘迫和新生儿窒息，使围生儿死亡率增高。

五、治疗

临产后应详细询问病史及检查，严密观察，耐心等待，不宜过早干预，明显头盆不称应行剖宫产术。

（一）第一产程

注意使产妇保持体力，关心其情绪、休息和饮食，指导产妇勿过早屏气用力。尽量让产妇以反胎背的方向侧卧，以利于胎头枕骨向前旋转。若先露仍高或胎儿窘迫，应考虑剖宫产。

（二）第二产程

宫口开全，胎头双顶径已达或超过坐骨棘水平，产程已逾2小时，可在宫缩时试用手或胎头吸引器将胎头枕部转向前方，使矢状缝与骨盆下口前后径一致或转为正枕后位，再施以胎头吸引术或产钳术娩出胎儿，结束分娩。如胎头位置高，旋转有困难，则行剖宫产术。

（三）第三产程

产后立即注射宫缩剂，预防产程延长引起的子宫乏力性出血；手术助产或有产道损伤者，及时检查并修补，给予抗生素预防感染；新生儿应重点监护。

胎头高直位

当胎头矢状缝位于骨盆入口前后径上时称胎头高直径（sincipital presentation），可分为直前位和直后位2种。直前位是胎儿的枕骨在母体耻骨联合后方，又称枕耻位（occipitopubic position）。直后位是指胎儿枕骨位于骶岬前，又称枕骶位（occipitosacral position）。高直位对母儿危害均较大，要及早诊治。

一、病因

胎头高直位的病因尚不明确，可能与以下因素有关：骨盆入口狭窄，胎头形状特殊，如颅骨穹隆扁平，长形头；腹壁松弛，腹直肌分离，外侧张力大，易使胎背处于前面。经产妇发生率较初产妇高；头盆略有不称，在妊娠末期或临产初期胎头旋位时转至高直位而停顿。

二、诊断

（一）临床表现

胎头衔接与下降均困难；有的衔接后不再下降，产程延长。

（二）腹部检查

高直前位时，胎头靠近腹前壁，不易触及胎儿肢体，胎心音位置稍高，在近腹中线听得最清楚。高直后位时，胎儿肢体靠近腹前壁，有时在耻骨联合上方可清楚触及胎儿下颏。

（三）阴道检查

胎头矢状缝与骨盆上口前后径一致，后囟在耻骨联合后，前囟在骶骨前，为胎头高直前位，反之为胎头高直后位。

（四）B超检查

可探清胎头双顶径与骨盆上口横径一致，胎头矢状缝与骨盆前后径一致。

三、分娩机制

高直后位时，胎背与母体腰骶部贴近，妨碍胎头俯屈及下降，使胎头处于高浮状态，迟迟不能入盆，即使入盆下降至盆底，也难以向前旋转180°，故以枕前位娩出的可能性极小。如高直前位时，胎儿若较小，而宫缩较强，可使胎头俯屈，下降双顶径达坐骨棘水平面以下时，可能经阴道分娩。如高直前位胎头俯屈不良而无法入盆，须行剖宫产术结束分娩。

四、治疗

胎头高直后位时，因很难经阴道分娩，一经确诊应行剖宫产术。如胎头高直前位时，若骨盆正常、胎儿不大、产力强，应给予试产机会，加强宫缩促使胎头俯屈，使胎头转为枕前位，可经阴道分娩或助产结束分娩。在试产过程中要严密观察产程进展和胎心音的变化，如试产失败应行剖宫产术结束分娩。

颜面位

胎头极度仰伸，使胎儿枕部与胎背接触，以颜面为先露，以颏骨为指示点，称为颜面位（面先露）。有颏左前、颏左横、颏左后，颏右前、颏右横、颏右后6种胎位，以颏左前及颏右后位较多见。我国15所医院统计发病率为0.8‰~2.7‰，国外资料为1.7‰~2‰。经产妇多于初产妇。

一、病因

凡影响胎头俯屈及使胎体伸直的因素，如骨盆狭窄、脐带绕颈、孕妇腹壁松弛、先天性胎儿甲状腺肿大、无脑儿等，均可致面先露。

二、诊断

（一）腹部检查

因胎头极度仰伸，入盆受阻，胎体伸直，宫底位置较高。颏前位时，在孕妇腹前壁容易触到胎儿肢体，清楚地听到胎心音。颏后位时，在耻骨联合上方可触及胎头枕骨隆突与胎体间有明显的凹沟，胎心音较遥远而弱。

（二）肛门及阴道检查

若肛查不清时，应做阴道检查与胎臀鉴别。可辨别胎儿鼻、口、颧骨及颏部，而依颏部所在位置确定其胎位。颏在前方为颏前位，颏在后方为颏后位。

（三）B型超声检查

可以明确面先露并能探清胎位。

三、分娩机制

若产力、产道、胎儿均正常，颏前位时多能自然娩出。当临产后颏前位时，以颏为先露，胎头以仰伸姿势入盆、下降，胎儿面部达骨盆底时，胎头极度仰伸，颏部为最低点，向前行内旋转45°转向前方，胎头继续下降并极度仰伸，当颏部自耻骨弓下娩出后，胎头经俯屈动作，使口、鼻、眼、前囟、顶骨、枕骨相继从会阴前缘娩出。

此后有外旋转与胎肩及胎体的娩出，但产程明显延长。颏后位时，胎儿面部达骨盆底后，多数能经内旋转135°以颏前位娩出。少数因内旋转受阻成为持续性颏后位，胎颈已极度伸展，不能适应产道的大弯，故足月活胎不能经阴道自然娩出，需行剖宫产术结束分娩。

四、对母儿影响

（一）对产妇的影响

颏前位时，因胎儿颜面部不能紧贴子宫下段及宫颈内口，常引起宫缩乏力，致使产程延长；颜面部骨质不能变形，容易发生会阴裂伤。颏后位时，导致梗阻性难产，若不及时处理，造成子宫破裂，危及产妇生命。

（二）对胎儿及新生儿的影响

胎儿面部受压变形，颜面皮肤青紫、肿胀，尤以口唇为著，影响吸吮，严重时可发生会厌水肿影响吞咽。新生儿于出生后保持仰伸姿势达数日之久。生后需加强护理。

五、治疗

额前位时，子宫收缩良好，若无头盆不称，产力良好，有可能自然分娩；若出现继发性宫缩乏力，第二产程延长，可用产钳助娩，但会阴后一斜切开要足够大。如有头盆不称或出现胎儿窘迫征象，应行剖宫产术。持续性额后位时，易发生梗阻性难产，难以经阴道分娩，应行剖宫产术结束分娩。若胎儿畸形，无论额前位或额后位，均应在宫口开全后行穿颅术结束分娩。

臀先露

臀先露是常见的异常胎位，发生率为分娩总数的3.2%～5.8%，占分娩期难产发病率的17%以上。分娩时易致脐带脱垂、后出头困难、围产儿窒息、损伤及死亡率比头位显著增高。随着围产医学的发展，对臀位处理有不少改进，例如从孕期开始加强对臀位孕期管理，及时纠正胎位，放宽臀位剖宫产指征等，对减少围产儿并发症及死亡率有重要作用。

一、病因

臀位的原因有以下几个方面。

1. 胎儿在宫腔内活动受限　如子宫畸形（不完全纵隔子宫等）、双胎、羊水过少和产妇腹壁过紧等。

2. 胎儿衔接受阻　如骨盆狭窄、胎儿过大或相对头盆不称、脑积水、前置胎盘和肿瘤阻塞盆腔等。

3. 胎儿畸形　如无脑儿等。

4. 腹壁松弛或羊水过多　经产妇、羊水过多使胎儿在宫腔内活动自如。妊娠30周以前，羊水相对偏多如发生早产，以臀位娩出的机会增多。

5. 胎盘种植于宫角或宫底部　根据国外学者统计，臀位中胎盘种植于子宫角及底部者占大多数。

二、分类

根据胎儿双下肢所取的姿势不同将臀先露分为如下3种。

1. 完全臀先露（混合臀先露）　胎儿双髋关节及双膝关节均屈曲，先露为胎儿臀部及双足。

2. 单臀先露（腿直臀先露）　胎儿双髋关节屈曲、双膝关节伸直，先露为胎儿臀部。

3. 不完全臀先露　以一足或双足、一膝或双膝或一足一膝为先露。

三、诊断

（一）临床表现

孕妇常感肋下有圆而硬的块状物（即胎头）。由于胎臀不能紧贴子宫下段及宫颈，常导致子宫收缩乏力，宫颈扩张缓慢使产程延长。

（二）腹部检查

子宫呈纵椭圆形，宫底部可触及圆而硬按压时有浮球感的胎头；未衔接时在耻骨联合上方可触及不规则较软而宽的胎臀，胎心音在脐上方听得最清楚。

（三）肛门或阴道检查

可触及软而不规则的胎臀、胎足或胎膝。

（四）B超检查

能准确探清臀先露类型及胎儿大小、胎头姿势、有无脐带绕颈等。

四、分娩机制

现以骶右前臀先露为例，分述如下。

（一）胎臀娩出

临产后，胎臀以粗隆间径衔接于骨盆上口右斜径上。骶骨位于右前方，胎臀逐渐下降，前髋下降稍快，当其抵达盆底遇到阻力时，即向母体的右侧方向做45°内旋转，使前髋达耻骨联合后方、粗隆间径与母体骨盆下口前后径一致、胎儿骶骨位于母体右侧。胎臀继续下降，胎体适应产道侧屈，后髋先自会阴前缘娩出，胎体稍伸直，使前髋自耻骨弓下娩出。随即双腿双足相继娩出。当胎臀及下肢娩出后，胎体行外旋转，胎背转向前方或右前方。

（二）胎肩娩出

胎臀娩出时胎儿双肩径衔接于骨盆上口的右斜径或横径上，继续下降，双肩达骨盆底时，前肩以逆时针方向做45°或90°内旋转，使双肩径与骨盆下口前后径一致，胎体侧屈，后肩及其上肢由会阴部娩出。继之，前肩及其上肢从耻骨弓下娩出。

（三）胎头娩出

当胎肩娩出时，胎头矢状缝衔接于骨盆左斜径或横径上，在继续下降中，胎头俯屈。枕骨达盆底，以顺时针方向内旋转45°或90°，枕骨转向耻骨联合，胎儿背也转向前方。当枕骨到耻骨弓下缘时，以此处为支点，胎头继续俯屈，使颏、面及额相继自会阴前缘娩出。随后，枕部自耻骨弓下娩出。至此，胎儿娩出完成。

五、对母儿影响

（一）对产妇的影响

胎臀形状不规则，前羊水囊压力不均，易致胎膜早破；子宫收缩差，宫颈扩张慢，产程延长，增加产后出血及产褥感染的机会；如宫颈口未开全即行强力牵拉，容易造成子宫颈撕裂，甚至延及子宫下段。

（二）对胎儿及新生儿的影响

可因胎膜早破或脐带脱垂而发生胎儿窘迫；分娩时后出胎头困难致新生儿窒息；牵拉过程中胎儿易发生颅内出血、骨折、臂丛神经损伤等产伤。故围产儿死亡是臀先露分娩的主要问题。

六、治疗

（一）妊娠期

于妊娠30周前，臀先露多能自行转为头先露。若妊娠30周后仍为臀先露应给予矫正。常用的矫正方法有以下几种。

1. 膝胸卧位　让孕妇排空膀胱、松解裤带，取膝胸卧位姿势。每次10～15分钟，每日2～3次，连做1周后复查。此法可使胎臀退出盆腔，借助胎儿重心改变，增加转为头先露的机会。

2. 激光照射或艾灸至阴穴　近年多用激光照射两侧至阴穴，可使胎动活跃，胎位回转。每日1次，每次15～20分钟，可与膝胸卧位联合应用，效果更好。激光照射每日1次，每次15分钟，5～7次为一个疗程。也可用艾条灸，每日1次，每次15～20分钟，5次为一疗程。

3. 外倒转术　上述处理无效者，可于妊娠32～34周时试行外倒转术。因有发生胎盘早剥、脐带缠绕等严重并发症的可能，应用时要慎重。应用B超排除脐带缠绕再行外倒转术，不过最好在B超监测下进行。术前半小时口服舒喘灵4.8mg。但如有骨盆狭窄、产前出血，有剖宫产史，羊水过多或过少，妊娠合并严重疾病等，一般不应做外倒转术。行外倒转术时，孕妇应术前排尿，屈膝仰卧，腹壁放松，使先露松动，沿胎头俯屈方向转。倒转过程中要注意胎心变化。如有胎心变化或孕妇感腹痛，应立即停止操作或转回原位。外倒转成功，胎心正常者，应在胎头两侧放置毛巾垫，再用腹带包扎固定，按时做产前检查。

（二）分娩期

应根据产妇年龄、胎产次、骨盆类型、胎儿大小、胎儿是否存活、臀先露类型以及有无并发症，于临产初期做出正确判断，决定分娩方式。

1. 择期剖宫产的指征　狭窄骨盆、软产道异常、胎儿体重大于3500g、胎儿窘迫、高龄初产、有难产史、不完全臀先露等，均应行剖宫产术结束分娩。

2. 经阴道助娩　无剖宫产指征的产妇，应以臀位助产结束分娩。需做好新生儿窒息的抢救准备。除非产程中发现胎儿窘迫需改行剖宫产外，应耐心等待，严密观察产程，勤听胎心率。

肩先露

肩先露（shoulder presentation）即胎体横卧于骨盆入口以上，其纵轴与母体纵轴交叉垂直时称横位。因先露是肩，故称肩先露。以肩作为指示点，根据胎头在母体左或右和胎儿肩胛朝向前或后，分肩左前（LScA）、肩左后（LScP）、肩右前（RScA）和肩右后（RScP）4种胎位。由于我国开展计划生育，并加强了妇幼保健工作，减少了经产妇，因此横位显著减少。但在农村医疗条件较差的地方，仍不能忽视。

一、病因

病因与臀先露相同。凡影响胎头衔接的因素均可发生横位，如骨盆狭窄、前置胎盘、子宫畸形、肌瘤或双胎、羊水过多、经产妇腹壁松弛使胎儿在宫腔活动范围过大等均可导致横位。

二、诊断

（一）临床表现

先露部胎肩不能紧贴子宫下段及宫颈，不能直接刺激，容易发生子宫收缩乏力。由于胎肩对子宫颈压力不均，容易发生胎膜早破。胎膜破后往往可伴有脐带和上肢脱出，导致胎儿窘迫甚至死亡。随着宫缩不断加强，胎肩及胸廓一部分被挤入盆腔内，胎体折叠弯曲，胎颈被拉长，上肢脱出于阴道口外，胎头和胎臀仍被阻于骨盆上口上方，形成忽略性（嵌顿性）肩先露。子宫收缩继续增强，子宫上段越来越厚，子宫下段被动扩张越来越薄，由于子宫上下段肌壁厚薄相差悬殊，形成环状凹陷，并随着宫缩逐渐升高，甚至可以高达脐上，形成病理缩复环，是子宫破裂的先兆，若不及时进行处理，将发生子宫破裂。

（二）腹部检查

1. 子宫外形　呈横椭圆形，子宫横径宽，子宫底低于妊娠周数。

2. 四步手法检查　母腹一侧可触及胎头，另一侧可触及胎臀，耻骨联合上方空虚。胎背朝向母体腹壁的为肩前位，胎儿小肢体朝向母体腹壁的为肩后位。胎心音在脐周两旁最清楚。

（三）肛门检查或阴道检查

胎膜未破，胎先露部浮动于骨盆上口上方，肛查不易触及，胎膜破裂后，若子宫颈口已经开大，阴道检查可触及肩胛骨或肩峰、肋骨及腋窝，腋窝的尖端指向胎头，可确定胎位；有时可触及搏动的脐带或脱出的胎手，可用握手法鉴别胎儿左手或右手。胎位确诊后，临床上除早产儿或死胎已浸软，经折叠后能自阴道娩出外，足月活胎不能经阴道娩出。临产后，由于胎肩不能紧贴子宫下段及子宫颈，缺乏直接刺激，常出现协调性子宫收缩乏力；由于对宫口的压力不均匀，易发生胎膜早破，破膜后脐带脱垂，上肢脱出，宫缩增强时脐带受压，而发生胎儿窘迫，甚至死亡；宫缩进一步增强，迫使胎肩下降，羊水流尽，子宫壁紧裹胎体，先露部被挤入盆腔，胎体折叠，上肢脱出于阴道外，胎头、胎臀被阻于骨盆上口之上，胎颈被拉长，成嵌顿性横位或忽略性横位；为迫使胎儿娩出，子宫收缩增强，子宫上段继续增厚，下段被拉长变薄，伴有压痛，子宫上下段之间由于组织厚薄悬殊，形成一环形凹陷，并随着子宫收缩逐渐上升，甚至达到脐上，形成病理缩复环，是子宫破裂的先兆，如不及时处理，将导致子宫破裂，危及产妇生命。胎儿常因缺氧、受压而死亡。

（四）B型超声检查

做B超能准确探清肩先露，并能确定胎方位。通过以上检查仍不清楚或疑有胎儿畸形、盆腔肿瘤等，亦可用B超明确。

三、对母儿的影响

（一）对产妇的影响

肩先露很难有效扩张子宫下段及宫颈，易致宫缩乏力；对前羊膜囊压力不均又易导致胎膜早破，破膜后宫腔容积缩小，胎体易被宫壁包裹、折叠，随着胎肩被挤入骨盆上口，胎儿颈部进一步侧屈使胎头折向胎体腹侧，嵌顿在一侧髂窝，胎臀则嵌顿于对侧髂窝或折叠在宫腔上部，胎肩先露侧上肢则脱垂入阴道，形成所谓忽略性横位，直接阻碍产程进展、导致产程停滞，此时如宫缩过强，则可形成病理缩复环，有子宫破裂的危险；妊娠足月无论活胎或死胎均无法经阴道自然娩出，因此绝对增加了母体手术产及术中术后出血、感染等机会，是对母体最不利的一种胎位。

（二）对胎儿的影响

胎膜早破同时先露不能有效衔接，可致脐带及上肢脱垂，直接增加胎儿窘迫甚至死产机会。妊娠足月活胎均需手术助产，若处理不及时，如形成嵌顿性肩先露时，增加了手术助产的难度，使分娩损伤机会增加。故肩先露也是对胎儿最不利的胎位。

四、治疗

处理的关键是预防直至临产时仍为对母儿均不利的肩先露。

（一）妊娠期

定期产前检查，做好计划生育及妇女保健宣教。于妊娠后期发现肩先露应及时纠正。可用膝胸卧位、激光照射或艾灸至阴穴。上述方法无效可行外倒转术。转成头位并包扎腹部固定胎头，如外倒转不能转成头位，可转成臀位。若外倒转失败应提前入院观察，以决定分娩方式。

（二）分娩期

按胎产次、骨盆大小、胎儿大小、有无畸形、胎儿是否存活、宫颈扩张程度、羊水多少、是否胎膜破裂、有无感染及先兆子宫破裂等决定处理方式。

1. 初产妇足月活胎 无论宫口扩张程度及胎膜是否破裂，都应行剖宫产术结束分娩。

2. 足月活胎 有骨盆狭窄、前置胎盘、有难产史等，应于临产前择期剖宫产结束分娩。

3. 经产妇足月活胎 可行剖宫产术，亦可在宫口开大5cm以上，胎心好，破膜不久，羊水未流尽，无先兆子宫破裂者，可在全麻下行内倒转术，牵引胎足使胎臀压迫子宫颈，待宫口开全以臀先露娩出。

4. 忽略性肩先露 在纠正酸中毒、抗感染等一般处理的同时积极准备剖宫产术。尤其是有先兆子宫破裂或破裂者，不论胎儿死活均应行剖宫产术。如感染严重应切除子宫。

5. 如胎儿已死、宫口开全者，可在麻醉下行断头术和除脏术。凡经阴道分娩者，常规检查软产道有无损伤，如有损伤及时处理，并预防出血和感染。有血尿者留置尿管一周，防止尿瘘发生。

第四节　脐带异常

脐带是连接胎儿与胎盘的带状器官。正常长度在30～70cm，平均50～60cm。脐带异常包括脐带先露与脐带脱垂、脐带过短、脐带过长、脐带打结和脐带帆状附着。

脐带先露与脐带脱垂

脐带先露又称隐性脐带脱垂，指胎膜未破时脐带位于胎先露部前方或一侧。当胎膜破裂，脐带进一步脱出胎先露部的下方，经宫颈进入阴道内，甚至经阴道显露于外阴部，称脐带脱垂。其发生率为0.4%～10%。

一、病因

胎儿先露部未能与骨盆入口密切衔接时，均有可能发生脐带先露及脐带脱垂。

1. 胎先露异常　臀先露、肩先露、面先露等，使胎儿先露部与骨盆入口之间有空隙，可发生脐带先露及脐带脱垂。

2. 头盆不称、胎儿先露部高浮　均因胎儿先露部不易衔接，使其与骨盆入口之间空隙增大，易发生脐带先露或脐带脱垂。

3. 羊水过多　宫腔内压大，一旦破膜，羊水流出的冲力大，促使脐带脱垂。

4. 胎盘、脐带异常　胎盘低置时，脐带附着部位接近宫口，容易发生脐带先露，一旦破膜，容易发生脐带脱垂。脐带过长常折叠于胎儿先露部旁侧，发生脐带先露。

5. 其他　早产、多胎妊娠、胎膜早破、胎儿先露部高浮行人工破膜时，均可发生脐带脱垂。

二、对母儿的影响

1. 对产妇的影响不大，主要是增加手术产率和感染率。

2. 脐带先露和脐带脱垂对胎儿危害较大。脐带先露或脱垂时，脐带直接受压，如先露尚未入骨盆，仅在宫缩、胎先露下降时引起胎心率异常，造成胎儿宫内轻度缺血、缺氧；如先露部已入骨盆，胎膜已破者，脐带受压较重，可引起胎儿宫内血循环阻断，加之脱垂的脐带受外界环境影响，导致脐血管反射性痉挛性收缩加重血管阻力。脐血流完全阻断时间超过7～8min，可造成胎死宫内。存活的新生儿常因缺氧、宫内深呼吸吸入羊水而致先天性肺炎。

三、临床表现

脐带脱垂多发生在第一产程或第二产程，临产之前而有脐带脱垂者少于5%。

1. 临床直接观察到脐带脱出至阴道外口者。

2. 阴道、肛诊检查时可触及脐带。

3. 胎心监护仪持续观察胎心率有无变化或减速，当产妇体位改变时，胎心率有好转，提示脐带受压，多疑隐性脐带脱垂、脐先露。

4. 按压先露向盆腔方向时，如伴有胎心率变慢则提示脐带受压。

5. 脐带受压致胎儿缺氧，胎动可在短期增强，孕妇自觉活动频繁。

四、诊断

有脐带脱垂危险因素存在时，应警惕脐带脱垂的发生。若胎膜未破，于胎动、宫缩后胎心率突然变慢，改变体位、上推胎先露部以及抬高臀部后迅速恢复者，应考虑有脐带先露的可能，临产后应行胎心监护。监护手段包括胎儿监护仪、超声多普勒或听诊器监测胎心率以及行胎儿生物物理监测，并可用B型超声判定脐带位置，用阴道探头显示会更清晰。脐血流图及彩色多普勒等也有助于诊断。已破膜者一旦胎心率出现异常，即应行阴道检查，了解有无脐带脱垂和脐带血管有无搏动。不能用力去触摸，以免延误处理时间及加重脐血管受压。在胎先露部旁或胎先露部下方以及阴道内触及脐带者，或脐带脱出于外阴者，即可确诊。

五、治疗

一旦发现脐带先露或脱垂，胎心尚存在，需紧急处理。立即改变产妇体位，不见好转时立即置产妇头低脚高位，给氧，并行阴道检查。若阴道检查宫口已开全，胎心音尚好者可根据不同胎位做臀牵引术或行产钳术结束分娩。若宫口未开全，但已超过5cm，应使产妇在极度头低臀高位下，还纳脐带，如还纳有困难或宫口开大不足5cm，且在短时间内不能结束分娩时，应立即行剖宫产术。在准备手术的同时，必须用手在阴道内将先露部往上抵住，使脐带不致受压。

若胎儿已死，则待其自然娩出或等宫口开大后做穿颅术。

脐带过长

正常足月妊娠时，脐带长于70cm者称为脐带过长。脐带过长时易发生脐带缠绕、打结、先露、脱垂及脐带受压，使妊娠期及分娩期并发症增高。

经阴道分娩时，在胎头娩出后，遇有脐带绕颈1周且较松者，可用手指将脐带顺胎肩推下或从胎头滑下。若脐带绕颈过紧或绕颈2周或2周以上。可先用两把止血钳将其一段夹住从中剪断脐带，松解脐带后再协助胎肩娩出。

脐带过短

正常足月妊娠时，脐带长度短于30cm者为脐带过短。脐带过短分娩前往往无临床症状，进入产程后可出现胎心音异常、胎儿宫内缺氧，可使胎儿窒息死亡。也可引起胎儿先露部高浮不易衔接，还可引起脐带断裂、出血以及胎盘早剥和子宫外翻。由于上述原因增加手术产机会，对母儿均易产生不良后果。

脐带打结

脐带打结有真结和假结2种。真结发生率较低，系因脐带较长胎儿身体穿越脐带套环1次以上而成。真结形成后未拉紧者，无症状出现；如拉紧后胎儿血液循环受阻，可致胎儿发育不良或死亡。所幸，多数脐带真结往往较松，并不影响胎儿生命。脐带假结较多见，形成原因有2种：一种是脐静脉较脐动脉长，静脉迂曲形似结；另一种是脐血管较脐带长，血管卷曲形成结，临床上可致脐血流缓慢影响胎儿发育，若出现血管破裂出血者，可致胎儿死亡。

脐带扭转

脐带扭转少见。胎儿活动可使正常的脐带呈螺旋状，即脐带使其纵轴扭转，生理性扭转可达6～11周。过分扭转的脐带多在近胎儿脐轮部变细、坏死，引起血管闭塞，胎儿因血运中断而死亡。

其他脐带异常

脐带静脉曲张较常见；脐带血肿较少见。脐带单脐动脉为脐带发育异常，常需详细检查胎儿有无心血管等系统畸形存在。脐带附着于胎膜上，称为脐带帆状附着。脐带血管通过羊膜和绒毛膜之间进入胎盘，属于脐带附着位置异常；当胎膜破裂时，附着的血管随之破裂，可引起大出血和胎儿死亡。

第五节　子宫破裂

子宫破裂是指在妊娠晚期或分娩期子宫下段或子宫体部发生破裂，是直接威胁产妇及胎儿生命的产科严重并发症。按照破裂程度可分为完全性破裂和不完全性破裂；按发生部位可分为子宫体破裂和子宫下段破裂；按照发生原因可分为自发性破裂和损伤性破裂。主要原因是胎先露下降受阻、子宫瘢痕、手术创伤、宫缩剂使用不当和子宫发育不良等。随着我国孕期保健及产科质量的提高，其发病率已有显著下降。

一、病因

子宫破裂的原因是多方面的，有时是综合性的。

（一）自发性破裂

多见于子宫纤维的病理改变，分为先天性与后天性。

1. 先天性因素　指子宫发育不良，如双子宫妊娠、单角子宫妊娠、纵隔子宫等，由于子宫形态异常或子宫肌壁薄弱，不能承受逐渐升高的宫腔压力而发生破裂。

2. 后天性因素　过去有多次分娩及刮宫史，特别是有过子宫穿孔史，感染性流产史，严重宫腔感染史，子宫肌壁曾有绒毛侵蚀史（如葡萄胎、绒癌及胎盘粘连史等）及胎盘异常史等。上述病因可致宫壁纤维组织增生，子宫壁的弹性及扩张性减弱。因子宫血管有过栓塞所引起的子宫壁变薄或坏死也可造成子宫破裂。此外，子宫平滑肌纤维变性所引起的子宫自发性破裂，可形成羊膜腔腹腔瘘，但极少见。

（二）损伤性破裂

损伤性破裂有以下几种原因。

1. 梗阻性破裂　凡梗阻性难产，如骨盆狭窄、头盆不称、胎位异常（忽略性横位，持续性枕后位、枕横位、额先露等）、胎儿畸形（脑积水、联体双胎）、盆腔肿瘤嵌顿于盆腔内而阻塞产道等，未能及时恰当处理，使胎儿先露部下降受阻，为了克服阻力，子宫上段强烈收缩，子宫下段继续被牵拉而伸长变薄，终使子宫破裂。

2. 创伤性破裂　分娩时遇到不同程度的困难，不适当或粗暴的阴道手术促进或直接损伤了子宫而致子宫破裂。如宫口未开全面实行臀牵引或产钳术，常可导致严重的宫颈裂伤直至子宫下段破裂。忽略性横位羊水流尽时，强行做内倒转术、穿颅术或毁胎术时，因操作不慎，使器械伤及宫壁，或做困难的人工剥离胎盘术，均可引起子宫破裂。

妊娠子宫受到各种外伤，如意外事故（车祸、刀伤、弹伤、碰伤、跌伤等）以及非法堕胎均有引起子宫破裂或子宫穿孔的可能。

3. 子宫瘢痕破裂　凡子宫曾行过各种手术（包括剖宫产术、妊娠子宫破裂后或子宫穿孔后的子宫修补术、子宫纵隔切除术等）的孕妇，此次在妊娠晚期或分娩期子宫旧瘢痕可自发破裂。这是最常见的病因，约占子宫破裂的50%。

4. 子宫收缩剂使用不当　催产素可促使子宫平滑肌收缩，用于引产及催产，但使用时需有一定的适应证，一般采用其稀释溶液做静脉点滴，如能严格遵守用药规程，则效果良好且安全可靠。但若使用不当，例如有明显的头盆不称，或梗阻性分娩因素存在，或静脉快速、超量滴注催产素，则可使子宫强烈收缩，胎儿下降受阻，发生子宫破裂。麦角新碱可引起子宫强直性收缩，分娩前禁用。前列腺素阴道栓做引产也可引起子宫强烈收缩而致子宫破裂。因此，使用子宫收缩剂时应严格掌握指征，切忌滥用。

上述病因中，以剖宫产的瘢痕破裂最为常见，其次为使用催产素过度刺激宫缩与梗阻性分娩所引起的子宫破裂。

二、临床表现

子宫破裂可发生在妊娠晚期和分娩期，多见于分娩过程中。根据破裂程度可分为完全性破裂和不完全性破裂；根据发生原因可分为自发性破裂和损伤性破裂；根据发生部位分为子宫体部破裂和子宫下段破裂。通常子宫破裂是一个渐进的过程，多数可分为先兆子宫破裂和子宫破裂两个阶段。

先兆子宫破裂：胎儿先露部受阻时，子宫收缩加强，产妇烦躁不安，脉搏加快，下腹拒按，排尿困难，并可能出现血尿。腹部检查可发现有不断上升的病理缩复环，下腹相当于子宫下段部位触痛，胎心音不规则或听不清。阴道检查多有胎儿先露部不正，宫颈水肿，宫缩时先露部不下降。

子宫破裂：经上述过程后，患者突感下腹剧痛，然后宫缩停止，由于腹膜受血液、羊水及胎儿的刺激而出现全腹痛。产妇血压下降，脉搏细而快。腹部检查：全腹压痛、反跳痛，经腹壁可扪及部分或全部排入腹腔的胎体，胎心音消失。不完全破裂时，胎儿仍在子宫内，但在破裂处周围有明显压痛。有时可摸到血肿及因气体存在而发出的捻发音。阴道检查可发现先露部消失，宫颈缩小，并可有阴道流血。检查时手可通过破裂口触摸到肠管及大网膜，但若其他症状、体征已典型，可不必进行此步骤，因有可能增加感染、出血和破口扩大。

子宫瘢痕破裂时，患者亦有疼痛及破裂处压痛，但一般出血较少，症状与休克亦较轻。

困难的产科阴道手术后应常规探查宫腔以排除子宫破裂。前次剖宫产而今次阴道分娩者，亦应常规探查宫腔，但动作要轻柔，避免引起薄弱之旧瘢痕破裂。

三、诊断和鉴别诊断

根据病史、分娩经过、临床表现，典型的子宫破裂诊断并不困难。但若破裂口被胎盘覆盖，或在子宫后壁破裂，或无明显症状的不完全性子宫破裂，诊断比较困难。此时阴道检查不可少，能发现宫口缩小，胎先露部上移，甚至有时能触到破裂口。B型超声检查可协助诊断。

个别难产病例多次阴道检查，可能感染，出现腹膜炎而表现为类似子宫破裂征象。阴道检查时由于胎先露部仍高，子宫下段菲薄，双合诊时双手指相触犹如只隔腹壁，有时容易误诊为子宫破裂，但这种情况胎体不会进入腹腔，而妊娠子宫也不会缩小而位于胎体旁侧。

（一）诊断标准

1. 先兆子宫破裂　宫缩过强或强直性子宫收缩，在子宫下段形成病理性缩复环，孕妇烦躁不安，宫体部疼痛拒按压，胎心可能不规律，导尿可出现血尿。

2. 子宫破裂　先兆子宫破裂未及时纠正，产妇突然剧烈腹痛，随即进入休克状态，血压下降、脉搏细弱、宫缩停止，胎心、胎动消失，全腹压痛、反跳痛。

3. 隐性子宫破裂　多因瘢痕破裂所致，为常见类型，往往缺乏典型的症状。产时或产后所有不能解释的休克都应疑有子宫破裂。

（二）鉴别诊断

重视分娩受阻史，通过产妇全身及产科情况的典型症状和体征，即可做出诊断。对于症状和体征不典型的子宫破裂应与以下疾病相鉴别。

1. 前置胎盘　妊娠晚期无痛性阴道出血，为其主要特点，且全身症状与出血量多少成正比，腹部检查，子宫无收缩，软、无压痛，胎位清楚，胎心正常（详见前置胎盘章节）。

2. 卵巢肿瘤蒂扭转或破裂　常有附件包块史。痛区多不在宫体前方，而在附件一侧，如肿瘤破裂，腹膜体征为主，内出血症状不明显。

3. 产时宫内感染　多以胎膜早破为多见，子宫除有压痛外，阴道分泌物常为脓性，有臭味，伴有发热，白细胞及中性粒细胞升高。

4. 继发性腹腔妊娠　子宫破裂需与晚期腹腔妊娠相鉴别。后者多有输卵管妊娠破裂史，由于胎动患者常感腹部不适及腹痛，腹部检查子宫轮廓不清，胎体表浅，胎心音清晰或无，胎位常不正常，先露高，B型超声可协助诊断。

5. 胎盘早剥　鉴别要点见表8-1。

表8-1 胎盘早剥与先兆子宫破裂的鉴别

鉴别	胎盘早剥	先兆子宫破裂
与发病有关因素	常伴有妊高征或有外伤史	有头盆不称，梗阻性难产史或剖宫产史
腹痛	发病急，剧烈腹痛	强烈子宫收缩伴烦躁不安
阴道出血	有内、外出血，以内出血为主，阴道出血量与全身症状不成正比	少量引道流血，但可见血尿
子宫	子宫呈板状，有压痛，胎位不清	可见病理缩复环，下段有压痛，胎位尚清
B超	可见胎盘后血肿	尚无特殊变化
胎盘检查	早剥部分有凝血块，压痛	无特殊变化

子宫破裂除与以上疾病相鉴别外，如症状不典型时，需与妊娠合并肠梗阻、胆绞痛、肾结石等相鉴别。

四、治疗

（一）处理原则

1. 先兆子宫破裂　应用镇静剂抑制宫缩后尽快行剖宫产术。

2. 子宫破裂　在纠正休克、防治感染的同时尽快行剖腹探查，手术力求简单，以达到迅速止血的目的。手术方式可根据子宫破裂的程度与部位、子宫破裂的时间长短以及有无感染等情况的不同来决定。

（二）治疗方法

1. 先兆子宫破裂

（1）因催产素使用不当引起者，应立即停止使用催产素，改用大剂量硫酸镁等抑制宫缩的药物静脉滴注，严密观察。

（2）催产素使用不当引起者或上述处理无效者，诊断明确后应立即行剖宫产术。术前积极输液、吸氧、备血。

2. 子宫破裂的处理　一旦发现子宫破裂，应立即全力抢救，包括立即剖腹探查与大量输血补液以防休克，大量抗生素防止感染。若休克已发生，应就地抢救，减少搬动，以避免加重出血与休克。条件太差确需转院时，也应在大量输液、输血及腹部包扎后再转运。

手术方式应根据年龄、胎次、一般情况、破裂时间长短、破裂程度与部位、有无感染而决定。

（1）如破口整齐，破裂时间短，无感染可做子宫裂口修补术，保留子宫。如已有子女，同时行绝育术。

（2）如破口不整齐，受累范围广并发感染，可做子宫次全切除术，如破裂及宫颈可做子宫全切除术。

（3）阔韧带内有巨大血肿，应打开阔韧带，游离输尿管及膀胱，以免误伤，然后清除血块止血。

（4）术时应详细检查输尿管、膀胱、宫颈、阴道有无损伤，若有应及时修补。

（5）关腹前放置引流，子宫破裂手术后的感染也为引起死亡原因之一，国内外学者均主张放置引流，因为引流通畅可减少感染机会，可用腹部或阴道引流。阴道引流的有利因素为：位置较低，引流通畅；不影响腹部伤口愈合；阴道引流处伤口可自然愈合。引流时间为24～48小时，应避免引流时间过长而增加感染机会。

（6）术后继续使用大剂量广谱抗生素，术后留置导尿管7天以上时，应预防尿瘘形成。

第六节　产后出血

胎儿娩出后24小时内阴道流血量超过500ml称为产后出血（postpartum hemor-thage）。产后出血是分娩期的严重并发症，其发病率占分娩总数的2%～3%，居孕产妇死亡原因首位，80%以上发生于产后2小时内。出血多、休克时间长者可引起脑垂体前叶缺血坏死，导致严重的垂体功能减退——席汉综合征（sheehan syndrome）的发生。因此，重视产后出血的防治与护理工作，能有效减低孕产妇的死亡率。

一、病因和发病机制

引起产后出血的原因主要有子宫收缩乏力、胎盘因素、软产道裂伤和凝血功能障碍。其中子宫收缩乏力是最主要原因，占产后出血总数的70%～80%。

（一）宫缩乏力

宫缩乏力使子宫未能正常收缩及缩复，从而不能关闭胎盘附着部子宫肌壁血窦而致流血过多，是产后出血的主要原因。

1. 全身性因素

（1）产程过长或难产之后，产妇体力衰竭。

（2）临产后使用过多的镇静剂或麻醉过深。

（3）原有全身急慢性疾病等。

2. 局部因素

（1）子宫过度膨胀，如多胎、巨大胎儿及羊水过多。

（2）多产、子宫有过感染致子宫肌纤维退行性变。

（3）子宫肌水肿及渗血，如严重贫血、妊高征、子宫胎盘卒中等。

（4）子宫肌发育不良，如合并子宫肌瘤、子宫畸形。

（5）前置胎盘，因胎盘附着于子宫下段，其肌肉收缩力差，血窦不易关闭。

（二）胎盘滞留

胎儿娩出后半小时，胎盘尚未娩出者，称胎盘滞留。其发生原因有：

1. 胎盘剥离不全　胎盘仅部分与子宫壁剥离，影响子宫全面收缩与缩复，剥离部分的血窦开放而出血不止。多见于子宫收缩乏力、第三产程处理不当（过早、过度揉挤子宫或牵拉脐带）等。

2. 胎盘剥离后滞留　由于子宫收缩乏力或膀胱充盈，影响已全部剥离的胎盘及时排出，子宫收缩不良而出血。

（1）Ⅰ度：指会阴皮肤及阴道入口黏膜撕裂，未达到肌层，一般出血不多。

（2）Ⅱ度：指裂伤已达会阴体的肌层，累及阴道后壁，甚至阴道后壁侧沟向上撕裂，裂伤可不规则，使原解剖不易识别，出血较多。

（3）Ⅲ度：为肛门外括约肌，甚至阴道直肠隔及部分直肠前壁有裂伤。此情况较严重，但出血量一般不多。

3. 外阴阴蒂裂伤　阴道分娩时多注意保护会阴体，易忽略胎儿头伸仰，助其成俯屈状态，虽会阴未裂伤，但导致大小阴唇、阴蒂小动脉裂伤，出血为活动性出血，血压下降，流血停止，有时不易发现出血点。

4. 胎盘嵌顿　由于使用子宫收缩剂不当或粗暴按摩子宫，致使子宫收缩不协调，子宫内口附近形成痉挛性狭窄环，使已经全部剥离的胎盘嵌顿于子宫腔内而发生隐性出血或大量外出血。

5. 胎盘粘连　胎盘全部或部分粘连于子宫壁上，不能自行剥离，称为胎盘粘连。常见于多次人工流产、引产等子宫内膜受机械性损伤和发生子宫内膜炎者，而子宫内膜炎可引起胎盘全部粘连。全部粘连的胎盘不出血，部分粘连者由于剥离部分的血窦不能充分闭合，引起出血。

6. 胎盘植入 因子宫蜕膜发育不良，胎盘绒毛直接植入子宫肌层，称为胎盘植入。根据植入面积可分为完全性胎盘植入和部分性胎盘植入两类。完全植入者不出血，部分植入者可发生严重出血。多见于反复多次刮宫，特别是搔刮子宫腔过度或发生子宫内膜炎等，使子宫内膜基底层受损或瘢痕形成，使胎盘绒毛种植肌层所致。

（三）软产道裂伤

会阴侧切和产道裂伤造成的流血过多可占产后出血的20%，产道裂伤可累及子宫、宫颈、阴道及外阴，多因产程进展过快、未加控制或巨大儿手术产引起，也可发生于各种分娩以后。

1. 子宫破裂 子宫自发破裂极罕见，造成此并发症的危险因素包括多产、先露异常、曾经子宫手术史及使用催产素引产。隐性瘢痕破裂是造成产后出血增加的主要原因之一。

2. 宫颈裂伤 胎方位异常，胎先露部下降过程中，宫颈扩张不充分，以及手术助产等，均可导致宫颈裂伤。

3. 会阴、阴道裂伤 急产、阴道产钳助产，分娩保护不力等可导致会阴撕裂，轻者伤及皮下和肌肉致使会阴出血，重者可伤及肛门括约肌、直肠黏膜，甚至阴道穹隆部。

4. 外阴、阴蒂裂伤 多见于阴道分娩过程中忽视了会阴前联合的保护所致。

5. 会阴侧切时如果切断动脉或曲张的大静脉、切口过大、切开过早或修复过迟，均可引起流血过多。

6. 血肿 有时阴道黏膜或外阴皮肤下方的血管撕裂并无可见的活动性出血，称为隐性出血，此时危险性极大，因为出血发生几小时后可能还未察觉，直到出现休克才被发现。严重者可形成腹膜后血肿，表现为臀部肿胀、淤血，并伴有腰部剧痛。多见于：

（1）手术及分娩损伤：胎儿娩出过快或手术助产时损伤血管。

（2）缝合时止血不彻底或缝合不当：如会阴切开伤口或撕裂伤口缝合止血不当或缝合不当。

（3）宫颈裂伤、子宫侧壁不完全破裂累及子宫血管及其分支：血液蔓延流向阔韧带内。

（4）妊娠高血压综合征凝血功能受损时，或当胎儿娩出后产妇有一过性血压下降，伤口出血不明显，若止血不彻底，当血压回升伤口重新出血，即可形成血肿。

（四）凝血功能障碍

比较少见，但后果严重。多为在孕前或妊娠期已有易于出血倾向，胎盘剥离或软产道有裂伤时，由于凝血功能障碍，表现为全身不同部位的出血，最多见为子宫大量出

246

血或少量持续不断出血，血液不凝，不易止血。根据病史、出血特点及血小板计数、凝血酶原时间、纤维蛋白原等有关凝血功能的实验室检查可做出诊断。

二、临床表现

要注意查明出血原因，重视病史和临床表现的分析，找出流血的确切原因。

（一）宫缩乏力性出血

胎盘娩出前无出血或出血不多，胎盘娩出后突然大量出血，量多者产妇出现失血性休克表现，心慌、出冷汗、头晕、脉细弱、血压下降。检查腹部时往往摸不到子宫底，系子宫无收缩之故。应警惕有时胎盘已剥离，但子宫无力将其排出，血积聚于宫腔内，按摩、推压宫底部，可将胎盘及积血压出。

（二）软产道裂伤

出血特点是出血发生在胎儿娩出后，流出的血自凝，血色较鲜红。仔细检查宫颈、阴道及外阴有无裂伤及裂伤的程度。

（三）胎盘因素

胎盘剥离不全、滞留及粘连时，胎盘未娩出前出血量较多，胎盘部分残留，常在胎盘娩出后检查胎盘、胎膜时发现胎盘母体面有缺损或胎膜有缺损；胎盘嵌顿时子宫下段出现狭窄环。

（四）凝血功能障碍

在孕前或妊娠期已有易于出血倾向，胎盘剥离或产道有损伤时，出血不止，血液不凝。

三、诊断

诊断标准如下。

（一）子宫收缩乏力性出血

1. 胎盘娩出后，突然发生大量阴道出血或持续性少量或中等量出血。
2. 子宫松弛或轮廓不清。

（二）胎盘滞留

1. 胎儿娩出后半小时以上胎盘尚未娩出。
2. 阴道出血（多因胎盘部分剥离引起，完全剥离者不出血）。

（三）胎盘胎膜残留

1. 胎盘娩出后，阴道持续流血。
2. 胎盘母体面或胎膜有缺损。
3. 刮宫可得残留之胎盘组织或胎膜。

（四）软产道裂伤

1. 胎儿娩出后即见阴道出血，胎盘娩出后宫缩良好而阴道仍出血不止。
2. 阴道检查，发现宫颈或阴道壁有裂伤出血。

四、鉴别诊断

产后出血应与急性子宫翻出、产后血循环衰竭、子宫颈癌合并妊娠、妊娠合并阴道静脉曲张破裂等相鉴别。

五、治疗

产后出血，严重威胁产妇生命安全，必须全力以赴地进行抢救。治疗原则是：根据原因制止出血，补偿失血，抢救休克。

（一）防治休克

1. 遇有产后出血患者，应严密观察血压、脉搏及一般情况，产后出血量。
2. 给予吸氧、输液，必要时输血以补充血容量。在输液、输血过程中应严密观察血压、脉搏、心率、尿量，以调整输液量。

（1）晶体液：在复苏休克的过程中证明晶体液可以有效补容，当进入循环后可自血管内移向组织间液，1～2小时后仅有1/4～1/3留在血管床，这样可补充组织间液的丢失，并补充足够钠，以扩充血容量，并改善内环境，降低血黏度，疏通微循环，所以晶体液补充时应为丢失量的3倍，输入1200～1500ml盐水后，还可从间质向血浆内转移15～17g蛋白质，主要为白蛋白，还可经淋巴管以4g／h的速度向血浆补充，还可同时输送脂肪酸、激素及维生素。常用的晶体液有：生理盐水、乳酸林格氏液、碳酸氢钠林格液、高张盐水等。

（2）输注速度：及早输注效果好，最初15～20分钟内可快速输入1000ml，在第一小时内至少输入2L，输液20～30分钟观察休克有无改善，如有改善则以1U（6～8小时）速度滴注晶体液；如无改善则进一步处理，如输血等。

（3）胶体液：仅扩充血管内容量，但是不能补充组织间液，达不到维持有效血容量的目的，反使血液黏滞，微循环障碍加重，在早期休克时补充大量胶体液则利少弊多。常用706代血浆，低分子或中分子右旋糖酐，但后者少尿时慎用，24小时内不宜超过1000ml，白蛋白为血制品，不仅价格昂贵，而且有污染的可能。

（4）血液：大部分学者认为当Hb5～7g，HCT24%时才需要输血，当HCT达到30%时复苏效果为好，＞33%时死亡率反而增高。补充全血500ml，可增加HCT 3%～4%；红细胞250ml，增加HCT 3～4vol%；血浆250ml，增加纤维蛋白原150mg及其他凝血物质，血小板50ml／L，增加血小板5000～8000／μl。

3. 纠正酸中毒　轻度酸中毒除输入平衡液外，不需补充其他碱性溶液。重度休克还应输入5%碳酸氢钠200ml。

4. 在补足血容量、纠正酸中毒后，仍不能维持血压时，可选用血管活性药，一般选用多巴胺为宜，常用量20~40mg加入500ml液体中静脉滴注，20滴／分。

（二）胎盘未剥离或未排出前出血的处理

1. 胎盘剥离不全或粘连伴阴道出血，即行人工剥离取出胎盘。

2. 胎儿娩出后15分钟胎盘未娩出而阴道出血不多，Colan提出用催产素10~20单位加生理盐水20ml稀释后于脐静脉注入，胎盘可剥离自然娩出。

3. 若胎盘已剥离而未排出，膀胱过度膨胀时应导尿排空膀胱，用手按摩子宫使之收缩，轻压子宫底，另一手牵引脐带，协助娩出胎盘。

4. 胎盘嵌顿，可行乙醚麻醉，使狭窄环松解，或静脉推注安定10mg，或阿托品0.5mg皮下注射，若产妇无高血压情况亦可给予肾上腺素0.3ml皮下注射，然后取出胎盘。

5. 若排出胎盘有缺损，应行清宫术。

6. 植入性胎盘，不可勉强剥离挖取，以免引起子宫穿孔，采用子宫切除术是最安全的治疗方法。

（三）胎盘娩出后出血的处理

1. 宫缩乏力　加强宫缩是治疗宫缩乏力最迅速有效的止血方法。立即有节律地按摩子宫，同时肌内注射催产素10U，麦角新碱0.2mg（高血压、心脏病者慎用）。然后催产素10~30U加入10%葡萄糖液500ml内静脉滴注。通过上述处理多能使子宫收缩而迅速止血。如仍出血，可宫腔填塞纱布或经阴道结扎子宫动脉上行支。如仍无效，可结扎两侧髂内动脉。结扎血管或填塞宫腔仍无效时，应立即行子宫次全切除术。

2. 胎盘滞留

（1）胎盘嵌顿：应先进行乙醚麻醉，松解子宫内口的痉挛狭窄环，然后，以手进入宫腔取出已剥离的胎盘。若因膀胱充盈导致胎盘滞留时，先导尿排空膀胱，再用手挤压子宫底部，迫使胎盘娩出。

（2）胎盘粘连或部分残留：徒手剥离胎盘，取出胎盘或残留的胎盘组织。必要时清宫。

（3）植入性前置胎盘：行子宫切除术，决不可用手强行挖取。

3. 软产道裂伤　迅速查清裂伤部位，如系阴道壁裂伤，迅速按解剖位缝合肌层及黏膜下层，最后缝合皮质。注意缝线不可穿透直肠壁。如系宫颈裂伤，可用两把卵圆钳钳夹宫颈，检查裂伤部位及深度，从裂伤最深部开始用肠线间断缝合，注意最后一针应距宫颈外口0.5cm，以防日后宫颈狭窄。

4. 凝血功能障碍性出血的处理　如患者所患的全身出血性疾病为妊娠禁忌证，在妊娠早期，应在内科医师的协助下，尽早行人工流产术终止妊娠。于妊娠中、晚期发现者，应积极治疗，争取去除病因，尽量减少产后出血的发生。对分娩期已有出血的产妇除积极止血外，还应注意对病因治疗，如血小板减少症、再生障碍性贫血等患者应输新鲜血或成分输血等。如发生弥散性血管内凝血应尽量抢救。

（四）预防感染

产后出血直接导致失血性贫血，使产妇抵抗力降低；手取胎盘等宫腔内操作及产道裂伤增加了逆行感染的机会；此外，产褥期宫颈内口及胎盘、胎膜剥离创面开放，而恶露利于阴道细菌的生长，若恶露潴留阴道过久，同样增加逆行感染的机会。故产后在加强宫缩止血、纠正贫血的前提下，应鼓励产妇尽早活动，通过体位引流促进恶露排出、净化阴道环境，减少逆行感染机会。一切产科操作应严格遵循无菌原则，必要时可预防性应用抗需氧菌与抗厌氧菌相配伍的广谱抗生素。

六、预防

1. 做好产前检查，及时采取相应的措施以防止发生产后出血，首先要做好产前检查，及时发现引起产后出血的存在因素，给以相应处理。对子宫肌纤维发育不良者给以促进子宫发育成熟的药物，以促进子宫成熟。对合并子宫肌瘤者，若子宫肌瘤较大而且为多发，劝其流产或引产，待行子宫肌瘤剔除术后再怀孕，若子宫肌瘤较小，而且为单发者，则可继续妊娠，但应密切观察，经常进行B超检查，观察子宫肌瘤的大小。对伴有贫血者给予相应的治疗。对妊娠高血压综合征患者，经常检查血压、尿及体重，以控制症状。对合并血液病患者，根据情况，确不能妊娠者给予引产或流产，若能继续妊娠者应定期检查。对胎位不正、巨大胎儿及骨盆狭窄等情况不能经产道娩出者，可行剖宫产术。

2. 产前应摄入足够的蛋白质、维生素及钙、铁等矿物质，尤其贫血的患者应食入含铁丰富的食物如动物肝、木耳等。住院期间应给以含有高蛋白、高维生素易消化的食物，产后产妇应多吃营养丰富的饮食以利于恢复。

3. 子宫收缩乏力占产后出血的70%～75%，其中因精神高度紧张、恐惧引起的占相当比例。由于产妇尤其是初产妇在分娩时下腹部疼痛而出现紧张、恐惧感。出现烦躁不安，大汗淋漓，而造成体力大量消耗，以至于子宫收缩乏力，造成滞产，而产后易诱发出血。住院后，针对孕妇的心理反应，给以适当的心理护理，讲述分娩时腹痛是一种正常现象，精神紧张、恐惧会给分娩带来不良后果。为了消除这种心理反应，可采用音乐疗法，在分娩的过程中放一些能使产妇放松的音乐，这样可减轻心理反应。

4. 产后应测体温、脉搏、呼吸及血压情况，使产妇安静休息、保暖。严密观察子宫收缩，查看会阴垫以了解出血情况。发现有大量出血征象者，根据产后失血原因，尽快进行必要的处理。出血及宫腔内操作都会增加产妇产褥期感染的机会，应保持会阴部清洁，每天用洁尔阴或呋喃西林溶液冲洗阴道1次，并应用广谱抗菌药物。

第七节　羊水栓塞

羊水栓塞（amniotic fluid embolism）是产科严重的并发症，发病急，约25%病例可即时或发病后1小时内死亡。1990年clark报告羊水栓塞死亡率仍高达80%。Hogberg报告羊水栓塞成为母体因产科直接原因致死的首位，绝大部分发生在妊娠晚期，尤以第一产程多见，罕有在产后48小时发病。

一、病因

羊水栓塞的主要病因，是羊水中的有形物质进入母循环而引起的一系列病理生理变化。

（一）胎膜破裂或人工破膜后

羊水由羊膜腔内进入母体血循环，必须有胎膜破裂，临床所见羊水栓塞大多数发生在胎膜破裂之后，偶尔见于未破膜者，可能由于宫缩很强迫使胎儿娩出，未破的前羊水囊被向下挤压，牵拉胎膜使胎膜高位破裂，或胎盘边缘的胎膜撕裂，羊水得以进入子宫内膜或子宫颈破损的小血管而发病。另外困难的羊膜腔穿刺时，如发生胎膜后血肿，分娩时此处胎膜撕裂也增加发生羊水栓塞的机会。

（二）羊膜腔内压力过高

宫缩过程或强直性子宫收缩包括催产素应用不当使羊膜腔内压力过高。正常情况下子宫内肌层、绒毛间隙、羊膜腔内压力相似，宫缩间歇时羊膜腔内基础压力为0.5～1.3kPa（4～10mmHg），临产后第一产程时，子宫收缩羊膜腔内压力上升为5.3～9.3kPa（40～70mmHg），第二产程时可达13.3～22.7kPa（100～175mmHg）。若产妇用力屏气则羊膜腔内压更高，而宫腔静脉系统压力为2.7kPa（20mmHg），羊膜腔内压力超过静脉压，羊水易被挤入已破损的小静脉及微血管内。此外宫缩时，由于子宫韧带的牵引使子宫底部举起，减轻了子宫对下腔静脉的压力，回心血量增加，有利于羊水进入母体循环，羊水进入母体循环的量与宫缩强度呈正相关。

（三）子宫体或子宫颈有病理性开放的血窦

经产妇多次分娩，使宫颈及宫体弹力纤维受到损伤，又由于子宫肌纤维明显地由结缔组织所代替，动脉硬化，修复后再次分娩时易引起裂伤。人工流产或分娩时曾有宫颈裂伤的瘢痕易损处，在强烈的宫缩下先露下降引起宫颈裂伤，小静脉开放，成为羊水进入母体循环的门户之一。高龄初产妇宫颈坚硬不易扩张，如宫缩过强，则胎头压迫宫颈易引起宫颈裂伤，甚至子宫下段破裂。另外胎盘早剥、胎盘边缘血窦破裂、前置胎盘等均有利于羊水通过损伤的血管或胎盘后血窦进入母体血循环，增加羊水栓塞的机会。剖宫产时，子宫切口静脉血窦大量开放，如羊水不及时吸净，娩出胎儿后子宫收缩，则羊水易挤进开放的血窦而发生羊水栓塞。

近年来，有些日本学者认为羊水进入母体肺动脉不是羊水栓塞发生的原因，故羊水栓塞发病机制仍然不明确，他们认为羊水栓塞可发生在早期流产、行走中、分娩24小时后、产褥期等，这与进入母体肺动脉的羊水无关，而与占胎粪中胎脂20%的花生四烯酸衍变的"白三烯"有关。动物实验对注入羊水的兔子给予抑制白三烯产生的5-脂氧合酶可阻止其死亡，故认为白三烯是引起羊水栓塞的原因，有人认为羊水栓塞与前列腺素、血栓素有关。故羊水栓塞又称为由于白三烯、前列腺素、血栓素等物质进入母血循环引起的"妊娠过敏样综合征"。也有人认为，羊水栓塞是由于羊水进入母血后引起一些血管活性物质的释放所致，而不是羊水有形成分引起机械性的栓塞。Clark认为男性胎儿与羊水栓塞发生有显著关系。

二、临床表现

羊水栓塞多发生在胎儿娩出前后或产后短时间内，或剖宫产手术过程中。极少发生在临产前或中期妊娠引产时及刮宫术中。

临床表现分为急性休克期、出血期及急性肾功能衰竭期3个阶段，病情轻重与羊水中含胎粪量成正比，并与羊水进入母体血循环的数量和速度有关。

（一）急性休克期

分娩时或分娩后短时间内出现休克，血压骤降甚或消失，同时有寒战、烦躁不安、呕吐等先兆症状，随后出现呛咳、呼吸困难、发绀，心率快而弱，肺部听诊有湿啰音，并迅速出现休克、昏迷及循环衰竭。发病急骤者，常仅惊叫一声后血压消失，于数分钟内迅速死亡。经过急性休克期幸存者，则进入出血期第二阶段。

（二）出血期

常表现为持续多量的阴道流血，血液不凝。继而出现全身广泛出血倾向，如鼻出血、咯血以及皮肤、黏膜、胃肠道、泌尿道、手术切口、针孔等处广泛出血，进一步加重休克。

（三）急性肾功能衰竭期

出现少尿、无尿和尿毒症征象。

羊水栓塞时，严重威胁胎儿，先是胎心率减慢直至胎心消失、胎死宫内。胎儿死亡率极高。

必须指出，羊水栓塞多数按上述顺序迅速出现，但有时并不全出现。不典型者可仅出现阴道流血和休克，也可有休克和出血的同时合并少尿和无尿者。

三、实验室及其他检查

（一）血液沉淀试验

测定中心静脉压，插管后可抽近心脏的血液，放置后即沉淀为3层：底层为细胞，中层为棕黄色血块，上层为羊水碎屑。取上层物质做涂片、染色、镜检，可见鳞状上皮细胞、胎毛、黏液等，诊断即可明确。

（二）痰液涂片

可查到羊水内容物（用尼罗蓝硫酸盐染色）。

（三）凝血障碍检查

血小板计数、出凝血时间、纤维蛋白原及凝血酶原时间测定、凝血块观察试验、血浆鱼精蛋白副凝试验（3P试验）等。

（四）X线床边摄片

肺部双侧弥漫性点状浸润影，沿肺门周围分布，伴右心扩大及轻度肺不张。

（五）心电图

提示右心扩大。

四、诊断和鉴别诊断

根据分娩及钳刮时出现的上述临床表现，可初步诊断，并立即进行抢救。在抢救的同时应抽取下腔静脉血，镜检有无羊水成分。同时可做如下检查，以帮助诊断及观察病情的进展情况。

（1）床边胸部X线平片见双肺有弥散性点片状浸润影，沿肺门周围分布，伴有右心扩大。

（2）床边心电图提示右心房、右心室扩大。

（3）与DIC有关的实验室检查。

本病需与子痫、血栓性肺栓塞、空气栓塞、脂肪栓塞、心脏合并心力衰竭等相鉴别。

五、治疗

羊水栓塞一旦确诊，应立即抢救产妇，主要原则为：改善低氧血症；抗过敏和抗休克；防治DIC和肾衰竭；预防感染。

（一）纠正呼吸循环衰竭

纠正呼吸循环衰竭是抢救羊水栓塞的首要措施。

1. 纠正缺氧　抬高头肩部卧式，立即加压给氧，必要时行气管插管或气管切开，以保证供氧，减轻肺水肿，改善脑缺氧。

2. 解除支气管痉挛，纠正肺动脉高压　盐酸罂粟碱30～90mg溶于10%～25%葡萄糖液20ml中静脉滴注，以后根据病情可重复静脉或肌内注射。心率慢时可静脉注射阿托品0.5～1mg或者654-2 20mg，每10～15分钟1次，直至患者面部潮红或呼吸困难好转为止。心率变快时，则改用氨茶碱0.25g加入10%葡萄糖液20ml中缓慢静脉注射。

3. 纠正心力衰竭　西地兰0.4mg溶于10%葡萄糖20ml内缓慢静推，必要时0.5～2小时后可再注射0.2～0.4mg，6小时后可再酌用0.2～0.4mg，以达饱和量。用速尿或利尿酸钠25～50mg稀释后静脉注射，有利于消除肺水肿。为减轻右心负荷可用测血压袖带分别缚于四肢加压至收缩压与舒张压之间，以阻断部分静脉血液回流。

4. 抗休克

（1）扩充血容量：积极补充血容量，恢复组织灌注，阻止低血容量休克，避免肾衰竭，一般首选低分子右旋糖酐，24小时内输入500～1000ml，该药除具有扩容作用外，还能降低血液黏稠度，解除红细胞凝集，起疏通和改善微循环的作用。对于失血者应补充新鲜血和平衡液。并根据中心静脉压指导输液。

（2）升压药（血管活性药物）的使用：可调整血管紧张度，适用于休克症状严重或血容量已补足，但血压仍不稳定者或血压过低者。常用有以下两种：

1）多巴胺（三烃酪酸）：为治疗低血压休克特别伴有肾功能不全，心排血量降低而血容量已补足患者之首选药。一般30～100mg加5%葡萄糖溶液500ml静脉滴注。根据血压情况调整剂量。此药在体内为合成肾上腺素的前身物质，有β受体兴奋作用，低浓度时亦有β受体兴奋作用，可增加心肌收缩力，增加心排血量，如有血压上升，还有扩张血管的功能，增加血流量，特别是肾血流量的功能。

2）阿拉明：是一种β受体兴奋剂，可增加心肌收缩、心率及心排血量而起升压作用，常与多巴胺合用，一般用20～80mg加入葡萄糖溶液中静脉滴注。

3）酚妥拉明：扩张小动脉及毛细血管，改善肺及全身微循环，一般20～40mg加5%葡萄糖液静脉滴注。

（3）纠正酸中毒：休克患者常伴有酸中毒。羊水栓塞后，由于肺通气和交换功能减弱，全身循环衰竭，造成低氧血症，从而发生呼吸性及代谢性酸中毒，故及早应用碱性药物有助于及时纠正休克和代谢紊乱。首次一般可给5%碳酸氢钠100～200ml静脉滴注，隔2～4小时后可酌情再补，且应根据血气分析和血清电解质检查情况给药。

（4）纠正心力衰竭、解除肺水肿：羊水栓塞度过急性期后数小时，仍有发生急性左心力衰竭、肺水肿的危险，这可能与深度低氧血症有关。为了保护心肌及预防心力衰竭，有脉速者，除用冠状动脉扩张剂外，应及早使用强心剂，常用毛花丙糖苷C（西地兰）0.2～0.4mg加入5%葡萄糖液20ml中静脉注射，或加入输液小壶内滴注，有利于加强心肌收缩；另外还可用速尿20mg～40mg及辅酶A，ArIP和细胞色素C以保护心肌。心率增快者可用利多卡因静脉滴注。

（二）抗过敏

在改善缺氧的同时，应迅速抗过敏。肾上腺皮质激素可改善、稳定溶酶体，保护细胞以对抗过敏反应。首选氢化可的松：剂量500~1000mg，先以200mg行静脉缓注，随后300~800mg加入5%葡萄糖液500ml静脉滴注。也可用地塞米松20mg加入25%葡萄糖液中静脉推注后，再将20mg加入5%~10%葡萄糖液中静脉滴注。

（三）DIC的处理

采取适当措施，纠正凝血功能障碍、输新鲜血，早期可使用肝素，酌情使用抗纤溶药物。

1. 肝素的临床使用　肝素有强大的抗凝作用，能阻断血小板和纤维蛋白原继续消耗，而羊水物质有高度的促凝活性，一旦进入血液循环，迅速触发外源性凝血系统，造成弥漫性血管内凝血，继发纤溶亢进。原则上，这是使用肝素的最强适应证，在肝素化的基础上补充凝血物质或使用抗纤溶药物，凝血功能很快得到改善。要用在DIC的高凝期及低凝期或有促凝物质继续进入母血时，症状发生1小时内应用肝素效果最佳。试管法凝血时间测定常作为肝素用量的监测指标。按每千克体重1mg计算，首次剂量25~50mg置10%葡萄糖液100~250ml中，静脉滴注在30~60分钟内滴完，继以50mg溶于5%葡萄糖500ml中静脉滴注。用药量及滴注速度根据病情及化验结果而定。以控制试管法凝血时间在20~30分钟为宜。若肝素过量可予以和肝素等量1%硫酸鱼精蛋白中和（即1mg鱼精蛋白可中和1mg肝素）。如临床情况好转，出血停止，血压稳定，发绀消失，即停用肝素。停用肝素后6~8小时复查凝血时间，以后每日检查1次，连续3~5天。

2. 补充凝血因子　在应用肝素的同时，必须补充凝血因子。首先输入新鲜血或血浆，然后按需输入纤维蛋白原（至少4~6g）、血小板、凝血酶原复合物（400~800U）。

3. 纤溶抑制剂的应用　妊娠晚期纤维蛋白原增多，血沉加快。DIC继发纤溶是机体的一种生理保护措施，目的是防止和去除微循环的纤维蛋白栓塞，改善微循环保护脏器功能。但是纤溶亢进又是出血的重要原因。应在肝素化的基础上应用纤溶抑制剂。DIC高凝期禁忌抗纤溶治疗，当继发性纤溶亢进时可加用抗纤溶治疗。常用药物：6-氨基己酸（EACA）、抗血纤溶芳酸（PAMBA）、酚磺乙胺等。

4. 改善微循环障碍

（1）右旋糖酐：低分子右旋糖酐能降低红细胞和血小板黏附性，降低血液黏稠性，疏通微循环，有利于受损血管内皮的修复，用量一般为500~1000ml/d。临床也可将肝素、双嘧达莫加入低分子右旋糖酐静脉滴注。

（2）扩血管药物：促进毛细血管血流量，解除动脉痉挛，改善微循环，可用酚妥拉明20mg加葡萄糖液20ml静脉滴注。

（四）防治肾衰竭

控制液体出入量，当出现肾功能衰竭时，在补充血容量之后，加用甘露醇，如仍尿少，可加用速尿20～60mg静脉注射。在抢救过程中注意尿量。

（五）给予抗生素

以选用广谱抗生素大剂量为宜，因常有潜在感染，尤其是肺部和宫腔感染。需重视的是应选择对肾功能影响最小的抗生素。

（六）产科处理

1. 产科处理原则上应在母体呼吸循环功能得到明显改善，并已纠正凝血功能障碍之后进行。若在第一产程发病，应行剖宫产术结束妊娠；若在第二产程发病，应尽快经阴道协助娩出胎儿。

2. 除有产科指征或紧急终止妊娠外，经阴道分娩比剖宫产或子宫切除为好。

3. 子宫切除适用于用无法控制阴道流血者，即使处于休克状态也应切除子宫。手术应行子宫全切除术，术后放置引流管。

4. 产后尽早应用子宫收缩剂以减少出血量。

第九章 产褥期医疗保健

第一节 产褥期母体变化

一、生殖系统的变化

（一）宫体

子宫是产褥期变化最大的器官。妊娠子宫自胎盘娩出后逐渐恢复至未孕状态的过程称子宫复旧。子宫复旧包括子宫体和子宫颈的复旧。

子宫体的复旧主要是宫体肌纤维缩复和子宫内膜再生。宫体的缩复过程不是肌细胞数目的减少，而是肌细胞体积的缩小，是肌细胞胞浆蛋白被分解排出、胞浆减少所致。随着肌纤维的不断缩复，子宫体逐渐缩小，产后1周缩小至约妊娠12周大小；产后10日，在腹部扪不到子宫底；产后6周恢复至非妊娠期大小。子宫重量也逐渐减少，分娩后，子宫重约为1000g，产后1周时约为500g，产后2周时约为300g，产后6周时则约50g。同时，胎盘排出后子宫胎盘附着面立即缩小一半，开放的螺旋小动脉和静脉窦压缩变窄并形成栓塞，出血逐渐减少至停止，创面表层因缺血坏死而脱落，随恶露自阴道排出。子宫内膜基底层逐渐再生新的功能层，这一过程约需3周。但胎盘附着处全部修复的时间约需6周。

（二）子宫颈的变化

分娩后子宫颈松弛，壁薄皱起如袖口。产后1周管壁变厚恢复颈管，4周恢复正常水平。由于分娩时的轻度损伤，初产妇子宫颈外口由原来的圆形变为横"一"字形，形成子宫颈前后唇，即临床描述的已产型。

二、阴道及外阴

分娩后阴道腔扩大，阴道壁松弛及肌张力低，于产褥期阴道腔逐渐缩小，阴道壁肌张力逐渐恢复。约在产后3周重新出现黏膜皱襞，但阴道不能完全恢复至未孕状态。

分娩后外阴轻度水肿，于产后2～3日内自然消失。会阴部轻度裂伤或会阴切开缝合口，均能在3～5日内愈合。由于处女膜在分娩时裂伤，形成残缺不全的痕迹，称为处女膜痕。

三、盆底组织

盆底肌肉及筋膜因分娩过度扩张使弹性减弱，且常伴有肌纤维的部分断裂。产后盆底肌不能完全恢复至未孕状态。产褥期坚持做产后健身操，有利于盆底肌肉的恢复。

四、乳房的变化

产褥期乳房的主要变化是泌乳。随着胎盘的剥离排出，胎盘泌乳素、雌激素水平急剧下降，体内呈低雌激素、高泌乳激素水平，乳汁开始分泌。尽管垂体催乳素是泌乳的基础，但以后乳汁分泌则依赖于哺乳时的吸吮刺激。当新生儿在产后半小时内吸吮乳头时，由乳头传来的感觉信号经传入神经纤维抵达下丘脑，可能通过抑制下丘脑多巴胺及其他催乳激素抑制因子，使垂体泌乳激素呈脉冲式释放，促进乳汁分泌。同时，吸吮动作反射性地引起脑神经垂体释放催产素，使乳腺腺泡周围的肌上皮细胞收缩，喷出乳汁。因此，吸吮是保持乳腺不断泌乳的关键。此外，乳汁分泌还与产妇的营养、睡眠、情绪和健康状况密切相关。

五、血液循环系统的变化

妊娠期血容量增加，于产后2～3周恢复至未孕状态。但在产后最初3日，由于子宫收缩，胎盘循环停止，静脉回流增加，过多的组织间液进入血管内，可使血容量增加15%～25%，特别是产后24小时，心脏负担仍很重，心脏病产妇此时易发生心力衰竭，产后7～10天心率减慢，脉搏约60～70次／分。

产褥初期白细胞可增到15～20×10^9／L（15000～20000／mm^3），中性粒细胞增多，淋巴细胞稍减少，2周恢复正常。血小板数增多，于产后2日转为正常，红细胞沉降率于产后3～4周降至正常。

六、泌尿系统的变化

妊娠期潴留在体内的大量水分于产后初期迅速排出，故产后2～5日尿量增加，每日约3000ml。妊娠由于孕激素的作用及子宫的压迫使肾盂及输尿管发生生理性扩张，于产后4～6周内恢复。妊娠期及分娩时，膀胱受压，膀胱黏膜充血水肿及肌张力下降，产后膀胱迅速充盈，易发生尿潴留。会阴裂伤、会阴肿痛易引起尿道括约肌痉挛，易发生排尿不畅或尿潴留。产后2小时，鼓励产妇自行排尿。

七、消化系统的变化

产后尿量多，皮肤汗腺功能旺盛出汗多，造成大量液体排出，故常感口渴。由于活动减少，腹肌及盆底肌肉松弛，肠蠕动减弱，食欲差，或因会阴裂伤及痔疮，多进少渣饮食，易发生便秘。

八、内分泌系统的变化

妊娠期，腺垂体、甲状腺及肾上腺增大，功能增强，在产褥期逐渐恢复正常。雌激素和孕激素水平在产后急剧下降，至产后1周已降至未孕水平。胎盘生乳素于产后3～6小时已不能测出，垂体催乳素则因哺乳而在数日内降至60μg／L，不哺乳者降至20μg／L。产褥期恢复排卵的时间与月经复潮的时间因人而异，哺乳期月经复潮前仍有可能怀孕。

九、腹壁的变化

产褥期下腹正中线色素逐渐消退，紫红色妊娠纹逐渐变成永久性的白色妊娠纹。因妊娠期间腹壁肌纤维增生和弹性纤维断裂，产后腹肌松弛。腹直肌呈不同程度分离，约需6～8周逐渐恢复正常的紧张度。

第二节　产褥期心理及其异常

在妇女的一生之中，变化最大莫过于妊娠与分娩，其变化速度之迅速、程度之明显均超过青春期和更年期。这种发生于妊娠期的产褥期的生理与躯体变化，必然对产褥妇的心理产生影响，甚至引起心理异常。

一、产褥期正常心理

妊娠期间孕妇不仅承受躯体变化的负担，而且在心理上有紧张、疑惧，对分娩的渴望和恐惧，及对未来婴儿的期望和担心等种种心理压力；产后，这种心理压力通常在短期内获得解脱，随之而来的是高兴、满足感、幸福感。此外，产褥妇在享受初为或再为人母喜悦的同时，也感到责任和压力，出于母爱的本能，她有责任作为母亲去照料和抚育婴儿，为婴儿的安全和生长而担忧，急婴儿所急，乐婴儿所乐。与愉悦、兴奋等情绪相一致的意志行为主动与婴儿结合，像拥抱、亲吻、爱抚等，母婴间的这种躯体接触又增加了作为母亲的愉悦的情绪体验。

二、产褥期心理异常及精神障碍

并不是所有的产褥妇均有愉悦和轻松的感觉。经过分娩期的母亲，特别是初产妇将要经历不同的感受：高涨的热情、希望、高兴、满足感、幸福感、乐观、压抑及焦虑。理想中的母亲角色与现实中的母亲角色往往会发生冲突，有的产妇会因胎儿娩出的生理性排空而感到心理上的空虚；可能因为婴儿的外貌及性别不能与理想中的孩子相吻合而感到失望；也因现实母亲的太多责任而感到恐惧；还可因为丈夫注意力转移至新生儿而感到失落。因此，有部分产褥妇在分娩后所表现的心理变化恰恰相反，出现不同程度的抑郁及其他症状，称为产褥期精神综合征。根据其程度的轻重，可分为产褥期忧虑（postpartum blue），产褥期抑郁症（postpartum depression）和产褥期精神病

（postpaltum psycosis）。三者均可独立出现，相互之间并无必然的相关性；但也可逐渐发展而加重。

（一）产褥期忧虑

为一种轻度的和暂时的精神障碍，通常在产后1周内出现症状，包括失眠、含泪、疲劳、压抑、焦虑、头痛、注意力不集中、慌乱、易激动和食欲减退等，由于发生率较高和程度很轻，常不被注意。多数产褥期忧虑也无须特殊处理，少数产褥期忧虑需要处理，可通过心理咨询，解除疑虑，加强其自信心而得以纠正。

（二）产褥期抑郁症

程度较产褥期忧虑明显严重，通常表现为易激惹、恐怖、焦虑、沮丧和对自身及婴儿健康过度的担忧，常失去生活自理和照料婴儿的能力。本症一般需要治疗，包括心理治疗和药物治疗，如解除致病的心理因素，给予关心、照顾，养成良好的睡眠习惯等。药物可选择阿米替林、丙咪嗪、去甲丙咪嗪或5-羟色胺重吸收抑制剂、单胺氧化酶抑制剂等。

（三）产褥期精神病

产褥期精神病发生率不高，却是最严重的产褥期精神障碍。

产褥期精神病常在产后2天至3周发病，其主要有以下症状。

1. 抑郁　症状与产褥期抑郁症相似，但焦虑和自责感更为明显，有时会发生伤害婴儿和自残自杀行为。

2. 躁狂　表现为产后情绪高昂，情感高涨，患者终日处于精力充沛、笑逐颜开、轻松乐观和过度兴奋的状态中，言语动作增多，缺乏抑制。

3. 精神分裂症症状　除抑郁、躁狂症状外，一些患者还可出现思维障碍，情感不稳定或淡漠，恐怖性幻觉，（如幻听、幻视和幻嗅）及各种妄想（如罪恶妄想和被害妄想等）。例如，本人对婴儿并不关心，但又诉说婴儿有被害的危险，或婴儿已经被害，自己是凶手等。

产褥期精神病可以上述症状中的一种为主，也可以几种症状并存，也可以在疾病过程中相互转变。

产褥妇若出现上述症状，应立即请精神科医师会诊，主要根据临床特点作出诊断。诊断一俟成立，应住院治疗。以抑郁症状为主者，可选择选择性5.羟色胺重吸收抑制剂和三环抗抑郁制剂。如以躁狂症状为主者，可选用大剂量镇静剂。有幻觉妄想者，可选用氯丙嗪等。

产褥期精神病预后一般较好。95%的患者在治疗后症状可以缓解或消失。

第三节　产褥期临床表现

一、生命体征

体温大多在正常范围。如产程中过度疲劳，其体温在产后24小时内可稍升高，但不超过38℃。如乳房极度充盈可有低热，一般在12小时内自行恢复。脉搏略缓慢，约为60～70次／min，于产后一周恢复正常，可能与循环血量减少及卧床休息有关。由于产后腹压降低，膈肌下降，产妇以腹式呼吸为主，产妇的呼吸深慢，约为14～16次／min。血压在产褥期无明显变化，如为妊高征产妇，其血压在产后变化较大。

二、子宫复旧

胎盘娩出后，子宫圆而硬，宫底在脐下一指。产后一日，子宫底平脐，以后每日下降1～2cm，至产后10日子宫降入骨盆腔内，此时腹部检查在耻骨联合上方扪不到宫底。

三、产后宫缩痛

在产褥早期因宫缩引起下腹部阵发性剧烈疼痛称产后宫缩痛。子宫在疼痛时呈强直性收缩，于产后1～2日出现，持续2—3日自然消失。多见于经产妇。哺乳时反射性缩官素分泌增多使疼痛加重。

四、褥汗

产褥早期，皮肤排泄功能旺盛，排出大量汗液，以夜间睡眠和初醒时更明显，不属病态，于产后l周内自行好转。

五、恶露

产后随子宫蜕膜的脱落，含有血液、坏死蜕膜等组织经阴道排出，称为恶露。恶露分为：

1. 血性恶露　色鲜红，含大量血液得名。量多，有时有小血块，有少量胎膜及坏死蜕膜组织。

2. 浆液恶露　色淡红似浆液得名。含少量血液，但有较多的坏死蜕膜组织、宫颈黏液、阴道排液，且有细菌。

3. 白色恶露　黏稠，色泽较白得名。含大量白细胞、坏死蜕膜组织、表皮细胞及细菌等。

正常恶露有血腥味，但无臭味，持续4～6周，总量约250～500ml，个体差异较大。血性恶露持续约3日，逐渐转为浆液恶露，约2周后变为白色恶露，约持续2～3周干净。上述变化是子宫出血量逐渐减少的结果。若子宫复旧不良或宫腔内有残留胎盘、多量胎膜，或合并感染时，恶露量增多、持续时间延长并有臭味。

第四节　产褥期处理及保健

产褥期间母体各系统的变化很大，容易出现各种病理情况，为保障母婴健康，实施产褥期保健指导，及时处理异常，具有重要意义。

一、产褥期处理

（一）产后2小时内的处理

此期内容易发生并发症，应不断观察阴道流血量，注意子宫收缩。若宫缩乏力应按摩子宫并肌内注射宫缩剂如缩宫素。阴道流血量多时应测血压、脉搏。

（二）饮食

产后1小时进流食或半流食，食物应营养丰富易消化，含有足够热量和水分。若哺乳应多饮汤汁，适当补充维生素和铁剂。

（三）小便和大便

产后尿量明显增多，应鼓励产妇尽早自解小便，每2~3小时一次。若排尿困难，应解除怕排尿引起疼痛的顾虑，鼓励产妇坐起排尿，用热水熏洗外阴，用温开水冲洗尿道外口周围诱导排尿。下腹正中放置热水袋，刺激膀胱肌收缩。开塞露塞肛，刺激大便同时排尿。或者肌内注射新斯的明1mg，兴奋膀胱逼尿肌促其排尿。若上述方法无效，应予严密消毒下导尿，并给予抗生素预防感染。

产后因卧床休息，食物中缺乏纤维素以及肠蠕动减少，常发生便秘，应鼓励产妇多吃蔬菜及早日下床活动，以防便秘。若发生便秘，可用开塞露塞肛。

（四）观察子宫复旧及产露变化

产后每日定时测量宫底高度，了解子宫复旧情况，检查前嘱产妇排尿。观察产露的量、颜色、气味及产露持续的时间，如子宫底较正常产褥妇高且软，同时血性产露持续时间长者，应考虑有胎盘或胎膜残留，可给宫缩剂如催产素、麦角、益母草膏等。若合并感染应及早用抗生素。

（五）会阴处理

产后保持外阴清洁，用1：5000高锰酸钾或0.2%苯扎溴铵（新洁尔灭）冲洗外阴，每日2次。有会阴裂伤缝合者，应每日检查伤口周围有无红肿、硬结及分泌物。于产后

3～5日拆线。

（六）母乳喂养、乳房护理

1. 母乳喂养的优点　母乳喂养是世界卫生组织、联合国儿童基金会全力倡导的科学育儿方法。母乳喂养、计划免疫、生长发育监测、口服补液被称为儿童生命的四大革命。其优点是：

（1）母乳是婴儿的最佳食品，营养丰富，它所含的蛋白质、脂肪、糖及各种微量元素比例合理，容易消化吸收，其所含营养成分能完全满足4—6个月内婴儿生长发育的需要，是其他任何食品不能比拟的。

（2）母乳中含有多种免疫球蛋白、免疫细胞和其他物质，可以增强婴儿的抗病能力，帮助对抗细菌的入侵，降低发病率，又可以促进肠道功能，有助宝宝更容易消化和吸收各种营养素。

（3）哺母乳有利于母婴感情交谈，可使婴儿在母亲怀中得到抚爱，加深母婴感情，对孩子的心理、语言和智能的发育有很密切的关系。

（4）母乳含有丰富的抗体和一些免疫球蛋白，这些物质有助减低宝宝患病机会。

（5）婴儿哺乳有利母亲产后健康，因哺乳可促进子宫收缩，减少产后出血，促进子宫复旧，有利母亲产后的康复。

（6）哺母乳经济方便、安全、卫生、温度适宜、适合孩子需要。母亲的乳汁主要成分是水、蛋白质、脂肪、乳糖、矿物质和各种维生素。

（7）母乳含有丰富β-胡萝卜素，β-胡萝卜素可以转化成维生素A，帮助视力发育，又可以和维生素C、E一样具有抗氧化作用，能增强身体抵抗力，有助宝宝健康成长。

2. 乳房护理　哺乳前柔和地按摩乳房，刺激排乳反射，用清洁的毛巾清洁乳头和乳晕，切忌用肥皂或酒精之类清洁，以免引起局部皮肤干燥、皲裂。哺乳中注意婴儿是否将大部分乳晕吸吮住，如婴儿吸吮姿势不正确或母亲感到乳头疼痛应重新吸吮。哺乳结束时，用食指轻轻向下按压婴儿下颏，避免在口腔负压情况下拉出乳头而引起局部疼痛或皮肤损伤。每次哺乳应两侧乳房交替进行，并挤尽剩余乳汁，以促使乳汁分泌、预防乳腺管阻塞及两侧乳房大小不等情况。如遇平坦乳头，在婴儿饥饿时，先吸吮平坦的一侧，因为此时婴儿的吸吮力强，易吸住乳头和大部分乳晕。如吸吮不成功，则指导把母乳挤出后喂哺。哺乳开始后，遇下列情况应分别处理：

（1）乳胀：因乳腺管不通使乳房过胀而形成硬结时，可先热敷，然后用吸奶器吸出乳汁，以免淤积而发生乳腺炎。

（2）退乳：产妇患某些疾病或其他原因不宜哺乳者，产后即口服己烯雌酚5mg，1日3次，连服3～5日。或用炒麦芽100g水煎服，每日1剂，连服3日。或用芒硝120～150g，捣碎分装两个布袋，敷于两侧乳房上。

（3）乳头皲裂：产妇取正确、舒适且松弛的喂哺姿势，哺前湿热敷乳房和乳头3～5分钟，同时按摩乳房，挤出少量乳汁使乳晕变软易被婴儿含吮。先在损伤轻的乳房哺乳，以减轻对另一侧乳房的吸吮力。让乳头和大部分乳晕含吮在婴儿口内。增加哺喂的次数，缩短每次哺喂的时间。哺喂后，挤出少许乳汁涂在乳头和乳晕上，短暂暴露并使乳头干燥，因乳汁具有抑菌作用且含丰富蛋白质，能起修复表皮的作用。疼痛严重时可用乳头罩间接哺乳。

二、产褥期保健

（一）心理保健

产褥期是全身器官的恢复时期，也是心理状态脆弱时期，精神情绪因素对机体康复起着重要作用。故要保持情绪稳定，精神愉快，心情舒畅，杜绝不良因素对心身影响。关心产妇在产褥期中生理、心理变化，指导哺乳方法，普及优生、优育、优教知识。

（二）一般保健

1. 休养环境　应为产妇安排一个安静、舒适的休养环境，注意室内清洁，空气流通，使室内空气新鲜。特别应防止夏季因高温、高湿、通风不良及体质虚弱而出现的产褥期中暑。冬季室内要保持一定温度，但要预防一氧化碳中毒。

2. 休息与活动　产妇分娩时较疲劳，产后要保证充分休息与睡眠。产后24小时内应卧床休息，但不宜站立过久，以防子宫脱垂。下床活动有利于产露的排出、子宫复旧及早日恢复胃肠道功能，减少产后血栓性静脉炎的发生，也有助于产褥妇建立起产后康复的信心。产后做体操有利于加强背部、腹部和盆底肌肉的锻炼，有利于产妇体型的恢复，应在产后3周开始，每日4～5次。

3. 饮食　根据产妇的饮食习惯，应多进高热量、高营养、高维生素易于消化的半流质饮食，并要有适量的新鲜蔬菜，少量多餐，增添汤类，补偿妊娠及分娩期的消耗，保证乳汁的正常分泌。

4. 保持大、小便通畅　鼓励产妇多吃含纤维素的蔬菜、水果及早日下床活动，如有便秘及早处理。产后4小时，嘱产妇起床排尿，如有尿潴留，可用温热水冲洗外阴或针刺治疗排尿，必要时在严密消毒下导尿。

（三）计划生育指导

告知各种避孕措施，指导产妇选择适当的避孕方法。一般产后42日落实避孕措施，产后4周内禁止性生活。

（四）产后检查

包括产后访视和产后健康检查两部分。产后访视至少3次，第一次在产褥妇出院后3日内，第二次在产后14日，第三次在产后28日，了解产褥妇及新生儿健康状况，内容包括了解产褥妇饮食、大小便、恶露及哺乳等情况，检查两侧乳房、会阴伤口、剖宫产腹部伤口等，若发现异常应给予及时指导。产褥妇应于产后42日去医院做产后健康检查。内容包括测血压，查血、尿常规，了解哺乳情况，并作妇科检查，观察盆腔内生殖器是否已恢复至非孕状态。最好同时带婴儿来医院做一次全面检查。

第十章 围绝经期妇女的生理和心理特点

第一节 围绝经期妇女的生理特点

围绝经期是指卵巢功能逐步衰退，生殖器官开始萎缩向衰退变更，又称更年期。由于卵巢功能衰退，卵泡不能发育成熟及排卵。此期长短不一，又可分为3个阶段：

（1）绝经前期：此时期卵巢内的卵泡数明显减少，且亦发生卵泡发育不全，多数妇女表现为月经周期不规律，常为无排卵性月经。同时由于卵巢功能衰退，卵巢激素缺乏，使一些妇女表现出血管运动及精神神经障碍的症状，如潮热、出汗及情绪不稳、烦躁不安、失眠、头痛或悲观等。

（2）绝经期：自然绝经通常指女性生命中最后一次月经，卵巢内卵泡耗竭或剩余的卵泡对垂体，促性腺激素丧失反应。绝经年龄个体差异较大，主要与体内雌激素水平有关，我国上海1998年调查妇女平均绝经年龄为48.9岁，与国际国内报道相似。如40岁以前绝经称卵巢功能早衰。

（3）绝经后期：卵巢进一步萎缩，其内分泌功能消退，生殖器官萎缩。围绝经期保健：围绝经期是妇女从成年进入老年期所必须经过的阶段，是介于生育期和老年期之间的一段时期，亦是妇女从有生殖能力到无生殖能力的过渡阶段。

根据此期妇女的生理、心理与社会环境等诸方面的变化，其保健内容应以提高自我保健能力为重点，做到心理保健和生理保健并重。

围绝经期妇女的生理变化特点主要表现在内分泌方面卵巢功能的衰退、生物学方面生殖能力的降低和临床上月经周期的改变。

一、卵泡的减少和和卵巢形态变化

卵泡是卵巢的基本结构与功能单位，卵泡不可逆的减少是绝经发生的原因。出生时卵母细胞约有70~200万个，一生排卵400个左右，排卵和闭锁导致卵泡数的减少，至45岁仅有数千个，绝经时可能残留极少数卵泡，当卵泡减少时，卵巢形态有相应的老化改变，卵巢体积逐渐缩小，近绝经期时，体积缩小加快，绝经后卵巢约重3~4g，仅为生育期的50%。

二、卵巢功能的衰退

卵巢的生殖功能和内分泌功能都随卵巢的老化而衰退。生殖功能减退出现较早。妇女生育力在30～35岁即开始下降，接近45岁时明显下降。

卵巢功能的衰退，特别是雌激素水平的降低，使围绝经期妇女生理上发生一系列变化，主要表现在：

（1）月经周期改变，直至绝经。

（2）生殖器官萎缩和第二性征消退。生殖器官由于失去卵巢性激素的支持，开始萎缩并发生退行性变化，子宫萎缩，子宫内膜萎缩；子宫萎缩是以子宫体为主，使宫体／宫颈比例下降。阴道穹隆变浅，阴道黏膜变薄。阴毛逐渐脱落。乳房退化，下垂，女性体型逐渐消失，喉音变低沉。

三、内分泌改变

（一）性激素的变化

1. **雌激素**　生育期妇女体内的雌激素主要是雌二醇，血中雌二醇95%来自卵巢的优势卵泡和黄体，到绝经过渡期，与卵泡的减少和不规则发育相应，雌二醇水平急剧下降，直至绝经1年，以后再缓慢下降至绝经后4年，此后维持在很低水平。绝经后妇女体内的雌激素主要是由雄烯二醇、睾酮等转化而来的雌酮。>50岁妇女的转化率比年轻妇女高2～4倍，转化部位主要在脂肪与肌肉组织。绝经后雌酮水平亦下降，但比雌二醇轻。

2. **孕激素**　在卵巢开始衰退，卵泡发育程度不足，首先明显变化的是孕激素的相对不足。卵泡发育不充分的程度增强，可以导致无排卵，发生孕酮绝对不足，绝经后孕酮水平进一步降低，约为年青妇女卵泡期的1／3。

3. **雄激素**　绝经后血中雄烯二醇含量仅为育龄妇女的一半，主要来自肾上腺（85%），来自卵巢的只有15%。睾酮在绝经后略有下降。

（二）垂体促性腺激的变化

随着卵巢卵泡数目的不断减少和分泌功能的下降，使机体内雌孕激素的水平逐渐降低，这种降低使对下丘脑和垂体的抑制作用减弱，从而导致了下丘脑分泌促性腺激素释放激素（Gn-RH）功能增强及垂体对Gn-RH的反应性增高。使垂体分泌的卵泡刺激素（follicle-stimulating hormone，FSH）和黄体生成激素（luteinizing hormone，LH）水平增高。初期，FSH水平升高，LH变动不明显。绝经后，性腺轴反馈作用的周期性消失，FSH和LH水平均明显升高，绝经后3年达最高水平。FSH峰值约比正常卵泡期高15倍，而LH可增高约3倍。以后垂体功能随年龄老化而减退，Gn-RH水平又逐渐降低，但仍将维持在一个较高水平。

（三）抑制素的变化

最近研究指出卵巢除分泌甾体激素外，还分泌一些多肽激素如 inhibin等，其与卵巢功能开始衰退有密切联系。inhibin能抑制FSH的分泌，与FSH构成一个关系密切的反馈回路，当卵巢开始老化时，血E2尚未降低，而inhibin已降低，使FSH升高。inhibin可能有旁分泌作用，参与调节卵泡的发育。在反映卵巢功能衰退的开始，inhibin可能较E_2更敏感。

（四）其他内分泌的变化

1. 肾上腺皮质激素　氢化可的松及醛固酮的分泌在绝经前后不发生变化，可是肾上腺分泌的脱氢表雄酮及其硫酸盐在绝经后急剧下降。

2. 甲状腺　绝经后血总T_4水平无改变；T_3随年龄的增长而下降25%～40%，但并不存在甲状腺功能减退。

3. 甲状腺旁腺激素　随年龄增长而增加，有促进骨吸收，加速骨质消溶的作用。

4. 降钙素　绝经后减少，其抑制骨消溶的作用减弱，使骨质易丢失。

5. β–内啡肽　绝经后明显降低，导致潮热与情绪波动。

6. 胰腺β细胞　绝经影响胰腺β细胞功能，胰岛素分泌与糖耐量均有轻度降低。

四、其他系统的变化

从围绝经期开始，由于雌激素水平的下降，对全身各系统都会产生影响。近来的研究已证明：雌激素受体除存在于生殖系统与第二性征器官外，也存在于全身许多部位，如心血管系统、骨骼、皮肤、脂肪、泌尿道，肾脏及肝脏等。雌激素也参与脂肪、糖、蛋白和骨的代谢。因此，会引起以上系统的代谢变化。

（一）心血管系统

雌激素参与血浆胆固醇的代谢，具有促进胆固醇下降和排泄的作用，雌激素水平的下降，上述降低血脂的功能也随之减弱，从而引起血脂蛋白代谢功能紊乱。绝经后雌二醇水平下降，使对心血管有保护作用的HDL下降，不利于心血管的LDL及三酰甘油（甘油三脂）上升，导致动脉粥样硬化。容易发生冠心病和心肌梗死。

（二）骨骼系统

绝经后雌激素水平急剧下降，骨转换增加，骨吸收（破骨）大于骨形成，其结果是骨量丢失，骨量减少的程度与雌激素在体内的水平有关；丢失的速度在绝经早期快于晚期，松骨快于皮质骨。

雌激素水平的下降，使其对甲状腺旁腺素的拮抗作用减弱，对降钙素加强作用减弱，都会加速骨质消溶，导致骨质疏松。

因此，绝经后妇女骨质疏松的发病率明显高于男性，容易发生骨折及出现身材变矮，驼背、圆背等情况。

（三）泌尿系统

绝经后妇女由于泌尿道黏膜，失去雌激素的支持会变薄，抗炎能力减弱，容易发生排尿不适、尿频和感染。由于尿道位置和膀胱尿道后角发生改变，常常使小便不能控制，有溢尿现象，直立时更甚，称为压力性尿失禁。

（四）皮肤和黏膜

妇女到50岁左右，颜面皮肤开始出现皱纹。皮肤的表皮细胞增殖减少，失去弹性，皮肤显得干燥、粗糙、多屑，甚至有瘙痒感。

阴道菌群改变，乳酸杆菌减少，糖原减少，pH值升高，易发生老年性阴道炎，严重时会发生性交痛，影响性生活。

另外由于盆底组织筋膜松弛，易发生子宫脱垂、膀胱膨凸和直肠膨凸。

（五）自主（植物）神经系统的变化

由于多种内分泌的相互影响，会出现或轻或重的自主（植物）神经系统功能失调的现象。最明显的是潮热、出汗、心悸、眩晕等。会感到自胸部向颈部及面部扩散的阵阵热浪上升，同时上述部位皮肤有弥散性或片状发红，往往伴有出汗，出汗后热由皮肤散发后，又有畏寒感。有时单有热感而无潮热及出汗，白天黑夜任何时候都可发生。每次持续数秒钟至数分钟不等。这是血管舒张和收缩失调的一系列表现。

自主（植物）神经系统功能失调的症状还可以表现为疲乏、注意力不集中、抑郁、紧张、情绪不稳、易激动、头昏、耳鸣、心悸、心慌等。

（六）其他

进入围绝经期，毛发及眼、耳、鼻、齿等也开始发生相应的变化。

第二节　围绝经期妇女的心理特点

妇女进入围绝经期以后，常产生精神状态与心理状态方面的改变，往往产生悲观、忧郁、烦躁不安、失眠与神经质等表现，甚至出现情绪低落、性格及行为的改变。这些变化是与她们生理上的变化及家庭、社会和工作上的变化密切相关。

一、围绝经期妇女心理的影响因素

（一）雌激素水平下降对脑的影响

当雌激素水平下降时，常引起一系列精神症状和情绪变化，不同程度影响了围绝经期妇女的心理健康。

（二）衰老的影响

从中年过渡到老年期间，身体各器官都逐渐出现衰老、退化现象。如神经系统功能和心理活动比以往脆弱和易激动，对外界各种不良刺激的适应力下降，易诱发情绪障碍或心理障碍。

（三）围绝经期症状的影响

尤其是自主（植物）神经系统紊乱引起的潮热、失眠、心悸、乏力等带来的困扰。另外，如认为围绝经期的到来，怕衰老，万事心灰意懒，有恐惧感，生活无乐趣，宁愿寂寞无声，但又怕孤独。

（四）家庭、社会因素的影响

妇女进入围绝经期同时也面临职业变动、职位升降、退休、下岗等情况，社会地位的改变，如不适应角色转化，缺少周围人的帮助和社会支持，心理压力大，有失落感。在家庭中，子女成家立业，相继离去，丈夫工作繁忙，无暇顾及家庭，缺少关心，特别是婚姻关系紧张、离婚、丧偶等事件。

二、围绝经期心理异常

（一）心理疲劳

由于长期的精神负重，会发生心理疲劳。

1. 早晨起床后浑身无力，四肢沉重，心情不好，甚至不愿意和别人交谈。
2. 学习、工作不起劲，什么都懒得做，工作中错误多，效率低。
3. 容易感情冲动、神经过敏，稍遇不顺心的事便大动肝火。
4. 眼睛易疲劳，视力迟钝，全身感到不舒服；眩晕、头痛、头晕、恶心等。
5. 困乏，但躺在床上又睡不着。
6. 没有食欲，挑食，口味变化快等。

（二）焦虑心理

这是围绝经期常见的一种情绪反应。终日或间歇地无缘无故焦急紧张，心神不定，或无对象、无原因地惊恐不安。有多种自主（植物）神经系统功能障碍和躯体不适感。坐立不安，搓手跺脚是焦虑症常见的鲜明特点。

（三）悲观心理

忧郁悲观、情绪沮丧。对围绝经期之后常有的一些症状，顾虑重重，怀疑自己的疾病非常严重。言行消极，思维迟钝或喜欢灰色的回忆，即回忆生活中一些不愉快的事。

（四）个性行为的改变

这些改变表现为敏感、多疑、自私、唠唠叨叨，遇事容易急躁甚至不近人情。无端的心烦意乱，有时又容易兴奋、有时伤感，在单位和社会交往中人际关系往往不协调。

（五）性心理障碍

许多妇女进入围绝经期后出现了月经紊乱、阴道炎、性交疼痛等表现，对性生活产生了消极心理，误以为女性的围绝经期就是性能力及性生活的终止期。

还有些妇女误将"绝经"与"绝欲"等同起来。这种性心理障碍压抑了自己的正常的性生理需求，加重了性功能障碍，过早地终止了性生活，容易造成夫妻感情冷漠、疏远，妇女情绪变坏。

围绝经期妇女的这些心理反应，如能得到适当保健，大多会随着机体的逐步适应，内环境重薪建立平衡而逐渐好转或消失。如不加重视，及时予以宣泄治疗，不仅影响身心健康，亦可导致心理障碍，诱发心身疾病。

第十一章　围绝经期的保健和疾病防治

第一节　围绝经期的保健

　　妇女进入围绝经期后，随着卵巢功能的衰退，体内雌激素水平逐渐降低，直至绝经，同时伴随着心理、社会各方面的变化。尤其进入绝经后期后，全身各器官系统生理功能进一步衰退，防御和代谢功能普遍降低，妇女将逐渐面临一系列健康问题，严重地困扰着她们的身心健康。

　　围绝经期保健应以促进围绝经期妇女身心健康为目标，使她们能顺利地度过这一"多事"的过渡时期。围绝经期保健的工作内容要针对围绝经期妇女的生理、心理、社会特点和围绝经期常见的健康问题，采取有效的防治措施和排除不良的社会、环境因素的干扰。主要是通过健康教育和咨询服务提高这一特殊人群的自我保健能力，包括建立健康的生活方式，定期监测自身健康状况和学会自我查病。围绝经期的许多表现都与卵巢功能衰退、雌激素水平下降有关，正确、科学地使用激素替代疗法，不仅有利于缓解更年期各种症状，还能预防低雌激素相关疾病，也应列为围绝经期保健的主要内容之一。

　　随着社会的老龄化，围绝经期妇女的人数亦相应增长，围绝经期保健的服务对象面广量大。妇幼保健机构及各级医院除开设更年期保健门诊以适应围绝经期妇女的保健需求外，还应重视深入社区，开展社区妇女围绝经期保健服务。

一、提高围绝经期妇女的自我保健能力

（一）建立健康的生活方式

　　由于在生活中会有各种有害的精神的或物质的因素危害人们的身心健康，建立健康的生活方式，就能维护健康。健康的生活方式包括：合理调整营养和培养良好的饮食习惯；适当的运动；维持正常体重，保持正常体态，充分睡眠，每晚睡眠7～8小时；维持心理平衡；注意个人卫生，特别要保持外阴清洁，勤换内裤；和谐的性生活。

（二）学会自我监测

　　掌握健康的标准和常见病的早期症状，提高自我监测能力，定期进行自我监测和记录，及时发现自己身心健康的偏异，及早发现疾病，及早进行矫治，维护健康。近年

来，WHO提出身体健康和心理健康的衡量标准，即用"五快"来衡量机体各系统的健康状况，用"三良"衡量心理的健康状况，所谓"五快"即食得快、便得快、睡得快、说得快、走得快。所谓"三良"即良好的个性、良好的处世能力、良好的人际关系。

二、普及围绝经期常见病的防治知识，提高防治质量

围绝经期常见病包括常见妇科病，恶性肿瘤及低雌激素水平相关的代谢性疾病。除在健康教育中要普及更年期常见病的早期症状和防治知识外，还要开展社区妇女更年期保健服务，通过咨询、指导和随访等，关心围绝经期妇女，使她们真正做到爱护自己，重视和懂得如何照顾自己，出现问题及时就医，以提高围绝经期妇女的保健水平。

三、积极而谨慎地推广性激素替代治疗

激素替代治疗可缓解围绝经期症状，减轻泌尿生殖器官萎缩，减少心血管疾病的发病率和病死率，预防绝经后骨质疏松，提高生活质量，延缓衰老。

第二节　围绝经期疾病的防治

围绝经期综合征

围绝经期综合征（perimenopause syndrome）是指部分妇女在绝经前后的一段时期内出现一系列与性激素减少有关的症状。除自然绝经外，两侧卵巢经手术切除或受放射线毁坏，亦可发生围绝经期综合征。

一、病因

病因不十分明确。多认为卵巢功能衰退、雌激素分泌减少是导致围绝经期综合征的主要原因。因卵巢功能逐渐衰退，排卵次数减少，雌激素分泌减少，对垂体和下丘脑反馈调节作用减弱，导致内分泌功能失调、代谢障碍以及自主神经功能紊乱等一系列更年期综合征症状。雌激素分泌减少还干扰了中枢神经递质的代谢和分泌，表现出情绪不稳定，易激动等一系列精神症状。

二、病理

（一）卵巢变化

围绝经期妇女，卵巢体积缩小，卵巢皮质变薄，原始卵泡耗尽，不再排卵。

（二）性激素变化

由于卵巢功能衰退，雌激素分泌逐渐减少，绝经后妇女体内仅有低水平雌激素，

以雌酮为主，来自肾上腺皮质的雄烯二酮经周围组织转化为雌酮。

（三）促性腺激素变化

围绝经期由于雌激素不足，对下丘脑、垂体不能进行有效的负反馈，致使垂体分泌促性腺激素增加，绝经后2~3年达最高水平，至老年期才开始下降。

（四）催乳素变化

由于雌激素具有肾上腺能耗竭剂的功能，可抑制下丘脑分泌催乳素抑制因子，从而使催乳素浓度升高。绝经后雌激素水平下降，下丘脑分泌催乳素抑制因子增加，致使催乳素浓度降低。

三、临床表现

（一）生殖系统症状

1. 月经紊乱　多数由稀发而逐渐绝经，少数人由月经不规律而渐绝经。
2. 生殖器官萎缩　阴道、子宫逐渐萎缩，阴道干燥疼痛，外阴瘙痒。盆底肌肉松弛，易出现子宫脱垂和阴道壁膨出。
3. 泌尿系症状　由于尿道括约肌松弛，可出现尿失禁，容易发生感染。
4. 第二性征　逐渐退化，乳房逐渐萎缩。

（二）心、血管系统症状

突然面部潮红，头颈部胀、热，烦躁不安，然后出冷汗，此症状可持续几秒或几分钟。有时可有心慌气短、血压升高，可导致冠心病发作。也有人有头痛、眩晕、耳鸣等症状。

（三）精神神经症状

表现为神经过敏、易怒，精神不集中，记忆力减退，失眠，焦虑等，严重者可患更年期精神病。

（四）代谢障碍

由于雌激素减少，可影响胆固醇、钙、磷、水盐代谢，可出现动脉硬化、冠心病、肥胖、骨质疏松、腰腿疼痛、骨折及水肿等症状。

四、实验室及其他检查

（一）基础体温

呈单相。宫颈黏液示无排卵。内膜活检可见增殖期或增生过长，无分泌期变化。

（二）阴道细胞学检查

显示以底、中层细胞为主。

（三）激素测定

雌激素可降低或正常，促性腺激素（FSH）升高。还应测定血或尿的游离皮质醇、甲状腺素（T_3、T_4、TSH）、甲状旁腺素等。

（四）生化检查

血钙、血磷、血糖、血脂及肝肾功能测定：尿糖、尿蛋白、24小时尿钙／肌酐、24小时尿羟脯氨酸／肌酐比值测定。

绝经后妇女是经过尿液排钙的增加使骨钙丢失的，空腹尿钙来源于骨钙，空腹尿羟脯氨酸来源于骨的胶原，二者间接反映骨吸收情况。测定24小时尿钙／肌酐、24小时尿羟脯氨酸／肌酐比值比较方便，可避免测24小时尿。定期测定可预测骨丢失速度。正常妇女空腹尿钙／肌酐比值为0.06±0.04，绝经期妇女比值为0.14±0.01。

（五）影像学检查

1. B型超声　可了解子宫卵巢情况，排除妇科器质性疾病。骨的超声波通过骨的速度及振幅衰减反映骨矿含量及骨结构，但对其应用价值有不同意见。

2. 骨量测定　是帮助确诊骨质疏松症，有单、双光子骨吸收测量法和定量计算机层面扫描法。前者测定骨矿含量，精确度较差。后两者的测值与脊柱骨质疏松密切相关，可进行全身骨骼的检测，测定骨密度，但价格昂贵，不能用做普查。

测量骨矿含量和骨密度有很多方法，以骨矿含量或骨密度低于正常青年人均值的2.5个标准差以上，作为诊断骨质疏松的标准。低于1～2.5个标准差，为骨含量减少，是预防干预的对象。

3. X线　不能准确提示骨量减少，在骨丢失30%以上才能显示。但可准确诊断骨折。

五、诊断

1. 多发生于45岁以上的妇女，多有月经不规则或闭经，以及出现潮热、出汗、心悸、抑郁、易激动与失眠等症状。

2. 第二性征可有不同程度的退化。

3. 生殖器官可有不同程度的萎缩，有时并发老年性阴道炎。

4. 血、尿FSH及LH明显升高。

六、鉴别诊断

（一）原发性高血压

家族有高血压史，多年来以高血压为主症，病程缓慢，发作期收缩压和舒张压同时升高，晚期常合并心、脑、肾损害。

（二）心绞痛

每因劳累过度、情绪激动或饱餐等诱发胸骨后疼痛，甚至放射至左上肢，持续约

1～5分钟，经休息或舌下含服硝酸甘油片后，症状得以缓解和控制。

（三）子宫肌瘤、子宫内膜癌

子宫肌瘤好发于30～50岁之间的女性，子宫内膜癌多发生于50岁以上者。二者均可见不规则阴道出血，前者通过妇科检查和B超可行鉴别，后者通过诊刮病检可与围绝经期月经失调鉴别。

（四）尿道及膀胱炎

虽有尿频、尿急、尿痛，甚至尿失禁，但尿常规化验可见白细胞，尿培养有致病菌，经抗炎治疗能迅速缓解和消除症状。

（五）增生性关节炎

脊柱、髋、膝等关节酸痛和发僵，且随年龄增长而加重。X线检查，关节有骨质增生，或有骨刺，或关节间隙变窄等。

七、治疗

为缓解围绝经期的临床症状，提高妇女的生活质量，预防或治疗骨质疏松等老年性疾病，可选择相应的治疗措施以帮助妇女顺利度过围绝经期。

（一）一般治疗

为预防骨质疏松，围绝经期妇女应坚持体格锻炼，增加日晒时间，摄入足量蛋白质及含钙丰富食物，并补充钙剂以减慢骨的丢失。适当的运动，可以刺激骨细胞的活动、维持肌张力、促进血液循环，有利于延缓老化的速度及骨质疏松的发生。围绝经期精神症状可因神经类型不稳定或精神状态不健全而加剧，故应进行心理治疗。谷维素20mg，每日3次，有助于调节自主神经功能。必要时可夜晚服用艾司唑仑2.5mg以助睡眠。α受体阻滞剂可乐定（clonidin）0.15mg，每日2～3次，可缓解潮热症状。

（二）绝经及绝经后期激素替代疗法

多数学者推荐绝经后采用激素替代治疗，理由是合理用药方案及定期监护可将雌激素的潜在有害因素完全消除或降到最低程度。而且，激素替代对妇女生活质量的有益作用远远超过其潜在的有害作用。

1. 适应证　雌激素替代治疗适用于具有雌激素水平低落症状或体征而无禁忌证者。由于雌激素减少对健康的危害始于绝经后，故应于绝经早期用药。

2. 禁忌证

（1）绝对禁忌证有妊娠、不明原因子宫出血、血栓性静脉炎、胆囊疾病、肝脏疾病。

（2）相对禁忌证有乳癌病史、复发性血栓性静脉炎病史或血栓、血管栓塞疾病。

3. 药物制剂及剂量选择　主要成分是雌激素。有子宫者，用雌激素同时必须配伍孕激素以对抗单一雌激素对子宫内膜刺激引起的子宫内膜增生过长病变和阻止子宫内膜癌的发生。

（1）雌激素

1）己烯雌酚（diethylstilbestrol，DES）：为合成非甾体激素，肌内注射较口服作用强，不良反应较重，易引起消化道反应和突破性出血。

2）炔雌醇（ethinyl estradiol，EE）：为甾体类雌激素的衍生物；是半合成雌激素。是强效雌激素，活性为己烯雌酚的20倍，由于雌激素作用强，因而国外学者提出不合适用作HRT中的雌激素。目前是口服避孕药中的雌激素成分。

3）尼尔雌醇（nilestriol，维尼安）：是半合成雌激素，口服吸收后贮存于脂肪组织，缓慢释放，代谢为乙炔雌三醇起作用，是口服长效雌激素。用于HRT疗效明显，选择性地作用于阴道和子宫颈管，对子宫内膜也有促生长作用。

4）雌酮（estrone，E_1）：为天然雌激素，雌激素活性较E_2弱，但可转化为E_2在靶细胞起作用。国外有硫酸哌嗪雌酮（estropipate）等，国内尚无此药，也用于HRT。

5）雌二醇（E_2）：为天然雌激素，在循环中与性激素结合蛋白结合，非结合的亲酯游离E_2分子进入靶细胞，与雌激素受体结合发挥生物效应。E_2在体内停留时间最长，因而雌激素活性最强，是体内起主要作用的雌激素。E_2经微粉化处理后可在消化道内迅速吸收，口服数周后，血E_2浓度达稳态。

戊酸雌二醇（estradiol vaerate，E_2V）：是E_2的酯类，口服后在消化道迅速水解为E_2，药代与药效与E_2相同，也归天然雌激素。

6）雌三醇（estriol，E_3）：是E_2、E_1的不可逆代谢产物，是天然的雌激素，雌激素活性较小，选择作用于生殖道远端，对子宫内膜影响小。有片剂和栓剂，阴道用药为雌三醇栓或药膏。

7）妊马雌酮：从孕马的尿中分离，是天然的复合雌激素，其中45%为硫酸雌酮（E_1S），55%是各种马雌激素。代谢复杂，药物作用也较复杂，临床用于HRT历史最久，目前仍在探讨其用药的复杂性。预防骨质疏松效果较好。并可使心肌梗死的发病率降低达50%。有片剂和阴道用霜剂。

8）贴膜E_2（transdermal patch）：所含的E_2储存在贴膜的药库或基质内，缓慢稳定的释放E_2，0.05mg的皮贴膜每日向体内释放50 p.gE_2。多数剂型为每周2帖。进口的贴膜有妇舒宁（药库型）、得美舒（基质型）、松奇（基质型）；国内产品有更乐和伊尔帖片。

9）皮埋片E_2（subcutaneous pellets）：片内有结晶型E_2，植入皮内1片，每片有25mg、50mg、100mgE_2等，可稳定释放$E_2$6个月。

10）爱斯妥凝胶（oestrogel）：为一种涂抹胶（percutaneous gel），含有乙醇的胶状物，涂抹在臂、肩和腹部皮肤，透过表皮的E_2储存在角质层内，缓慢释放，每日涂1次。

11）诺舒芬（vagifen）：是一种片剂，含0.025mg的E_2，为阴道用药。

12）E_2环（estring）：每日释放7.5μgE_2，一环可使用3个月，可自由取出和放入。

13）普罗雌烯（colpotrophing，更宝芬）：是一种特殊的雌二醇—雌二醇二醚，特殊的分子结构使其不能被皮肤及阴道上皮细胞吸收，具有严格的局部作用。营养外阴、阴道、尿道上皮细胞，常用于雌激素缺乏引起的外阴、阴道、尿道萎缩及炎症改变。有胶囊和软膏2种剂型。

（2）孕激素和雌激素序贯疗法：孕激素可防止雌激素引起的乳房、子宫细胞过度生长。在服用雌激素后期加用黄体酮10mg肌内注射，或加安宫黄体酮每日2~4mg，口服，共5~7日。

（3）雄激素：现已不再使用，但对于感觉乳房痛或性欲减退者，或为了减少药性流血，在使用雌、孕激素药物时可加用，如丙酸睾丸酮或甲基睾丸素等。

（4）$OrgoD_{14}$：为荷兰欧加农药厂研制出的一种新型类固醇激素，口服本品每日2.5mg后可显著地抑制更年期妇女血浆FSH及LH水平，而以FSH抑制程度更甚。对泌乳素（PRL）水平无影响，对育龄的妇女有抑制排卵作用。一个多中心双盲有对照的交叉研究结果也显示256例患者口服本品共16周，1个月后潮热、出汗、头痛、疲乏感皆有明显好转，睡眠及性欲改善，自我感觉及情绪提高，且副反应轻。

（5）福康乐（$C-H_3$）：临床140例经服用$C-H_3$ 2~3个月后即初见疗效，如潮热、失眠、出汗、焦虑明显改善，内分泌检测同样也有改善，总有效率达到79.2%，其中显效11.4%。服用1年有效率60.5%，显效率39.5%。

（6）丹那唑：用本品治疗伴有严重血管舒缩症状的绝经后妇女，每日100mg，连服2个月，也可收到明显的效果。

（7）诺更宁（kkiogest）：是微粉化17-β$E_2$2mg与醋酸炔诺酮1mg的复方制剂，适用于需要连续合并应用雌、孕激素的情况。由该两药组成的模仿生理周期的三相复方制剂——诺康律片可用于序贯方案。

（8）克龄蒙（climen）：是11片2mg戊酸雌二醇和10片含2mg戊酸雌二醇和Img醋酸环丙孕酮的复方片组成的制剂，可供周期性序贯合用雌、孕激素者选用。

（9）倍美安：是由0.625mg的倍美力与2.5mg的甲羟孕酮组成的复方制剂，可用于连续联合治疗。

（10）倍美孕：是由14片0.625mg的倍美力和14片含0.625mg的倍美力与5mg的甲羟孕酮组成的复方片，可用于序贯方案。

（11）7-甲异炔诺酮（livial，商品名利维爱）：是一种21碳类固醇衍生物，具有孕、雌和雄激素的作用，能够稳定妇女在围绝经期卵巢功能衰退后的下丘脑—垂体系统，无内膜增生的作用，一般不引起阴道出血。适用自然绝经和手术绝经所引起的各种症状。

（三）非激素类药物

1. **钙剂** 可减缓骨质丢失，如氨基酸螯合钙胶囊，每日口服1粒（含1g）。

2. **维生素D** 适用于围绝经期妇女缺少户外活动者，每日口服400～500U，与钙剂合用有利于钙的吸收完全。

3. **降钙素（calcitonin）** 是作用很强的骨吸收抑制剂，用于骨质疏松症。有效制剂为鲑降钙素（salmoncalcitonin）。用法100U肌内或皮下注射，每日或隔日一次，2周后改为50U，皮下注射，每日2～3次。

4. **双磷酸盐类（biphosphates）** 可抑制破骨细胞，有较强的抗骨吸收作用，用于骨质疏松症。常用氯甲双磷酸盐（clodronate），每日口服400～800mg，间断或连续服用。

八、预防

围绝经期是妇女一生必然度过的一个过程，也是不以人的意志为转移的生理过程。因此围绝经期妇女应建立良好的心态对待这一生理过程，掌握必要的围绝经期保健知识，保持心情舒畅，注意劳逸结合，使阴阳气血平和。尚需注意饮食有节，加强营养，增加蛋白质、维生素、钙等的摄入。维持适度的性生活。定期咨询"妇女围绝经期门诊"和做必要的妇科检查，以便及时治疗和预防器质性病变。

九、预后

围绝经期妇女约1／3能通过神经内分泌的自我调节达到新的平衡而无自觉症状。因此进入围绝经期时期的妇女必须对这一生理过渡有正确的认识，达到自我调节的目的。2／3的妇女则可出现一系列性激素减少所致的症状，通过上述一系列调治，可以达到控制症状和减轻症状，预后较好。

子宫颈癌

宫颈癌（cervieal cancer）是最常见的妇女恶性肿瘤之一。在欧美国家，宫颈癌在妇科恶性肿瘤中已退居第二、三位，但在我国仍居首位，并在地理分布上主要集中在中部地区，山区多于平原。宫颈癌的发病年龄呈双峰状，35～39岁和60～64岁高发。近40年由于宫颈细胞学筛查的普及使宫颈癌得以早期发现、早期诊断及早期治疗，生存率明显提高，发病率及死亡率已明显下降。

一、病因

宫颈癌的发病因素至今尚未完全明了，但大量资料表明，其发病与下列因素有关：

（一）性行为及分娩次数

性活跃、初次性生活<16岁、早年分娩、多产等，与宫颈癌发生密切相关。青春期宫颈发育尚未成熟，对致癌物较敏感。分娩次数增多，宫颈创伤几率也增加，分娩及妊娠内分泌及营养也有改变，患宫颈癌的危险增加。孕妇免疫力较低，HPV－DNA检出率很高。与有阴茎癌、前列腺癌或其性伴侣曾患宫颈癌的高危男子性接触的妇女也易患宫颈癌。

（二）慢性宫颈炎

长期刺激发病率高。宫颈炎患者发病率为正常人4.7倍。

（三）细菌病毒感染

可能是诱发宫颈癌的重要因素。近来发现性交感染的某些病毒，如：人类疱疹病毒Ⅱ型（HSV-2）、人类乳头状病毒（HPV）、人巨细胞病毒（CMV）可能与宫颈癌发病有关。宫颈癌患者血清抗HPV-2抗体，阳性率达80%～100%，正常对照仅20%；宫颈癌组织中可检查出CMV的DNA片断。

（四）包皮垢因素

一些临床资料指出，人的包皮垢不仅对阴茎癌的发生有决定性影响，而且与子宫颈癌的发生有密切关系。流行病学研究证明，犹太人几乎见不到阴茎癌的发生，同时犹太妇女的子宫颈癌发病率也很低。其他如穆斯林妇女中宫颈癌发病率亦较低。其原因与犹太人及穆斯林教规规定男孩有行包皮环切的风俗有关，提示包皮垢可能是病毒或化学致癌物质的携带者，包皮垢中的胆固醇经细胞作用后，可转变为致癌物质。

（五）其他

如性激素失调、遗传因素、社会经济状况和精神创伤等因素，也可有一定关系。也有报道指出，母亲为安胎在怀孕期间服用己烯雌酚，生下的女儿在成年时容易患子宫颈癌。另外，吸烟、长期服避孕药丸可能会增加宫颈癌发病的危险。子宫颈细胞发育不良也可以转变为早期癌。

二、病理

（一）组织学分类

1. 鳞状细胞癌　鳞状细胞癌（简称鳞癌）占90%～95%，其生长方式有外生型、内生型和溃疡型。其中外生型易出血；内生型临床表现出现晚而淋巴转移发生早；溃疡型易继发感染并有恶臭分泌物排出。

2. 腺癌　来源为被覆宫颈管表面和颈管内腺体的柱状上皮，占5%～10%，其外观与鳞癌相似。

若腺癌与鳞癌并存时，称为宫颈腺—鳞癌；腺癌合并有鳞状上皮化生时，称为宫颈腺角化癌。

镜检时，根据细胞形态均可分为高分化、中分化和低分化三类，对于选择和制定具体治疗方案有参考价值。

（二）病程发展阶段

1. 不典型增生　属于癌前病变。表现为细胞分化不良、排列不齐、核深染等。

2. 原位癌　又称上皮内癌，宫颈上皮内癌，宫颈上皮全层被癌细胞所替代，但未穿透基底膜。

3. 浸润癌　早期浸润癌，是指癌细胞穿破基底膜，出现间质浸润，但深度不超过5mm，宽不超过7mm，无临床特征。若进一步发展则成为子宫颈浸润部。

（三）转移途径

1. 直接蔓延　向下方沿阴道黏膜蔓延是最常见的方式，其次为向上至子宫下段肌层，向两侧至阔韧带、阴道旁组织，甚至达骨盆壁。晚期可致输尿管阻塞，向前后可侵犯膀胱和直肠。

2. 淋巴转移　其发生机率与病程进展阶段有关，愈近晚期，转移率越高。首先受累的是宫颈旁，髂内、髂外及闭孔淋巴结，次为骶前、髂总、腹主动脉旁及腹股沟淋巴结，晚期可转移至左锁骨上淋巴结。

3. 血行转移　多发生于晚期，癌组织破坏小静脉后，经体循环至肺、肾、脊柱等处。

三、临床分期

采用国际妇产科联盟（FIGO，2000年）修订的临床分期（表11-1）。

表11-1　宫颈癌的临床分期标准（FIGO，2000年）

期别	肿瘤范围
0期	原位癌（浸润前癌）
I期	癌灶局限在宫颈（包括累及宫体）
I_A	肉眼未见癌灶，仅在显微镜下可见浸润癌。
I_{A1}	间质浸润深度≤3 mm，宽度≤7mm
I_{A2}	间质浸润深度＞3mm至≤5mm，宽度≤7 mm
I_B	临床可见癌灶局限于宫颈，或显微镜下可见病变＞I_{A2}
I_{B1}	临床可见癌灶最大直径≤4cm
I_{B2}	临床可见癌灶最大直径＞4cm
II期	癌灶已超出宫颈，但未达盆壁。癌累及阴道，但未达阴道下1／3
II_A	无宫旁浸润
II_B	有宫旁浸润

期别	肿瘤范围
Ⅲ期	癌肿扩散盆壁和（或）累及阴道下1/3，导致肾盂积水或无功能肾
ⅢA	癌累及阴道下1/3，但未达盆腔
ⅢB	癌已达盆壁，或有肾盂积水或无功能肾
ⅣA	癌播散超出真骨盆或癌浸润膀胱黏膜或直肠黏膜
ⅣB	远处转移

四、临床表现

（一）症状

1. 早期宫颈癌　常无症状或仅有少量接触性出血，与慢性宫颈炎无明显区别。

2. 阴道流血　表现为性交后或妇科检查后的接触性出血以及阴道不规则流血。病灶较大侵蚀较大血管时，可出现致命性大出血。年老患者常表现为绝经后阴道流血。一般外生型癌出血较早，血量也多；内生型癌出血较晚。

3. 阴道排液　阴道排液增多，白色或血性，稀薄如水样或米泔样，有腥臭。

4. 晚期癌的症状　根据病灶侵犯的范围而出现继发性症状。病灶波及盆腔结缔组织、骨盆壁、压迫输尿管或直肠、坐骨神经等时，患者诉尿频、尿急、肛门坠胀、大便秘结、里急后重、下肢肿痛等。到了疾病末期，患者表现消瘦、发热、全身衰竭等。

（二）体征

宫颈原位癌，镜下早期浸润癌及极早期宫颈浸润癌，局部均无明显改变，宫颈光滑或为轻度糜烂。随着病变的进一步发展，可出现不同的体征。外生型患者可有息肉状、乳头状、菜花状赘生物，常被感染，质脆，触之易出血；内生型则见宫颈肥大，质硬，宫颈膨大如桶状，宫颈表面光滑或有结节。当晚期癌组织坏死脱落时可形成溃疡或空洞并有恶臭。阴道壁被侵及时则可见赘生物生长；宫旁组织受累时，妇检可扪及宫旁组织增厚、结节状、质硬甚或为冰冻盆腔。

五、实验室及其他检查

（一）宫颈刮片细胞学检查

这是普查采用的主要方法。刮片必须在宫颈移行带处。涂片后用巴氏染色，结果分为5级：Ⅰ级正常，Ⅱ级炎症引起，Ⅲ级可疑，Ⅳ级可疑阳性，Ⅴ级阳性。Ⅲ、Ⅳ、Ⅴ级涂片必须进一步检查明确诊断。

（二）碘试验

用于识别宫颈病变的危险区，以便确定活检取材的部位，提高诊断率。

（三）氮激光肿瘤固有荧光诊断法

用于癌前病变的定位活检。固有荧光阳性，提示有病变；阴性，提示无恶性病变。

（四）宫颈和宫颈管活体组织检查

这是诊断子宫颈癌的主要依据。但应注意有时因取材过少或取材不当，而有一定的假阴性，所以多采用在宫颈碘染色情况下，在着色与不着色交界处多点取活检。如宫颈刮片细菌学检查为Ⅲ级或Ⅲ级以上涂片，而宫颈活检为阴性者，应用小刮匙搔刮宫颈管，将刮出物送组织病理学检查。

（五）阴道镜检查

用特制的阴道镜，可将宫颈组织放大数十倍，借以发现肉眼所不能看见的早期宫颈癌的一些表面变化。对于凡宫颈刮片细胞学检查为Ⅲ级以上者，应立即在阴道镜检查下，观察宫颈表面有无异型上皮或早期宫颈癌病变，并提供活检部位，以提高活检阳性率。

（六）宫颈锥形切除检查

宫颈刮片多次阳性，阴道镜下活检又不能确诊者；或活检为重度异型增生，原位癌或镜下早期浸润者；无条件追踪或活检无肯定结论者，可作宫颈锥切术，并将切除组织分块作连续病理切片检查，以明确诊断。目前诊断性宫颈锥切术已很少采用。

六、诊断和鉴别诊断

（一）诊断

根据病史、临床表现和病理检查确诊。还需作周身的详细检查与妇科三合诊检查，确定病变范围及临床分期。

（二）鉴别诊断

应与子宫颈糜烂、宫颈息肉、宫颈乳头状瘤、子宫黏膜下肌瘤、宫颈结核、宫颈尖锐湿疣、宫颈子宫内膜异位症等鉴别，宫颈细胞学检查和活检是可靠的鉴别方法。颈管型宫颈癌应与Ⅱ期子宫内膜癌相鉴别。

七、治疗

宫颈癌的治愈率与临床期别、有无淋巴转移、癌肿的病理及治疗方法有关。根据宫颈癌的预后情况，早期手术与放疗效果相近，腺癌放疗不如鳞癌。无淋巴转移者预后好。早期诊断、早期治疗非常重要。宫颈癌治疗是以西医治疗为主的中西医结合治疗。采用中药辨证施治可减少放疗与化疗的不良反应并提高疗效。

（一）宫颈上皮内瘤样病变

确诊为CINⅠ级者，暂时按炎症处理，每3—6个月随访刮片，必要时再次活检，病变持续不变者继续观察。确认为CINⅡ级者，应选用电熨、激光、冷凝或宫颈锥切术进行治疗，术后每3～6个月随访一次。确诊为CINⅢ级者，主张行子宫全切术。年轻患者若迫切要求生育，可行宫颈锥切术，术后定期随访。

（二）宫颈浸润癌

1. 手术治疗

（1）Ⅰa_1期：一般作筋膜外全子宫切除术。对年轻要求保留生育功能患者，若病灶没有累及淋巴、血管区，可作宫颈锥切术，只要锥切边缘正常，可不再作子宫切术。

（2）Ⅰa_2、Ⅰb和Ⅱa期：广泛子宫切除术（子宫根治术）和双侧盆腔淋巴结清扫术。对年轻患者，卵巢若正常应予保留。

（3）Ⅱb、Ⅲ称Ⅳa期：可单独放疗，包括体外照射和腔内照射两种方法。腔内照射多用后装机，放射源为^{137}铯（^{137}Cs）、^{192}铱（^{192}Ir）等。体外照射多用直线加速器。^{60}钴（^{60}Co）等。早期病例以腔内照射为主，晚期病例以体外照射为主；也可以采用放疗配合手术治疗的方法。

（4）Ⅵb期：全盆腔放疗结合化疗控制症状。

2. 放射治疗　放射治疗适用于各期患者。但有阴道萎缩、狭窄、畸形或子宫脱垂等解剖结构异常，骨髓抑制，急、慢性盆腔炎，并发膀胱阴道瘘或直肠阴道瘘等病变，则不宜放疗。放疗时尽可能的保护正常组织和器官。子宫颈癌的放射治疗以腔内照射为主。晚期则除腔内之外，体外照射也非常重要。

3. 化学药物治疗　可作为综合治疗的一种手段，多用于晚期癌的姑息治疗，也可作为对手术或放疗的辅助治疗，如配合放疗，能增加放射敏感性。化疗药中以环磷酰胺、5-Fu的疗效较好，平阳霉素、阿霉素和消瘤芥亦有一定的缓解率。

（1）术前化疗：Ⅱb期子宫颈癌患者行术前化疗1～2个疗程后使宫颈瘤灶缩小，宫颈组织变软，可转为Ⅰa期，手术能顺利进行，特别是腺癌，对放疗不敏感，且适合于没有放疗条件的医院，经术前化疗后手术，避免了放疗引起的阴道狭窄等，提高了患者的生存质量。

1）去氧氟尿苷（氟铁龙）：学名叫"Dex-ifluridine"简称5'-DFUR，由在肿瘤组织中具有高度活性的PYNPase酶分解，最终转化成氟尿嘧啶。

在基础实验中通过对宫颈癌细胞株Yu-moto细胞和卵细胞及卵巢癌细胞株Nakaji-ma株的抑制肿瘤增殖实验，发现5'-DFUR的抗肿瘤效果比UFT和氟尿嘧啶好。进一步测定在手术中采集到的妇科肿瘤患者肿瘤组织的PYNPase活性，发现PYNse在肿瘤组织的活性要高于正常组织，特别是在宫颈癌的癌组织中显示了非常高的活性。

对于宫颈癌患者，术前每日给予5'-DFUR1200mg，连续7天口服后，测定组织内的氟尿嘧啶浓度，发现瘤组织内氟尿嘧啶高于其他的正常组织如子宫体部肌、子宫内膜、子宫旁组织、卵巢、淋巴结以及血液中氟尿嘧啶浓度临床有效率为20.6%。

2）术前介入治疗：长期以来，化疗被用于治疗晚期或复发性宫颈癌，处于辅助性和姑息性治疗的地位。近10年来，随着介入放射诊断学和治疗学不断发展，术前介入治疗在宫颈癌中应用越来越受到重视。

指征：①宫颈癌的手术和放疗是效果较为肯定的治疗方法，但对于局部肿瘤较大，有区域淋巴结转移者，复发及转移率较高，用术前化疗可以有效地消灭肿瘤细胞，使宫颈局部肿瘤缩小或消失；②宫颈局部感染随肿瘤缩小而减轻，增加了手术切除的彻底性，并可减低肿瘤细胞的活力，以免手术时使肿瘤细胞扩散，减少了肿瘤的复发和转移；③介入动脉灌注局部浓度高，持续时间长，癌组织中的药物浓度较静脉化疗高2.8倍，杀伤肿瘤的能力增加10~100倍；④介入化疗不保留导管，患者不需要长时间卧床，减少了患者的痛苦与各种并发症；⑤顺铂是细胞毒性药物，进入体内有游离型和结合型两种，其抗癌作用主要是游离型，静脉给药时蛋白结合型高达75%~92%，而动脉灌注则大部分的游离型到达肿瘤部位，提高了抗癌效果；⑥介入动脉灌注给药毒性反应轻，除有轻度恶心、呕吐及骨髓抑制外，无其他毒性反应发生，且恢复快，不会因毒性反应而影响手术。

药物：顺铂（DDP）100mg，博来霉素（BLM）30mg，丝裂霉素（MMC）20mg，多柔比星（阿霉素，ADM）或表柔比星（表阿霉素，EPI）50mg，长春新碱（VCR）2mg，甲氨蝶呤（MTX）20mg。

具体方案：

DDP+ADM +BLM

DDP +VCR

DDP +BLM+ MTX

DDP+ EPI

药物剂量随患者的情况酌量调整，药物分配按造影时肿瘤血供占优势侧而定。对于侵犯直肠病例加做肠系膜下动脉灌注。栓塞剂采用药物微球：即直径1mm的明胶海绵颗粒，MMC或ADM粉剂，造影剂充分混合，用量按肿瘤体积及其血管是否丰富而定，透视监控下栓塞，以防造影剂反流误栓其他脏器血管，明胶海绵具有相对较短的吸收期（10~30d），故便于重复治疗，介入治疗结束后，观察因肿块所致的阴道流血、流液、腰骶及下腹痛，肛门坠胀等症状，一般上述症状于介入治疗3~5d内不同程度地缓解。

不良反应与并发症：常见的不良反应：如发热、消化道反应、白细胞下降及肝功能一过性损伤，对症处理后2周可消失。下腹痛见于所有病例，是由于肿瘤组织化疗栓塞后缺氧及坏死所致，且化疗栓塞者较单纯化疗为重，对症处理可缓解。少数患者臀部皮肤瘀斑，是化疗药物反流到臀部血管引起软组织损伤所致，可热敷、理疗。极少数患者有便血、尿血，是由于药物损伤直肠及膀胱所致，经止血处理，数日内可停止。

介入性髂内动脉栓塞化疗为中晚期宫颈癌提供了一种安全而有效的治疗方法，能缩小原发病灶、提高局部治疗效果、预防周围淋巴结和脏器转移、提高手术切除率，具有重要的临床意义，也可作为综合治疗的一部分，配合其他治疗方法，可望提高其远期疗效。

（2）局部晚期宫颈癌的化疗：局部晚期宫颈癌的范围是指Ⅱb～Ⅳa期。

中华医学会妇产科学会在"妇科常见恶性肿瘤诊断与治疗规范草案（1998年）"中，推荐的化疗方案见表11-2，应用时按鳞癌或腺癌选择不同方案。

表11-2 宫颈鳞癌和腺癌的化疗方案

类别	方案	药物组成	剂量	途径	每疗程用药时间	备注
鳞癌	PVB	DDP	$50mg/m^2$	静脉注射	第1天（须水化）	每3周重复1次
		VCR	1mg	静脉冲入	第1天	共3个周期
		BLM	$20mg/m^2$	静脉滴注	第1～8天	
	BIP	BLM	15mg, G.N	1000ml静脉滴注	第1天	此方案较上述方案有效率高
		IFO	$1mg/m^2$	林格液500ml静脉滴注	第1～5天	
		Mesna	$200mg/m^2$	静脉注射	第0,4,8小时（保护尿路）	
腺癌	PM	DDP	$50mg/m^2$	静脉注射	第1天	每3周重复1次
		MMC	$10mg/m^2$	静脉注射	第1，22天	每6周重复1次
	FIP	5-FU	$1500mg/m^2$	静脉滴注	第1天	分3天应用，每4周重复1次
		IFO	$38mg/m^2$	静脉滴注		
		DDP	$90mg/m^2$	静脉注射		

宫颈癌化疗新观念：近年来，有关宫颈癌化疗的新观念如下：

（1）化疗在治疗宫颈复发、转移患者时，单独使用DDP、IFO、ADM等药物有一定疗效，联合化疗的疗效并不一定比单药的效果好。

（2）新辅助化疗+手术治疗早期高危患者有一定作用。

（3）盆腔动脉插管化疗可能优于全身化疗。

（4）在放化疗中，羟基脲或DDP+5FU等对提高疗效有一定的作用。

（5）激光治疗：激光不仅有杀伤癌细胞的作用，而且还能产生免疫性，并能提高化疗效果。宫颈癌早期，病灶局限的患者可作局部治疗。近年来，激光已被用于治疗宫颈细胞发育不良。

（6）电灼治疗：局部电灼能使癌细胞加热坏死，并可提高癌对放射和化学药物的敏感性，以达到治疗目的。

（7）冷冻治疗：适用于早期无转移的宫颈癌患者，常选用液氮快速致冷的方法。

围绝经期功能性子宫出血

功能失调性子宫出血（dysfunctional uterine bleeding，简称功血）是由于妇女更年期调节生殖的神经内分泌机制失常所引起的异常子宫出血。常见者为无排卵型。

一、病因

由于围绝经期卵巢功能衰退，卵泡几已耗尽，卵巢对促性腺激素反应性降低。由于卵泡近于耗竭，雌激素分泌量锐减，对垂体的负反馈变弱，垂体分泌的促性腺激素水平升高，主要以促卵泡素升高明显，黄体生成素仍在正常范围。尽管促性腺激素水平增高，但仍不能形成排卵前高峰，卵巢不能排卵。促卵泡素及黄体生成素协同作用，使衰退的卵巢仍有部分卵泡生长发育，分泌一定量的雌激素，又因为卵巢不排卵，无黄体形成，缺乏孕激素，使子宫内膜仅有增生期改变而无分泌期变化，因此就发生了更年期无排卵性功血，其发病机制同青春期无排卵性功血。

二、病理

卵巢中可见发育不同阶段的卵泡，但无排卵现象及黄体。在雌激素的作用下子宫内膜可呈现不同程度的增生期改变。

1. 增生期子宫内膜较为多见，此时子宫内膜与正常月经周期中增生期内膜无区别，但在月经后半期甚至月经期仍表现为增生期。

2. 子宫内膜腺囊型增生过长，子宫内膜增厚，波及局部或全部，内膜呈息肉样增生。腺体增多，腺腔扩大，大小不一。

3. 子宫内膜腺瘤型增生过长，内膜腺体高度增生，数目增多，间质较少，称背靠背现象。如果腺瘤型增生的程度严重，或者腺上皮发生异型改变，需警惕有发生癌变的可能，应密切随访并积极治疗。

4. 萎缩型子宫内膜较少见，内膜菲薄，腺体少而小。上皮细胞呈立方形，低柱状，腺腔狭小，间质少而致密，血管少，胶原纤维相对增多。

三、临床表现

不规则子宫出血为其主要表现，特点是月经周期紊乱，经期长短不一，出血量时多时少，甚至大量出血。有时先有数周或数月停经，然后发生阴道不规则流血，血量往往较多，持续2~3周或更长时间，不易自止；有时则一开始即为阴道不规则流血，也可表现为类似正常月经的周期性出血。出血期无下腹痛或其他不适，出血多或时间长者常伴贫血。妇科检查子宫大小在正常范围，出血时子宫变软。

四、实验室及其他检查

（一）血象检查

如红、白细胞，血红蛋白，血小板，出凝血时间，以了解贫血程度及有无血液病。

（二）基础体温测定

无排卵型功血为单相型。

（三）宫颈黏液结晶检查

经前出现羊齿状结晶，提示无排卵。

（四）阴道脱落细胞检查

出血停止期间连续涂片检查反映有雌激素作用但无周期性变化，为无排卵型功血。如缺乏典型的细胞堆集和皱褶，提示孕激素不足。

（五）激素测定

如需确定排卵功能和黄体是否健全，可测孕二醇，如疑卵巢功能失调者，可测雌激素，睾酮，孕二醇，17羟、酮或HCG等水平。

（六）诊断性刮宫

为排除子宫内膜病变和达到止血目的，必须进行全面刮宫，搔刮整个宫腔。诊刮时应注意宫腔大小、形态，宫壁是否平滑，刮出物的性质和量。为了确定排卵或黄体功能，应在经前期或月经来潮6小时内刮宫；不规则流血者可随时进行刮宫。

子宫内膜病理检查可见增生期变化或增生过长，无分泌期出现。

五、治疗

治疗的原则是止血，调整周期，减少经量，纠正贫血。

（一）止血

可采用手术刮宫及药物性刮宫两种方法。

1. 手术刮宫　又称诊断性刮宫，即可立即制止阴道流血，又可通过子宫内膜病理检查，了解病变的性质，决定治疗方案。

2. 药物止血　可用黄体酮20mg／d，共5天，若估计患者出血量较多可加用丙酸睾丸素（丙酸睾丸酮）25～100mg／d，共3天，亦可用甲羟孕酮（安官黄体酮）4～8mg／d，共7～10天。

（二）调整周期

1. 雌、孕激素合并应用，己烯雌酚0.5mg及甲羟孕酮（安官黄体酮）4mg于出血第5天起两药并用，每晚1次，连服20天，撤药后出现出血，血量较少。

2. 口服复方避孕药，避孕药Ⅰ号、Ⅱ号均能有效控制月经周期。

（三）纠正贫血

轻度贫血给予铁剂及维生素C；重度贫血者宜少量多次输入新鲜血液。

六、预防

1. 认真记录月经卡，发现月经紊乱，及早进行医学咨询。

2. 避免精神过度紧张和过度劳累等因素，因为这些因素亦可能通过大脑皮质的神经递质影响下丘脑–垂体–卵巢轴之间的相互调节功能。

3. 注意营养，预防贫血。

卵巢肿瘤

卵巢肿瘤（ovarian tumor）是女性生殖系统常见肿瘤之一，可发生于任何年龄。卵巢肿瘤组织学类型多，并分为良性、交界性及恶性。由于卵巢位于盆腔深部，卵巢肿瘤早期无症状，又缺乏早期诊断的有效方法，患者就医时，恶性肿瘤多为晚期。其死亡率已占妇科恶性肿瘤的第一位，严重地威胁着妇女生命和健康。

一、病因

卵巢肿瘤的病因至今还不清楚，近年来对卵巢癌临床研究中发现一些相关因素。

（一）环境因素

在高度发达的工业国家中的妇女，卵巢癌的发病率较高，如瑞典卵巢癌发病率为21／10万，美国为15／10万，而非洲为4／10万，印度为3／10万，故考虑某些化工产品及饮食中胆固醇高与卵巢癌的发病可能有关。

（二）内分泌因素

卵巢癌的发生可能与垂体促性腺激素水平升高有关，临床上见到在更年期和绝经期后卵巢癌的发病率增高，及动物的实验性卵巢肿瘤得到证实。但因发现乳腺癌、子宫内膜癌和卵巢癌的发病，可随雌激素的替代疗法而增加，又不支持前述论点。

（三）病毒因素

有报道卵巢癌患者中很少有腮腺炎史，从而推断此种病毒感染可能行病学恰可深刻分析某些卵巢癌患者的高度家族倾向。

（四）遗传因素

有报道约2%～25%卵巢癌患者有家族史。近年发展起来的分子流行病学恰可深刻分析某些卵巢癌患者的高度家族倾向。

（五）致癌基因与抑癌基因

癌瘤的发生与染色体中的致癌基因受刺激，或抑癌基因的消失有关，此论点在目前卵巢癌的病因研究中也有所报道。

二、病理特点

（一）卵巢上皮性肿瘤

发病年龄多为30～60岁。有良性、临界恶性和恶性之分。临界恶性肿瘤是指上皮细胞增生活跃及核异型，表现为上皮细胞层次增加，但无间质浸润，是一种低度潜在恶性肿瘤，生长缓慢，转移率低，复发迟。

1. 浆液性肿瘤　占全部卵巢肿瘤的25%。肿瘤多为单侧，大小不一，表面光滑，囊内充满淡黄色清澈浆液。交界性肿瘤囊内有较多乳头状突起。恶性者多为双侧，体积较大，切面为多房，腔内充满乳头，质脆，可有出血坏死，囊液混浊。

2. 黏液性肿瘤　发病率仅次于浆液性肿瘤。黏液性囊腺瘤占卵巢良性肿瘤的20%，单侧、多房、瘤体大小不一，小如蚕豆，大的占据整个腹腔，达几十千克重。瘤体表现光滑，灰白色，切面有许多大小不等的囊腔，充满灰白色半透明黏液（含黏多糖），囊壁由单层柱状上皮覆盖。当囊瘤破裂后，瘤细胞种植于网膜或腹膜并分泌大量黏液形成黏液性腹腔积液，称腹膜黏液瘤。黏液性囊腺癌由黏液性囊腺瘤恶变而来，占卵巢上皮性癌的40%，多为单侧，切面半囊半实，癌细胞分化较好。

3. 子宫内膜样肿瘤　多为恶性，良性极少见，交界性也不多。良性和交界性肿瘤外观相似，肿瘤为单房，囊壁光滑或有结节状突起。恶性为囊实性或大部分实性，表面光滑或有结节状、乳头状突起，切面灰白色、脆，常有大片出血。镜下结构与子宫内膜癌相似，常并发子宫内膜癌，不易鉴别两者何为原发。

（二）卵巢生殖细胞肿瘤

发生率仅次于上皮性肿瘤。好发于儿童及青少年，青春期前占60%～90%。绝经后仅占4%。

1. 畸胎瘤　多数畸胎瘤由2～3个胚层组织构成，多为囊性，少数为实质性。其恶性倾向与分化程度有关。

（1）成熟性畸胎瘤：多为囊性，占畸胎瘤的95%，又叫皮样囊肿。单房，内壁粗糙呈颗粒状，有结节状突起，小骨块、软骨、皮脂、牙齿、毛发、肠管等。镜检可见到3个胚层衍化的各种组织，以外胚层多见。少数恶变为鳞状上皮癌。

（2）未成熟畸胎瘤：多见于青少年，单侧实性，体积较大，切面灰白色似豆腐渣或脑样组织，软而脆。该瘤主要是原始神经组织，转移及复发率均高。

2. 无性细胞瘤　属恶性肿瘤。主要发生于儿童及青年妇女。多为单侧表面光滑的实性结节，切面呈灰粉或浅棕色，可有出血坏死灶。

3. 卵黄囊瘤　极少见，肿瘤高度恶性。多见于儿童及青少年。绝大多数为单侧性，体积较大，呈圆形或分叶状，表面光滑，有包膜。切面以实性为主，粉白或灰白色，湿润质软，常有含胶冻样物的囊性筛状区。该瘤可产生甲胎蛋白，从患者的血清中可以检测到。

（三）卵巢性索间质肿瘤

来源于原始性腺中的性索及间质组织，占卵巢恶性肿瘤的5%～8%. 一旦原始性索及间质组织发生肿瘤，仍保留其原来的分化特性，各种细胞均可构成一种肿瘤。

1. 颗粒细胞瘤　为低度恶性肿瘤，占卵巢肿瘤的3%～6%，占性索间质肿瘤的80%左右，发生于任何年龄，高峰为45～55岁。肿瘤能分泌雌激素，故有女性化作用。青春期前患者可出现假性性早熟，生育年龄患者出现月经紊乱，绝经后患者则有不规则阴道流血，常合并子宫内膜增生过长，甚至发生腺癌。多为单侧，双侧极少。大小不一，圆形或椭圆形，呈分叶状，表面光滑，实性或部分囊性，切面组织脆而软，伴出血坏死灶。镜下见颗粒细胞环绕成小圆形囊腔，菊花样排列，即Call-Exner小体。囊内有嗜伊红液体。瘤细胞呈小多边形，偶呈圆形或圆柱形，胞浆嗜淡伊红或中性，细胞膜界限不清，核圆，核膜清楚。预后良好，5年存活率为80%以上，少数在治疗多年后复发。

2. 卵泡膜细胞瘤　发病率约为颗粒细胞瘤的1／2，基本上属良性，但有2%～5%为恶性。多发生于绝经前后妇女，40岁前少见。多为单侧，大小不一，圆形或卵圆形。外表常隆起呈浅表分叶状。质硬或韧，切面实性，可有大小不一的囊腔。黄色、杏黄色的斑点或区域被灰白的纤维组织分割是其特征。

3. 纤维瘤　是卵巢实性肿瘤中较为常见者，占卵巢肿瘤的2%～5%，属良性肿瘤，多见于中年妇女。单侧居多，中等大小。表面光滑或呈结节状，切面实性灰白色、硬。若患者伴有腹腔积液和胸腔积液，称为Meigs（梅格斯）综合征，肿瘤切除后，腹腔积液和胸腔积液可自行消退。

（四）转移性肿瘤

约占卵巢肿瘤的5%～10%。乳腺、胃肠道、生殖道、泌尿道等部位的原发性肿瘤均可转移到卵巢。因系晚期肿瘤，故预后不良。Krukenberg（库肯勃）肿瘤是指原发于胃肠道，肿瘤为双侧性，中等大小，一般保持卵巢原状，肿瘤与周围器官无粘连，切面实性，胶质样，多伴有腹腔积液。预后极坏，多在术后1年内死亡。

三、恶性卵巢肿瘤的转移途径

卵巢恶性肿瘤的蔓延及转移主要通过下述途径进行扩散。

（一）直接蔓延

较晚期的卵巢癌，不仅与周围组织发生粘连，而且可直接浸润这些组织，如子宫、壁层腹膜、阔韧带、输卵管、结肠及小肠等。

（二）植入性转移

卵巢癌常可穿破包膜，癌细胞广泛地种植在直肠子宫窝、腹膜、大网膜及肠管等处，形成大量的结节状或乳头状转移癌，并引起大量腹腔积液。

（三）淋巴转移

是卵巢癌常见的转移方式，发生率20%～50%，主要沿卵巢动、静脉及髂总淋巴结向上和向下转移。横膈是卵巢癌常见转移部位。

（四）血行转移

卵巢恶性肿瘤除肉瘤、恶性畸胎瘤及晚期者外，很少经血行转移，一般远隔部位转移可至肝、胸膜、肺及骨骼等处。

四、临床分期

卵巢恶性肿瘤的临床分期：见表11-3。

表11-3 原发性卵巢恶性肿瘤的分期（FIGO，2000）

Ⅰ期	肿瘤局限于卵巢
Ⅰ$_a$	肿瘤局限于一侧卵巢，包膜完整，表面无肿瘤，腹腔积液或腹腔冲洗液中不含恶性细胞
Ⅰ$_b$	肿瘤局限于两侧卵巢，包膜完整，表面无肿瘤，腹腔积液或腹腔冲洗液中不含恶性细胞
Ⅰ$_c$	Ⅰ$_a$或Ⅰ$_b$肿瘤伴以下任何一种情况：包膜破裂，卵巢表面有肿瘤，腹腔积液或腹腔冲洗液中含恶性细胞
Ⅱ期	一侧或双侧卵巢肿瘤，伴盆腔内扩散
Ⅱ$_a$	蔓延和（或）转移到子宫和（或）输卵管
Ⅱ$_b$期	蔓延到其他盆腔组织
Ⅱ$_c$期	Ⅱ$_a$或Ⅱ$_b$肿瘤，腹腔积液或腹腔冲洗液中含恶性细胞
Ⅲ期	一侧或双侧卵巢肿瘤，伴显微镜下证实的盆腔外的腹腔转移和（或）区域淋巴结转移。肝表面转移为Ⅲ期
Ⅲ$_a$	显微镜下证实的盆腔外的腹腔转移
Ⅲ$_b$	腹腔转移灶直径≤2cm
Ⅲ$_c$	腹腔转移灶直径>2cm和（或）区域淋巴结转移
Ⅳ期	远处转移，除外腹腔转移。（胸腔积液有癌细胞，肝实质转移）

注：Ⅰ$_c$及Ⅱ$_c$如细胞学阳性，应注明是腹腔积液还是腹腔冲洗液；如包膜破裂，应注明是自然破

裂还是手术操作时破裂。

五、临床表现

（一）卵巢良性肿瘤

生长缓慢，早期肿瘤较小，常无明显症状，肿瘤继续生长，可出　　。现腹胀等不适感。盆腔检查时，可触及一侧或双侧球形肿物，囊性或实性，边界清楚，表面光滑，与子宫无粘连。当肿瘤大至占满盆腹腔时，可出现压迫刺激症状，如尿频、排尿困难、大便不畅等。同时可见腹部明显隆起，叩诊浊音，但无移动性浊音。

（二）卵巢恶性肿瘤

早期也常无症状，仅体检时偶然发现，患者自觉腹胀、腹痛、下腹肿块或腹腔积液等。肿瘤生长较快，压迫盆腔静脉，可出现下肢浮肿；若为功能性肿瘤，可出现下肢浮肿；若为功能性肿瘤，可出现相应的雌、孕激素过多的症状。晚期则出现消瘦、贫血等恶病质征象。三合诊检查，直肠子宫陷凹处常触及大小不等、散在硬结节，肿块多为双侧，实性或半实性，表面凹凸不平，固定不动，并常伴有腹腔积液。有时可在腹股沟区、腋下、锁骨上触及肿大淋巴结。症状轻重取决于肿瘤大小、位置、组织学类型及邻近器官、周围神经受侵程度。

六、并发症

卵巢肿瘤因早期均无症状，有的患者出现并发症时才发现。

（一）蒂扭转

为常见的妇科急腹症。约10%的卵巢肿瘤并发扭转。蒂扭转好发于瘤蒂长、中等大小、活动度大、重心偏于一侧的肿瘤（如皮样囊肿）。患者突然改变体位或同同一万同连续扭转，卵巢肿瘤的蒂由骨盆漏头韧带、卵巢固有韧带和输卵管组成。发生急性扭转后，首先静脉回流受阻，瘤内高度充血或血管破裂，以致瘤体急剧增大，瘤内有出血，最后动脉血液也受阻，肿瘤发生坏死，变为紫黑色，易破裂或继发感染。

急性扭转的典型症状为突然发生一侧下腹剧痛，常伴恶心、呕吐、甚至休克，系腹膜牵引绞窄引起。妇科检查扪及附件肿块，张力较大，有压痛，以瘤蒂部位最明显，并可有腹肌紧张。有时扭转可自然复位，腹痛也随之缓解。蒂扭转一旦确诊，即应行剖腹手术，术时应在蒂根下方钳夹，将肿瘤和扭转的瘤蒂一并切除，钳夹前切不可回复扭转，以防栓塞脱落的危险。

（二）破裂

约3%的卵巢肿瘤会发生破裂。有外伤性破裂和自发性破裂两种，外伤性破烈常因腹部撞击、分娩、性交、妇科检查及穿刺等引起，自发破裂因肿瘤生长过速所致，多为肿瘤浸润性生长，穿破囊壁。症状的轻重取决于囊肿的性质及流人腹腔囊液的性质和量，以及有否大血管破裂。小的单纯性囊腺瘤破裂时，患者仅感轻度腹痛；大囊肿或成熟囊性畸胎瘤破裂后，常引起剧烈腹痛、恶心、呕吐，严重时导致内出血、腹膜炎及休克。妇科检查发现腹部压痛、腹肌紧张、或有腹腔积液征，原有肿块触不清或缩小瘪塌。凡确有肿瘤破裂，并有临术表现者，应立即剖腹探查。术中尽量吸净囊液，并涂片行细胞学检查，清洗腹腔及盆腔。如为黏液性肿瘤破裂，黏液不易清除时，可腹腔注入10%葡萄糖液使黏液液化，有利彻底清除。切除标本送病理检查，特别注意破口边缘有无恶变。

（三）感染

卵巢肿瘤感染较少见，多继发于肿瘤扭转或破裂后。感染也可来自邻近器官感染灶，如阑尾脓肿扩散。临床表现为发热、腹痛、肿块及腹部压痛、腹肌紧张及白细胞计数升高等。治疗应先用抗生素，然后手术切除肿瘤。若短期内不能控制感染，宜在大剂量抗生素应用同时进行手术。

（四）恶变

卵巢良性肿瘤均可发生恶变，恶变早期无症状，不易发现。如肿瘤生长迅速，尤其双侧性两侧肿瘤，应疑有恶变。如出现腹腔积液、消瘦，多已属晚期。因此确诊卵巢肿瘤者应尽早手术。

七、实验室及其他检查

1. 细胞学检查　腹腔积液及腹腔冲洗液、后穹窿穿刺吸液、细针吸取法，均可用于卵巢肿瘤的诊断，确定其临床分期。

2. B超检查　可显示大体轮廓、肿瘤密度和其分布及液体含量，从而对肿块的来源作出定位。提示肿瘤的性质、大小等。并能鉴别卵巢肿瘤、腹腔积液和腹膜炎。能帮助确定卵巢癌的扩散部位。

3. X线摄片　腹部平片对卵巢成熟囊性畸胎瘤，常可显示牙齿及骨质等。静脉肾盂造影可显示输尿管阻塞或移位。

4. 腹腔镜检查　可直接观察盆、腹腔内脏器，确定病变的部位、性质。可吸取腹腔积液或腹腔冲洗液，行细胞学检查，或对盆、腹腔包块、种植结节取样进行活检。并可鉴别诊断其他疾病。其在卵巢癌诊断、分期治疗监护中有重要价值。

5. CT检查　有助于鉴别盆腔肿块的性质，有无淋巴结转移。较清晰区分良恶性及鉴别诊断。

6. 核磁共振检查（MRI）　可判断卵巢癌扩展、浸润及消退情况。优点除同CT外，其图像不受骨骼干扰，可获得冠状及矢状断层图像，组织分辨力更清晰，还可避免X线辐射。

7. 淋巴造影（LAG） 诊断标准是以淋巴结缺如和淋巴管梗阻作为ALG阳性。可帮助确定卵巢癌的淋巴结受累情况，特别是了解局限的卵巢上皮性癌及无性细胞瘤的淋巴结转移情况，可以帮助临床分期，决定需否对淋巴结进行辅助放射治疗及放射治疗所用的面积范围。

8. 生化免疫测定 卵巢上皮性癌、转移性癌及生殖细胞癌患者的CA125值均升高。血清脂质结合唾液酸在卵巢癌患者80%均升高。此外血清超氧歧化酶、AFP、HCG的测定对卵巢癌的诊断也有一定意义。

八、诊断

结合病史和体征，辅以必要的辅助检查确定：

（1）盆腔肿块是否来自卵巢；

（2）卵巢肿块是肿瘤还是瘤样病变；

（3）卵巢肿瘤的性质是良性还是恶性；

（4）肿瘤的可能类型；

（5）恶性肿瘤的临床分期。

九、鉴别诊断

（一）良性卵巢肿瘤需与下列情况鉴别

1. 卵巢瘤样病变 临床上生育年龄的妇女易发生，其中滤泡囊肿和黄体囊肿最多见。多为单侧，直径< 5cm，壁薄，暂行观察或口服避孕药，2个月内自行消失。若持续存在或长大，应考虑卵巢肿瘤。

2. 子宫肌瘤 浆膜下肌瘤或肌瘤囊性变易与卵巢实性肿瘤或囊肿相混淆。肌瘤多有月经过多史，妇科检查肿瘤随宫体和宫颈活动，诊断有困难时，探针检查子宫大小及方向可鉴别肿块与子宫的关系，亦可行B超检查。

3. 子宫内膜异位症 当异位在附件及直肠子宫陷凹形成粘连性肿块和结节时，与卵巢癌难于鉴别。前者有进行性痛经、月经过多、不孕，经激素治疗后包块缩小，有助于鉴别。疑难病例可行B超、腹腔镜检查，有时需剖腹探查才能确诊。

4. 妊娠子宫 妊娠早期子宫增大变软，峡部更软，妇科检查宫颈与宫体似不相连，可把子宫体误认为卵巢囊肿，但妊娠妇女有停经史，通过问病史，妊娠试验与B超检查即可鉴别。

5. 盆腔炎性包块 有盆腔感染史，表现为发热、下腹痛，附件区囊性包块，边界不清，活动受限。用抗生素治疗后肿块缩小，症状缓解。若治疗后症状不缓解，肿物反而增大，应考虑卵巢肿瘤。B超检查有助于鉴别。

6. 结核性腹膜炎及肝硬化腹腔积液 卵巢肿瘤应与结核性腹膜炎及肝硬化腹腔积液相鉴别。

（二）恶性卵巢肿瘤需与下列情况鉴别

1. 卵巢子宫内膜异位症囊肿　有进行性痛经、月经过多、阴道不规则出血、不孕等症状。B型超声、腹腔镜检查有助鉴别，必要时剖腹探查。

2. 盆腔炎性肿块　有盆腔感染史，肿块触痛，边界不清，活动受限，抗炎治疗后可缓解。必要时腹腔镜检查或剖腹探查。

3. 结核性腹膜炎　多发生于年轻不孕妇女，有肺结核史、消瘦、乏力、低热、盗汗、食欲不振、月经稀少或闭经等症状，妇科检查肿块位置较高，不规则，边界不清、活动差，常合并有腹腔积液。结核菌素试验、B型超声、腹腔镜等有助鉴别，必要时剖腹探查。

4. 生殖道外肿瘤　与腹膜后肿瘤、直肠及结肠肿瘤等鉴别。

5. 转移性肿瘤　常与消化道转移性肿瘤相混淆。注意原发肿瘤的表现，转移性肿瘤常为双侧性，活动度好。必要时剖腹探查。

（三）卵巢良性肿瘤与恶性肿瘤的鉴别

见表11-4。

表11-4 卵巢良性肿瘤与恶性肿瘤的鉴别

鉴别内容	卵巢良性肿瘤	卵巢恶性肿瘤
病史	病程长，缓慢增大	病程短，迅速增大
体征	单侧多，活动，囊性，表面光滑，一般无腹腔积液	双侧多，固定，实性或囊实性，表面不平、结节状、常伴腹腔积液，多为血性，可找到恶性细胞
一般情况	良好	逐渐出现恶病质
B超	为液性暗区，可有间隔光带，边缘清晰	液性暗区内有杂乱光团、光点，肿块周界不清

十、治疗

（一）良性卵巢肿瘤的治疗

一经确诊，即应手术治疗。可根据患者的年龄、有无生育要求及对侧卵巢情况决定手术范围。年轻、单侧良性肿瘤可行卵巢肿瘤剥出术、卵巢切除术或患侧附件切除术。围绝经期妇女可行全子宫及双附件切除术。术中应区别卵巢肿瘤的性质，必要时作快速冷冻切片组织学检查以确定手术范围。

（二）恶性卵巢肿瘤的治疗

以手术为主，辅以化疗、放疗。

1. 手术治疗　是恶性卵巢肿瘤的首选方法。首次手术尤为重要。疑为恶性肿瘤者，应尽早剖腹探查；先吸取腹腔积液或腹腔冲洗液作细胞学检查；然后全面探查盆腔、腹腔，决定肿瘤分期及手术范围。早期患者一般作全子宫、双附件加大网膜切除及盆腔、腹主动脉旁淋巴结清扫术。晚期可行肿瘤细胞减灭术，即尽量切除原发病灶及转移灶，使残留病灶直径小于1cm，同时常规行腹膜后淋巴结清扫术。

2. 放疗　无性细胞瘤对放疗高度敏感，颗粒细胞瘤对放疗中度敏感，术后可辅以放疗。手术残余瘤或淋巴结转移可作标记放疗，也可采用移动式带形照射技术。放射性核素^{32}P等可用于腹腔内灌注。

3. 化学药物治疗　自Shay和Sun（1953年）以塞替哌治疗卵巢癌取得疗效后，临床应用增多。近10年来，由于分子生物学的深入研究，细胞增殖动力学的发展和抗癌药物不断出新，化学治疗进展很快。目前虽未达到根治目的，但有半数晚期卵巢癌患者获得缓解，所以，在卵巢癌临床综合治疗中化疗的地位日益提高，已有超载放疗之势。

4. 免疫治疗　对恶性卵巢肿瘤近年提倡用的白细胞介素Ⅱ、LAK细胞、肿瘤坏死因子、干扰素、转移因子及单克隆抗体等，均有机体反应，但目前还难以实现其理想效果。

5. 激素治疗　研究表明，上皮性卵巢癌患者40%～100%激素受体阳性。给予De-postat200mg，肌内注射，每周1～2次，于确诊或术后立即开始，长期使用，可使症状改善显著，食欲、体重增加，可作辅助治疗。

6. 高剂量化疗　合并自体骨髓（ABMT）或外周血干细胞移植（PBSCT）治疗难治性卵巢癌难治性卵巢癌是指以常规剂量、一二线化疗药物、放疗或手术均不能治疗者，对这些病例，大剂量的化疗可导致骨髓严重抑制，因此增加了感染、出血等并发症的发生率，自体骨髓支持治疗在白血病和恶性淋巴瘤治疗中的成功，已证明被移植骨髓干细胞的重建，加速了血液系统的恢复，明显降低了大剂量化疗的危险性，增加了安全性。大剂量化疗合并自体骨髓支持治疗也用于难治性卵巢癌，并已取得一定进展。近年文献报道发现，外周血干细胞和骨髓移植的干细胞对血液系统的恢复效果是相同的，但二者比较，血干细胞有其优点，易于采集，移植物受瘤细胞污染可能性小，含有大量淋巴细胞，有助于免疫功能恢复和抗癌作用，不需要全身麻醉，并发症少，可重复多次应用等，因此，多数用外周血干细胞移植替代自体骨髓移植。Shpall综合文献报道，200例晚期卵巢癌（对多种药物耐药）接受高剂量化疗，辅以自体骨髓支持治疗，缓解率明显提高达70%～82%（一般治疗为10%～20%）。Benedetti对20例Ⅲ、Ⅳ期卵巢癌进行大剂量DDP、CBDCA、VP16化疗，并用自体外周血干细胞支持或自体骨髓移植，5年生存率为60%，毒性反应尚可耐受。

7. 中医中药　术前给予中药扶正，兼以软坚消症以祛邪，可为手术创造条件。术后放、化疗期间给予中药健脾和胃，扶助正气，减轻毒副反应。化疗间歇期可给予扶正清热解毒，软坚消症的中药。以提高机体免疫功能，增强对外界恶性刺激的抵抗力，抑制癌细胞的生长，促进机体恢复，延长生命，以达到抗癌抑癌作用。中西医结合治疗既有利于标本兼治，又有利于提高生存率。

十一、预后

预后与临床分期、组织类型、细胞分化程度、年龄、治疗措施等有关。5年生存率：Ⅰ期70%～80%，Ⅱ期以上只有40%左右。低度恶性肿瘤、残余瘤直径<2cm者疗效较好。年老患者疗效较差。

十二、随访

通过随访，可了解患者对治疗方案的直接反应，及早发现和迅速处理与治疗有关的并发症，早期发现未控或复发病变以对治疗方案做适当的更改。一般是术后2～3年内每3个月随诊1次，第3～5年每4～6个月复查1次。5年后每年复查1次。

十三、预防

1. 大力开展宣传教育　提倡高蛋白、富含维生素A的饮食，避免高胆固醇食物。高危妇女宜服避孕药预防。

2. 开展普查普治　30岁以上妇女应每年作妇科检查，高危人群每半年检查一次，配合B超检查、CA125及AFP检测等，及早发现或排除卵巢肿瘤。

3. 早期诊断及处理　卵巢实质性肿瘤或囊肿直径> 5cm者，应及时手术切除。盆腔肿块诊断不清或治疗无效者，应及早行腹腔镜检查或剖腹探查。

4. 对乳癌、胃肠癌等患者　治疗后应严密随访，定期进行妇科检查。确定有无卵巢转移癌可能。

第十二章　新生儿保健

从出生脐带结扎至生后满28天，称新生儿期。这一时期小儿脱离母体，开始独立生活，内外环境发生巨大变化，而新生儿的生理调节功能还不成熟，对外界适应能力差，易随环境变化而改变。因此，新生儿出生后需经历一系列重要和复杂的调整，才有适应外界环境，保证生存和健康成长。此期发病率较高，常见疾病有产伤、窒息、出血、溶血、感染、先天畸形等。在发达国家此期死亡率占婴儿死亡率的2/3，尤以第1周为最高，占新生儿死亡数的7‰，根据这些特点，故此期保健重点应放在第1周，如分娩时应提高接生技术，对新生儿进行定期访视，指导母亲做好新生儿保健工作，对于保护儿童健康，降低婴儿死亡率，具有重要意义。

第一节　新生儿生理解剖特点

正常足月儿是指出生时胎龄满37～42周，体重在2500g以上（通常约3000g），身长47cm以上（约50cm），无畸形和疾病的活产婴儿。

一、外观特点

正常足月儿出生即有响亮的哭声，并即可有吸吮的动作。头大、躯干长，腹略膨，四肢短、呈屈曲状态。皮肤红润、丰满，覆有少量纤细胎毛，头发分条清楚，耳郭软骨发育良好，轮廓清楚。乳晕清楚，乳头突起，乳房可摸到结节。指（趾）甲长到或长过指（趾）端，足底纹遍及整个足底。男婴阴囊皱襞多，睾丸已降入阴囊，女婴大阴唇已完全遮蔽小阴唇。

二、各系统生理特点

（一）皮肤黏膜及脐

新生儿皮肤薄嫩，血管丰富，易损伤而引起感染。口腔黏膜柔嫩，唾液腺发育不良，较干燥。脐带生后1～7天脱落。

（二）体温调节

新生儿体温中枢发育不完善，体温调节功能差，故体温不稳定，易随外界环境温度而变化，在保暖不当时容易发生低体温，应按中性温度（又称适中温度，指一种适宜的环境温度，既能保持新生儿正常体温，又能使机体耗氧量最少、新陈代谢率最低）保暖。

（三）呼吸系统

胎儿有微弱的呼吸运动，肺内充满液体，出生时经产道挤压约有 1/2~2/3 肺液由口鼻排出，其余由肺间质吸收。出生时由于机体感受器及皮肤温度感受器受到刺激，出生后数秒内开始呼吸。由于新生儿呼吸中枢及肋间肌发育不成熟，呼吸主要靠膈肌升降而呈腹式呼吸，呼吸浅表，节律不匀，睡眠时更为明显。呼吸频率 40~45 次/分。

（四）循环系统

脐带结扎，肺血管阻力下降，卵圆孔、动脉导管功能性关闭，体、肺循环各司其职。心率较快，波动也较大，约 140±50 次/分，呈胎心样心音。新生儿血压较低，其收缩压约 6.65~10.00kPa。其血管多集中于躯干及内脏而四肢较少，故新生儿四肢易发凉或青紫。

（五）消化系统

足月儿消化道面积相对较大，肌层薄，蠕动快，肠壁通透性高，能分泌多种消化酶，适合大量流质食物的消化吸收。新生儿胃呈水平位，贲门括约肌松弛，幽门括约肌发达，故易溢乳或呕吐。由于肠道相对较长，吸收面积相对较大，肠壁通透性较高，有利于吸收初乳中免疫球蛋白，但也易吸收肠腔内毒素及消化不全产物进入血循环，引起中毒或过敏反应。新生儿生后 12~24 小时内开始排出墨绿色黏稠胎粪（由脱落肠黏膜上皮细胞、浓缩的消化液及吞下羊水组成），3~4 天排完。若生后 24 小时无大便，应检查有无消化道畸形。

新生儿肝脏酶系统活力较低，其中葡萄糖醛酸转移酶的活力低是新生儿生理性黄疸的主要原因之一。此酶不足也影响对某些药物的解毒，剂量稍大即可引起严重的毒性反应。

新生儿每日所需热能在第一周约为 251~334kJ（60~80kcal/kg），以后每周增加 83.6kJ（20kcal/kg）直至 502.1kJ（120kcal/kg）。其体液占总体重 65%~75%，每日液体总需：生后 1~3 天 60~100ml/kg，第三天后需 100~150ml/kg，钠、钾的需要量为每日 1~2mmol/kg，生后 3 天内因红细胞大量破坏，不需补钾。

（六）泌尿系统

新生儿的肾单位数量与成人相似，但其滤过能力、调节功能及浓缩功能均较低，易发生水、电解质紊乱。

（七）血液系统

新生儿出生时血液中红细胞数较高，不久逐渐下降。血红蛋白（Hb）中胎儿血红蛋白（Hb-F）约占70%，以后逐渐被成人血红蛋白（Hb-A）替代。新生儿出生时脐血Hb均值170g／L，红细胞计数均值为（5.5～5.8）×10^{12}／L。新生儿白细胞总数约为（10～26）×10^9／L，以中性粒细胞为主，逐日下降，淋巴细胞及单核细胞上升，在第4～6天左右发生第一次交叉。正常新生儿出生2周内周围血中可见有核骨髓细胞。新生儿血小板计数在生后第一天均值为192×10^9／L，凝血酶原时间较儿童长。

（八）神经系统

新生儿脑相对大，占体重10%～20%，脊髓相对较长，其下端约在第3—4腰椎下缘，故腰椎穿刺时，进针位置应在第4～5腰椎间，脑脊液量较少，压力较低，卧位时约0.29～0.78kPa（3～8cmH$_2$O）。新生儿克氏征（Kernig sign）、巴氏征（Babinski sign）、佛斯特征（Chvostek sign）均可呈阳性反应。

足月新生儿具备下列几种特殊的原始反射：

觅食反射（rooting reflex）：新生儿一侧面颊被触及时，头即转向该侧，呈觅食状。正常情况下约于生后3～4个月此反射消失。

吸吮反射（sucking reflex）：将物体放入口中或触及口唇时，即引起吸吮动作。约于生后4个月此反射消失（睡眠中或自发的吸吮活动可维持较久）。

握持反射（grasp reflex）：将手指或笔杆触及手心时，立即握住不放。约于生后3个月此反射消失。

拥抱反射（moro reflex）：将小儿放于床上用手猛击头侧床面，或检查者手托住伸在检查台一侧外面的头及颈后，突然放低头部（手仍托住头颈部），使头向后倾100～150，则小儿两臂外展，继而屈曲内收到胸前，呈抱球状。约于生后3～4个月此反射消失（怀疑颅内出血者暂禁做此反射检查）。

颈肢反射：将仰卧小儿的头突然转向一侧，则该侧上下肢体伸直，对侧上下肢屈曲。约于生后3～6个月此反射消失。

上述反射均为非条件反射。如有颅内出血、核黄疸、神经系统损伤或其他颅内疾病者，这些反射可能消失。有脑发育不全或脊髓运动区病变者常延迟消失。

（九）能量和体液代谢

新生儿总热能需要量取决于维持基础代谢和生长的能量消耗，第一天约418.4～502.1kj／kg（100～120kcal／kg）。其中基础代谢热能需要量为每日209.2kj／kg（50kcal／kg），母乳、配方乳或牛乳的正确喂养都能达到这些要求。

新生儿体液总量占体重的65%～75%，第1～2天液体需要量约为每日50～80ml／kg，3天后每日80～120ml／kg，电解质Na+为每日1～2mmol／kg，K+约为每日

0.5～1.0mmol／kg。新生儿疾病时易发生酸碱失衡，特别易发生代谢性酸中毒，需及时纠正。

（十）免疫系统

新生儿对多种传染病有特异性免疫，主要是胎儿通过胎盘从母体获得IgG，从而在出生后6个月内对麻疹、风疹、白喉等有免疫力。但新生儿的特异性和非特异性免疫功能均不成熟，屏障功能又弱，皮肤、黏膜娇嫩，易擦伤；脐部为开放伤口，细菌易繁殖并进入血液，由于新生儿巨噬细胞对抗原的识别能力差，免疫反应不及时，缺乏 IgA，新生儿易患大肠杆菌败血症和呼吸道及消化道感染。新生儿自身产生的IgM有限，又缺少补体等，因而粒细胞对细菌，特别是革兰阴性细菌的杀灭能力差，容易发生败血症。血中的溶菌体和粒细胞对真菌的杀灭力也较差。在新生儿的护理工作中，应注意做好必要的消毒隔离，避免不必要的接触，以防感染。出生24小时内，可接种卡介苗和乙型肝炎疫苗。

三、几种常见的特殊生理状态

（一）生理性黄疸

约50%～75%的新生儿生后2～3天出现黄疸，是由于新生儿胆红素代谢特点所致，并应除外任何共存的致病因素，生理性黄疸具有以下特点：

（1）黄疸出现时间在生后2～3天；

（2）高峰时间在生后4～6天；

（3）消退时间，一般7～10天，足月儿不超过2周，早产儿不超过3～4周；

（4）程度轻到中度，呈浅杏黄色或黄红色、有光泽，进展缓慢；

（5）血清胆红素的最高限为：足月儿≤205μmol／L，早产儿≤257μmol／L；

（6）除黄疸外，无其他伴随症状如贫血、肝脾肿大或发热等，一般情况良好。

总之，生理性黄疸是新生儿的特殊生理状态，对肌体无害，一般不需治疗，提早喂养，保持室内空气流通、光线充足，则可使黄疸减轻或消退加快。

（二）新生儿脱水热

部分新生儿在生后3～4天有一过性发热，体温可骤升至39℃～40℃，除烦躁外，一般状况无特殊变化，补足水分（喂糖水或静脉滴注5%～10%葡萄糖液）后，体温可在短时间内降至正常。否则应找致病原因。

（三）生理性体重下降

生后2～4天体重可下降6%～9%，最多不超过10%，约10天左右即可恢复到出生时体重。主要是最初几天进食、饮水少，肺与皮肤不显性失水及排出大小便等。若下降过多或恢复慢者，应考虑病理因素或喂养不当。

（四）乳腺肿大及假月经

新生儿出生后3～5天可出现乳房肿大或有乳汁样分泌物，多于2～3周后自然消退。女婴出生后5～7天可出现少量阴道出血或白色分泌物，1～3天后自止。以上均系母亲妊娠后期的雌激素进入胎儿体内，出生后突然中断所致，一般不需要处理。

第二节 新生儿期保健重点

一、出生时护理（产科和新生儿科）

维持产房室温25℃～28℃。胎儿娩出后迅速清理口腔内黏液，保证呼吸道通畅；及时点眼药，防治分娩时的感染性眼病；严格消毒、结扎脐带；记录出生时评分、体温、呼吸、心率、体重与身长。设立新生儿观察室，出生后观察6小时，正常者进入婴儿室／母婴室。早产儿、低体重儿、宫内感染以及缺氧、窒息、低体温、低血糖、低血钙和颅内出血等产时异常的高危儿及时送入新生儿重症监护室。

二、保暖

出生后立即采取保暖措施，产房室温可根据新生儿出生时的体温的高低维持在27℃～31℃。新生儿居室的温度宜保持在18℃～22℃，湿度保持在50%左右。冬季环境温度低，更应注意保暖；夏季环境温度高，应随气温高低随时调节衣被和室温。保暖时注意事项：

（1）新生儿头部占体表面积20.8%，经头颅散热量大，低体温婴儿应戴绒布帽；

（2）体温低或不稳定的婴儿不宜沐浴；

（3）室温较低时，可在暖箱内放置隔热罩，减少辐射失热，暖箱中的湿化装置容易滋生"水生菌"，故应每日换水，并加1∶10000硝酸银2ml；

（4）使用热水袋时应注意避免烫伤；

（5）放置母亲胸前保暖时，应注意避免产妇因疲劳熟睡而致新生儿口、鼻堵塞，窒息死亡。

三、日常观察

应经常注意观察新生儿精神、哭声、哺乳、皮肤、面色、大小便及睡眠等情况。如有异常及时查明原因并及时处理。

四、喂养

尽早吸吮人乳，指导母亲正确的哺乳方法；人乳确实不足或无法进行人乳喂养的婴儿，指导母亲选用配方奶粉喂养；纯人乳喂养的新生儿2周后补充维生素D 400IU／

d；乳母适当补充维生素K，多吃蔬菜水果，避免新生儿或婴儿因维生素K的缺乏而发生出血性疾病。

五、呼吸管理

保持呼吸道通畅，早产儿仰卧时可在肩下置软垫避免颈部屈曲。如有发绀则间断供氧，以维持血氧分压在6.7～10.6kPa（50～80mmHg）。呼吸暂停早产儿可采用拍打足底、托背呼吸、放置水囊床垫等法；无效时可给氨茶碱静脉滴注，负荷量为5 mg／kg，维持量2mg／kg，每日1～2次，血浆浓度维持在5～10mg／L；亦可用枸橼酸咖啡因静注，负荷量为20mg／kg，维持量5mg／kg，每日1～2次，血浆浓度应为5～20mg／L。严重呼吸暂停时需用面罩或机械正压通气。

六、皮肤黏膜护理

衣服应柔软、宽适、不褪色。尿布用吸水性强的软布。出生后可用消毒植物油轻拭皱褶处和臀部。应注意脐部清洁，保持干燥，观察有无渗血、感染。渗血较多者，可重新结扎止血。脐带一般2～7天自行脱落，脐带脱落后脐窝有渗出液可涂酒精保持干燥；如有肉芽形成，可用硝酸银溶液点灼。

七、体位

不宜长时间仰卧，要经常变换体位。

八、预防感染

新生儿居室保持空气新鲜；避免交叉感染；新生儿的用具每日煮沸消毒；对于乙肝表面抗原（HBsAg）阳性、乙肝e抗原（HBeAg）阳性母亲的婴儿，出生后接种乙肝疫苗，对阻断乙肝病毒的母婴垂直传播效果较好；母亲为HBV慢性携带者哺乳不增加HBV传播的危险度；HBsAg.HBeAg、抗－HBc抗体三项阳性（"大三阳"）母亲的婴儿应得到免疫保护，不宜喂养人乳。

九、预防接种

出生后24小时内接种卡介苗。出生1天、1个月和6个月应各注射乙肝疫苗1次，每次5～10μg。

十、新生儿筛查

有条件地区在出生72小时开展先天性甲状腺功能减低症、苯丙酮尿症等先天性代谢缺陷病和先天性斜颈、先天性髋关节脱位和先天性马蹄内翻足的筛查，早诊断、早治疗，减少残疾儿的产生。

十一、新生儿访视

新生儿访视是新生儿保健的重要措施，不论在家分娩或产院分娩的新生儿，均要接受地段妇幼保健人员的访视与保健，做到无病早防，防治结合，促进健康发育。

（一）初访

出院后第2天。

（1）详细询问、了解新生儿出生情况：是否顺产，有无窒息，出生体重、喂哺、睡眠、大小便情况，曾否接种卡介苗及乙肝疫苗。

（2）观察是否健康新生儿：健康新生儿一般状况及精神均好，吃奶正常，面色红润，哭声洪亮，应测量体温是否正常。冬季注意居室温暖，防止硬肿症发生。夏季注意居室通风，防止出现新生儿脱水热。

（3）测体重、身长：与出生时体重比较，如出现生理性体重下降过甚，应指导母亲母乳喂养方法，增加母乳喂养次数。

（4）全面检查新生儿：体检时按常规顺序进行。注意囟门是否正常，头颅有无血肿，皮肤及巩膜有无生理性黄疸出现。皮肤有无硬肿、红肿或损伤，脐带残端有无出血、炎症，心脏有无杂音，男婴双侧睾丸是否下降至阴囊，新生儿正常神经反射如拥抱反射、觅食反射是否存在。

（二）复访

生后第14天进行。了解黄疸消长情况，测量体重以了解生理性体重下降是否恢复到出生时体重，如未恢复应查找原因给予指导；采用简易方法检测视力、听力，对新生儿出现的生理性乳腺肿胀、新生儿月经等，予以正确咨询。

（三）结案访

生后第28天进行，对新生儿作全面的体格检查，观察行为反射、肌张力，测体重。若测量值与出生时体重对比，增长值不足500g者，要分析原因，查找有无潜在性疾病；指导家长学会使用小儿生长发育图。对低体重儿、人工喂养儿、冬季出生的新生儿应投予预防量的维生素D剂及维生素C等。

每次访视后，对每名新生儿均应填写访视卡，记录访视内容及指导处理意见。满月访视后填写小儿生长发育图，转地段婴儿期系统保健管理。

访视的准备：

（1）应备好新生儿访视用品，如秤、体温计、75%酒精、碘酒、1%龙胆紫、消毒敷料；新生儿访视卡（除有新生儿一般登记检查项目外，还应有母孕史、分娩史、父母既往史等）。

（2）安排好访视先后顺序，为防止交叉感染，应先访视早产儿和正常新生儿，后访视有感染性疾病的新生儿。

（3）访视人员必需健康，患感冒、肝炎、结核等慢性传染病、皮肤感染等，不应承担访视工作。访视检查时应注意洗手、戴口罩，动作轻柔，细心认真。

十二、出生缺陷监测

出生缺陷通称先天畸形,是指出生时发现的人胚胎在结构和功能上的异常。人类胚胎和胎儿的先天畸形,往往是早期流产、死胎、死产、新生儿死亡和夭折的重要原因。存活的畸形儿不仅本人痛苦,给家庭和社会造成负担,而且直接影响全民族素质的健康发展。

(一)监测对象

国际通用监测的对象为自妊娠满16~28周以上的总产(包括活产、死胎、死产),多数选定在满28周以上的总产。在我国开展的出生缺陷监测、监测的对象为妊娠满28周以上的总产(包括活产、死产、死胎),但不包括一般人工流产,即不包括不是围产前诊断发现有先天缺陷,而采用人工流产来终止妊娠的胎儿。监测期有出生后在48小时,也有7天以内者。监测方法一般为在医院分娩者,由各监测员(经监测培训的产科医生、儿科医生、产科护士、儿科护士),在婴儿分娩时、淋浴时、入新生儿室体检或出院体检时发现后登记。除体格检查外,有条件的地区或医院,还应用X线、B超、染色体、心电图、多普勒超声心动图、生化及病理等方法进行检查,以便进一步确诊和修正诊断,在规定的监测期后,检查发现的先天缺陷则不再登记报告。

(二)国际监测的先天畸形种类

1972年,世界卫生组织(WHO)提出成立先天畸形监测的联合报告系统。1975年首次选取12种先天畸形作为国际常规资料交换的病种,疾病编码按"国际疾病分类"(ICD)第八次修订版为基础,近年来对监测病种作了若干修改,但仍为12种,见表12-1。

表12-1 国际监测的先天畸形种类

种 类	ICD分类
无脑儿	740
脊柱裂	741
脑积水	742
腭裂	749
全部唇裂	749.1~179.2
食管闭锁和狭窄	750.2
直肠及肛门闭锁	751.2
尿道下裂	752.2
肢体短畸——上肢	755.2
肢体短畸——下肢	755.3
先天性髋脱位	755.6
DoWn综合征	759.3

第十三章　异常新生儿的医疗保健

第一节　早产儿

早产儿又称未成熟儿（premature infant），是指胎龄满26周至不足37周，出生体重<2500g，身长<47cm的活产婴儿。其身体各器官尚未发育成熟，故又称为未成熟儿。

一、外貌特点

早产儿出生时哭声低微，四肢肌张力低；皮肤薄嫩多皱纹，发亮有水肿，胎脂少，毳毛多；早产儿头长比例大，囟门大；头发细软，乱如绒毛；耳壳缺乏软骨，耳舟不清楚；指（趾）甲未达指端；足底纹理少；乳腺无结节，或<4cm；男婴睾丸未降至阴囊，女婴的大阴唇不能遮住小阴唇。

二、各系统生理病理特点

1. **神经系统**　其完善程度与胎龄有关，并与生活日龄呈正相关，胎龄越小，各种反射越差，长期似睡非睡状；哭声低微、哭时无泪、不舒服时仅示皱眉或苦脸；吸吮、吞咽、觅食反射不敏感，拥抱反射不完全，前臂弹回无或慢。

2. **体温调节**　体温易波动，乃中枢发育未成熟之故。棕色脂肪少，基础代谢低，产热不足，体表面积相对大，皮下脂肪缺乏，散热增多，汗腺发育差或尚未发育，易受环境温度变化而变化，尤其在抢救时，暴露于室温中，体温可迅速下降，常造成不可逆损害。

3. **呼吸系统**　早产儿呼吸中枢发育不成熟，肺泡组织不健全，表面活性物质缺乏，呼吸肌发育差，易发生肺膨胀不全及呼吸窘迫综合征，也易并发吸入性肺炎。早产儿一般能建立自主呼吸，但呼吸频率较快，节律不规则，还可出现间歇性呼吸暂停，胎龄愈小，愈易出现呼吸暂停。早产儿呼吸常不能满足肌体对氧的需求，易出现发绀。

4. **消化系统**　早产儿吸吮和吞咽反射差，且与呼吸不能很好协调，容易出现呛咳而发生乳汁吸入；胃容量小，贲门括约肌松弛，而幽门括约肌对痉挛，极易发生溢乳使入量不足；早产儿生长发育快，所需营养物质多，但各种消化酶分泌不足影响消化与吸收。故喂养一定要细致，奶量必须逐步增加。其次，早产儿肝功能差，肝酶不足，肝糖原储存及合成蛋白质功能均不足，因而生理性黄疸重而持续时间长，易引起核黄疸。

5. 循环系统　早产儿心音钝，有时可有早搏和杂音。不同胎龄、出生体重及日龄，其心率及血压各不相同。毛细血管脆弱，在无外伤情况下，有缺氧或凝血障碍时，即现出血，尤以脑和肺的血管为甚容易患脑室出血和肺出血。由于微循环不畅，故早产儿在地心引力作用下，不同体位时出现不同的皮肤色泽变化。

6. 泌尿系统　肾小球滤过率低，对尿素、氯、钾、磷的清除率也低。因缺乏抗利尿激素，故肾小管浓缩功能较差，尿渗透压偏低。早产儿出生后从尿中排出水分较多，体重下降较剧。因肾功能不完善，稍有感染、吐泻，环境温度变化或喂养不当，常呈酸碱平衡失调。如健康早产儿在生后第2～3周可出现代谢性酸中毒，称为"晚期代谢性酸中毒"，系由于在此期间，每日蛋白质摄入量都达最高水平，引起非挥发性酸负荷增加，超过了肾对氢离子的排泄能力，加上体内HCO_3^-储量不足，造成暂时性酸碱平衡失调，特别是牛奶喂养者，发生晚期酸中毒可4倍于母乳喂养儿。

7. 肝脏功能　由于早产儿肝脏葡萄糖醛酸转移酶的不足，胆红素代谢不完善，故易出现高胆红素血症及核黄疸，生理性黄疸延迟；肝脏内合成Ⅱ、Ⅶ、Ⅸ、Ⅹ凝血因子较低，凝血机制不全，易引起颅内出血、肺出血；肝糖原储备量少，易致低血糖；铁及维生素D储备不足，肝脏羟化酶少易致佝偻病；肝脏合成蛋白质不足，形成低蛋白血症致水肿。

8. 血液系统　刚出生早产儿的周围血红细胞计数和血红蛋白并不低，但几天后迅速下降；出生体重越低，就越早出现数值下降，有核红细胞持续时间也越长，并逐步呈现贫血。血小板数略低于足月儿，且常因维生素E缺乏而呈轻度溶血性贫血。

9. 免疫　早产儿免疫功能与足月儿相似，但因提早娩出，通过胎盘从母体获得的IgG减少，IgM产生有限，同时缺少补体及备解素，使早产儿对某些感染的抵抗力更低，特别是金黄色葡萄球菌、大肠杆菌、B族溶血性链球菌的感染，易致败血症。

10. 生长发育　出生后生长发育较足月新生儿迅速，一岁时体重约为出生时的5～7倍。

三、早产儿的护理和保健

早产儿的护理，原则上与足月儿基本相同。但对早产儿则应更加耐心、细心、谨慎、温柔，要有高度的负责精神及丰富熟练的护理技术。一般体重在2000g以上者，尚能适应外界环境的变化，死亡率较低；体重低于2000g者，尤其低于1500g者，则更应特别护理。并安排在特殊房间或NICU室。

（一）一般护理

尽量避免不必要的检查与移动，每日测体重一次，测体温2～4次。保持体温在正常范围后，对2000g左右的早产儿，生后第二周可油浴，二周后可用温水浴。

（二）保暖

室温应保持在24℃～36℃，相对湿度在55%～65%。体重在2000g以下或体重在

2000g以上而有体温不升等病态时，均应放入暖箱保温。若体重<1000g，暖箱温度为34%～36%；体重1001～1500g，暖箱温度为32℃～34℃；体重在1501～2000g，暖箱温度为30℃～32℃。早产儿的中性温度一般在32℃～36℃之间。

（三）供氧

出现呼吸困难或青紫时应立即给氧。氧浓度以30%～40%为宜，持续给氧不宜过久。对呼吸暂停的早产儿，除供氧外，可用氨茶碱或茶碱治疗。

（四）防止出血

早产儿常有出血倾向，生后应即刻注射维生素K.，若有出血可疑，应连用3天。

（五）喂养

早产儿的喂养是护理的重点，主张出生6～8小时开始喂糖水，以免发生低血糖。为使生理性体重下降减轻，应尽可能于生后12小时内开始授乳，母乳喂养最好。

喂哺方法：一般用胃管授乳、滴管授乳或奶瓶等方法喂养。胃管授乳适用于无吸吮能力、无吞咽能力的早产儿。滴管授乳适用于吸吮能力较弱而有吞咽能力的早产儿。奶瓶喂养适用吸吮及吞咽能力较强者，选小孔奶头，抱喂，防止呛咳。

喂养原则：喂奶开始时间根据个体情况尽量早，奶浓度由稀到浓，奶量由少到多，间隔时间由短到长。

（六）预防感染

早产儿因免疫系统不成熟、皮肤薄且具通透性，抵抗力比足月儿更低，因此容易受到感染。一些侵入性的治疗和检查，例如插脐导管和使用呼吸器，以及长期住院，都会使早产儿处于更大的感染危险中。因此，在护理上应注意：

1. 严格执行洗手，接触早产儿前后皆应洗手。
2. 工作人员应注意无菌技术的操作。
3. 早产儿皮肤尽量维持干净、干燥及完整。
4. 每位早产儿应有单独的用物，例如安抚奶嘴、听诊器。听诊器共用时，使用前应以酒精消毒。
5. 暖箱每日以温水清洁并每周更换，且须经紫外线消毒方可使用。水槽中的蒸馏水应每日更换。
6. 所有使用的仪器应保持干净及干燥。
7. 限制访客，并要求访客洗手、穿隔离衣、戴口罩及帽子。
8. 静脉输液管及液体、呼吸器接管等应定时更换，以避免革兰氏阴性细菌生长。
9. 注意脐带、眼睛、伤口及输液部位的感染先兆，如有发红、分泌物或体温不稳等感染征兆时，应立即通知医师处理。

（七）维生素及铁剂供给

因早产儿各种维生素及矿物质贮存量少，生长又快，极易致缺乏。出生初3天可给维生素K，1~3mg，维生素C从生后开始每日50~100mg。生后10天起给浓鱼肝油滴剂，从每日一滴开始，逐渐增加到每日7~8滴。生后1月起加铁剂，给10%枸橼酸铁胺每日2ml／kg。出生体重<1500g者，生后10天起另加服维生素E每日5~20mg，共2个月。

（八）常见并发症处理

感染，呼吸暂停，呼吸窘迫综合征，脑室内出血，高胆红素血症，新生儿坏死性小肠结肠炎，动脉导管重新开放和低血糖是早产儿常见的并发症，均需高度警惕，并予以相应的防治措施。

（九）出院标准

如婴儿吃奶良好，在一般室温中保持体温稳定，体重每日增加10~30g，体重达2000g，无并发症，可以考虑出院。

（十）预后

适用胎龄早产儿如护理得当，一般2岁左右赶上正常足月儿，体格及智能发育完全正常。小于胎龄早产儿则其中可能有体格发育障碍和智能落后。

（十一）预防

做好围生保健工作，减少早产儿发生率，在我国已具成效。胎内预防方法：
（1）使用抑制宫缩药物或使用宫颈环扎等；
（2）促使胎肺成熟，在羊膜腔中注射地塞米松，从而有效地防止早产儿发生呼吸窘迫综合征。

第二节　小于胎龄儿

小于胎龄儿（small for gestational age infant，SGA）是指出生体重在同胎龄儿平均体重的第10百分位以下，或低于平均体重2个标准差的新生儿。根据成熟度可分为早产、足月、过期产小于胎龄儿；根据重量指数［出生体重（g）×100／出生身长^3（cm^3）］和身长头围之比可分为匀称型（发育不全型）及非匀称型（营养不良型）。

一、病因

宫内发育迟缓。

（一）母亲方面

与能导致胎盘功能不全并引起胎儿营养不良、缺氧等因素有关；如母亲有妊娠高血压综合征、慢性心肾疾病、营养不良或贫血、子宫畸形、嗜烟酒等。

（二）胎儿方面

胎儿宫内感染性疾病（如病毒感染等）、先天畸形、遗传代谢性疾病等，均可影响胎儿正常的生长发育。

二、临床表现及生理病理特点

根据影响因素发生的早晚可分：

（一）匀称型

在妊娠早期胎儿生长发育就受影响，其体重、头围和身长都较小，但比较匀称，有的伴有先天畸形，预后较差。

（二）非匀称型

影响因素在晚期才发生，胎儿已成型，身长头围不受影响，但营养差，皮下脂肪少，显得不匀称，精神与同胎龄儿相仿。

由于多数小于胎龄儿体重在2500g以下，故应正确评估其胎龄以便与早产儿鉴别。

三、并发症

1. 低血糖症　由于宫内营养不良，糖原储备少，出生后如不及时喂奶或糖水则容易发生低血糖症，持续时间长且不易纠正。

2. 红细胞增多症　由于胎儿在宫内已有缺氧，促使红细胞增生，出生后若静脉血红蛋白＞220g／L，红细胞压积＞0.65，可诊断为红细胞增多症。表现皮肤色深红，呼吸急促，可因血液黏稠而发生栓塞症。

3. 吸入性肺炎　由于宫内缺氧吸入而引起。

4. 先天性畸形　染色体畸变和宫内感染可导致各种先天性畸形发生。

四、治疗和保健重点

小于胎龄儿出生后按高危儿护理，护理原则和早产儿相仿，需放置适中环境温度下并监测血糖，纠正缺氧，加强喂养。根据结果和婴儿情况采取早期进食或静注葡萄糖。红细胞增多–高黏稠血综合征患儿若有临床症状，可作部分换血治疗，换血量约10～20ml／kg。高胆红素血症患儿可行光疗；其他情况可采用对症治疗，预防感染。

五、预防

加强孕妇保健和监护，及时发现、辨认胎儿的宫内生长迟缓，以使对华母处埋：给于吸氧、加强营养和休息、给予葡萄糖和维生素C或复方氨基酸静脉滴注等措施；亦可采用复方丹参静脉注射以改善胎盘微循环。如有宫内窘迫，应立即行剖宫产。

第三节　大于胎龄儿

大于胎龄儿（large for gestational age infant，LGA）是指新生儿出生体重大于同胎龄的平均体重第90百分位以上，或高于平均体重2个标准差的新生儿；出生体重＞4kg者称巨大儿（macrosomia），其中有些为健康儿，但亦有不少属病理性，且常与青春期肥胖症有密切关系。

一、病因

（一）遗传因素

父母体格高大；母妊娠后期过度营养、摄入大量蛋白质者的新生儿常巨大，属生理性。

（二）孕母或胎儿因素

母患有未控制的糖尿病，胎儿患有Rh血型不合溶血症、大血管错位先天性心脏病或Beckwith综合征等。

二、临床表现

大于胎龄儿或巨大儿体格较大，易发生难产造成产伤或窒息。临床表现随不同的病因而异：Rh血型不合者易发生低血糖，患儿因大量溶血，生后不久便有贫血、水肿、黄疸、肝脾肿大；大血管转位者常有气促、低氧血症、发绀；糖尿病母亲的婴儿常有早产史，患儿体形大而胖，出生体重最高可达6~7kg，面如满月、色红，易发生肺透明膜病、低血糖症、高胆红素血症、红细胞增多症和肾静脉栓塞等；Beckwith综合征患儿除体型大外，尚有突眼、大舌、脐疝，先天性畸形如腭裂、虹膜缺损、毛细血管瘤、尿道下裂等和低血糖症。

三、防治

凡孕期监测中发现胎儿较大者应放宽剖宫产指征，以避免产伤和窒息；出生后应作为高危儿观察，监测呼吸、心率、血糖、血钙、血胆红素和红细胞压积等，以排除或发现各种导致大于胎龄的原因，异常者应及时处理。

第四节　过期产儿

胎龄达到或超过42周（294天）的新生儿称过期产儿（post-term infant）。有2种类型：第一种类型称胎盘衰老症或胎盘功能不全综合征（placenta dysfunction syndrome）。由于孕期延长，胎盘呈退行性变化，氧气和营养的通过受影响，使胎儿呈慢性缺氧和消耗症状，体重常较足月儿减轻，临床以营养不良与胎内窒息为特征；第二种类型为巨大儿，因孕期延长，但胎盘仍维持正常功能，胎儿体格继续发育，分娩时可因体格巨大引起难产、产伤等。

一、病因

（一）生理性过期妊娠

其胎盘功能正常，胎盘重量、厚度、大小正常或增加，无老化现象，胎儿能继续增长。出生时胎儿体重较大或成为巨大儿，或因颅骨钙化明显，不易变形而致难产及颅内出血。

（二）病理性过期妊娠

其胎盘功能减退，有梗死、钙化、绒毛间血栓、绒毛周围纤维素增加等胎盘老化现象。由于胎盘供血供氧不足，胎儿生长停滞，并易发生宫内窘迫。虽然胎儿对缺氧耐受性较强，缺氧时可通过提高糖酵解来维持生命；但因脑组织含糖原少，能量主要来源于糖的有氧氧化。故缺氧时，脑组织的氧化供能障碍，容易引起缺氧缺血性脑病、颅内出血及产后窒息。

二、临床表现

外形消瘦，皮下脂肪甚少，体重较轻（常< 2500g），但身高接近足月儿，呈"小老人"模样。颅骨钙化良好。因胎脂减少和消失，故皮肤干皱、裂开及脱皮。眼神灵活，食欲旺盛，活动及反应胜过足月儿。指趾甲过长。羊水量少。严重者，除上述症状外，因在污染羊水中浸泡过久，羊水、胎脂、皮肤、脐带、指趾甲和胎膜都呈绿染或黄染，提示因胎内缺氧致胎粪排出所染色。婴儿娩出时均有窘迫，或呈大量羊水吸入，肺不张，或呈颅内出血情况。测血气可示呼吸性和代谢性酸中毒。

三、防治

1. 对每个过期妊娠者的处理不能采取一律引产或保守之，应加强临床及实验室监护，作好窒息抢救工作的准备，一旦出现胎盘功能不全，应及时终止妊娠，以免在等待中因胎盘功能急剧减退而致胎儿死亡。

2. 产程中充分给氧。并用10%葡萄糖盐水加维生素C静脉滴注。

3. 胎儿娩出后要及时清理口鼻黏液及胎粪。羊水Ⅲ度污染的新生儿娩出后应常规行气管插管并吸出胎粪，然后吸氧、纠酸，并送监护室监护。

4. 喂奶时必须细心，因婴儿常呈急促吮吸和吞咽，可能引起呕吐或呛咳。

5. 对有产时窒息征象者，需长期随访观察体格和智能发育。

第十四章　母乳喂养

第一节　促进母乳喂养计划和制度

创建爱婴医院目的是促进母乳喂养成功，提高人口素质。为使促进母乳喂养各项计划落到实处，既要注重培训教育，也要抓改革管理，使医院内各项制度有利于母乳喂养获得成功。

一、提高认识，狠抓教育

如提高全体医护人员对促进母乳喂养的认识，反复办各种培训班，参观学习先进单位等。

二、建立和健全各项制度

（一）制定母乳喂养须知

该须知应张贴在候诊大厅，产、儿科门诊，产房走廊和主管领导办公场所，具体内容推荐如下。

1. 母乳喂养是母亲的神圣职责，全社会都应给予支持。

2. 初乳是产后7天内的乳汁，含有更多的营养和抗病物质，能保护婴儿免受细菌和病毒的侵害，应积极做好初乳的喂哺。

3. 母乳质量好，新鲜卫生，易消化，经济方便；母乳喂养又能增进母儿感情，应积极开展母乳喂养。

4. 要使乳汁多，应该让婴儿早吸吮、多吸吮，应根据婴儿需要及时喂哺。

5. 母乳可提供婴儿出生4~6个月生长发育所需要的全部营养，请不要给婴儿加喂任何代乳品、水及饮料。

6. 不要用奶瓶及橡皮奶头，以免婴儿习惯后不吸母亲的奶头。

7. 坚持夜间喂奶，既可促进乳汁分泌，又可延长生育间隔。

8. 若暂时无法进行母乳喂养，只能使用小汤匙或量杯喂哺挤出来的母乳。

9. 母亲暂时不喂哺婴儿，也应将乳汁挤出，以维持泌乳功能。

10. 出院后母乳喂养有困难的母亲，可不定期到母乳喂养咨询门诊或通过热线电话咨询，以得到帮助与指导。

（二）制定产科促进母乳喂养护理制度

1. 正常产妇的婴儿在娩出后30分钟内常规清理呼吸道分泌物，擦干皮肤和断脐后，即施行早吸吮制度。

2. 早吸吮制度操作如下：

（1）常规断脐处理后，将婴儿俯卧于母亲裸露的胸前，头侧向一边，使母婴皮肤充分接触，婴儿背部盖一毛巾，皮肤接触时间30分钟以上；同时密切观察婴儿，以防窒息。

（2）在皮肤接触过程中如婴儿有觅食反应，助产士协助婴儿吸吮母亲乳头。

（3）剖宫产的母婴皮肤接触是在母亲皮肤缝合完毕后，产妇有应答30分钟内进行。要求解开婴儿部分衣服，使婴儿身体部分与母亲皮肤接触。

（4）早吸吮的禁忌症是，母亲有心脏病，心功能不良，生命体征不稳定，重度妊高症；婴儿Apgar评分在3分以下，口腔畸形，患有苯丙酮尿症。

3. 皮肤接触30分钟后给婴儿穿衣、点眼，让婴儿睡在母亲旁边的小床上，2小时后无特殊情况，同时将母、婴送到母婴同室病区，按母婴同室母乳喂养护理常规进行。

4. 设母乳喂养专职责任护士，落实母乳喂养指导工作，其职责为：

（1）对每个住院产妇进行母乳喂养知识的强化宣教，并在出院前对每个产妇进行测试。

（2）制定特殊母亲、特殊婴儿母乳喂养的护理措施。

（3）负责母婴同室母乳喂养管理，督促检查落实情况。

三、宣传与健康教育

创建爱婴医院的妇幼保健机构或医院，必须向所有在本院就诊的孕产妇及其家属宣传母乳喂养知识；产、儿科医护人员要对所有孕产妇、家属进行母乳喂养知识与技术的培训，使其掌握必要的母乳喂养知识和哺乳、挤奶等方法。

第二节　母乳喂养的基本知识与技巧

一、母乳喂养的基础知识

（一）纯母乳喂养的定义

出生后4~6个月的婴儿，除了吃自己母亲的奶外，不应给其他食物或饮料，也不给其他母亲的奶，称母乳喂养。

（二）母乳喂养的好处

1. 母乳营养丰富，它含的蛋白质、脂肪、糖及各种微量元素比例合理和最标准，其所含营养成分能完全满足4～6月内婴儿生长发育需要，而且最易消化吸收，并可避免佝偻病的发生，是任何食品不能比拟的。

2. 母乳含有多种免疫物质，如免疫球蛋白、免疫细胞和其他免疫物质，并含有丰富的核苷酸，可以增强身体抵抗力，帮助对抗细菌的入侵，降低发病率，又可以促进肠道功能，有助宝宝更容易消化和吸收各种营养素。

3. 哺母乳有利于母婴感情交谈，可使婴儿在母亲怀中得到抚爱，加深母婴感情，对孩子的心理、语言和智能的发育有很密切的关系。

4. 母乳含有丰富的抗体和一些免疫球蛋白，这些物质有助减低宝宝患病机会。

5. 婴儿哺乳有利母亲产后健康，因哺乳可促进子宫收缩，减少产后出血，促进子宫复旧，有利母亲产后的康复。

6. 哺母乳经济方便、安全、卫生、温度适宜、适合孩子需要。母亲的乳汁主要成分是水、蛋白质、脂肪、乳糖、矿物质和各种维生素。

7. 母乳含有丰富 β–胡萝卜素，β–胡萝卜素可以转化成维生素A，帮助视力发育，又可以和维生素C、E一样具有抗氧化作用，能增强身体抵抗力，有助宝宝健康成长。

（三）早吸吮的定义

新生儿出生断脐后，尽早于30分钟内，将新生儿裸体放于产妇胸前与母亲进行皮肤接触。当新生儿出现觅食反射时帮助吸吮双侧乳房，母婴皮肤接触时间不得少于30分钟，此种产后早期开始的母乳喂养，被称为早吸吮。早吸吮是产科促进母乳喂养制度改革的重要内容之一。

（四）早吸吮的好处

国内外大量观察研究表明早吸吮具有以下几方面的好处。

1. 母亲体温适合婴儿保温需要，利于母婴早期皮肤接触和早吸吮，促使母乳喂养成功。

2. 早吸吮可刺激母亲催乳反射、射乳反射的尽快形成，有助于早下奶及乳汁分泌。

3. 让婴儿吸到营养和免疫价值最高的初乳，增强婴儿抗病能力，促进胎粪排出。

4. 促进母亲子宫收缩，减少产后出血。

（五）按需哺乳的定义及意义

按需哺乳就是根据小儿的需求随时哺乳，这是保证乳汁分泌的最主要条件。它的具体内容是：当婴儿饥饿时或母亲感到乳房发胀时，即抱起婴儿喂哺，并且要坚持夜间哺乳。

按需哺乳的次数远远多于过去定时抱奶的次数。婴儿年龄越小每天哺乳次数越多，通过按需哺乳这种频繁的吸吮及密切接触，可使母亲乳汁分泌更早、更多、更快，并可预防过度的奶胀和乳腺炎的发生。同时婴儿可获得充足的营养和具有免疫力的初乳，对婴儿的健康发育有重要作用。

（六）母婴同室的重要性

婴儿出生后随母亲一起进入同一休养室，让母亲与婴儿一天24小时在一起，每天因治疗、护理婴儿须暂时离开母亲时，分离时间不得超过1小时。这就是产科管理制度改革中对母婴同室要求的标准。

实行母婴同室有以下优点：

（1）让母亲与婴儿24小时在一起，有利于母婴感情的交流。

（2）母婴同室向产妇提供了随时哺乳的方便条件，因此它是做到按需哺乳的基础。

（3）母婴同室有利于母亲的医院中随时得到哺乳指导，学会正确的哺乳方法及照料护理婴儿的能力。

实践证明母婴同室优于过去母婴分室的管理制度。

（七）添加补充食品的医学指征

医院有少数医院指征的婴儿，住进特护婴儿室（或称高危婴儿室），对他们的喂养应视其营养需求和消化功能分别处理，只要有可能，就应进行母乳喂养。对个别有医学指征的婴儿，可给予液体或食物补充。

1. 婴儿方面　极低体重儿（<1500g）或早产儿（<32周）；严重未成熟有潜在性低血糖或低血糖的婴儿；婴儿有先天性代谢性疾病（如半乳糖血症、苯丙酮尿症、枫糖尿病）；婴儿脱水母乳不能补充液体时的婴儿。

2. 母亲方面　母亲患有严重疾病（如精神病、子痫、休克）；母亲在哺乳期服用禁用的药物（如细菌毒素、放射性药物、除了丙硫氧嘧啶之外的抗甲亢药物）。

（八）开奶前喂糖水和食物会影响母乳喂养原因

1. 使用奶瓶后，易产生乳头错觉。橡皮奶头和母亲奶头，其形状、质地及吸吮过程中口腔的运动都是不同的。

2. 减低对母乳的渴求，使婴儿吸吮次数少，时间短，减少对乳房的刺激，导致母乳分泌量不足；

3. 容易发生变态反应；

4. 易使母亲产生心理不适；

5. 误认为自己乳汁不足，丧失母乳喂养的信心，以致采取其他喂养方法。

（九）母乳不足的原因

1. 没有做到按需哺乳及充分有效的吸吮，减少了对乳头的刺激，相应的降低了催乳素的分泌，影响了乳汁的产生。

2. 过早地给婴儿添加水、牛奶或其他食品，婴儿没有饥饿感而降低了对母乳的渴求，不想再多吸吮，睡眠时间延长。母亲也有了依赖性，致使乳汁分泌减少。

3. 母亲食欲低下、进食量及营养不足、各种原因造成母亲休息不佳或精神因素刺激等，均可导致母乳分泌量下降。因此应针对造成的原因，给予适当的处理。

（十）乳房肿胀最常见的原因

出生后最初几天未做到有效的母乳喂养，未按需哺乳及喂奶姿势不正确。

（十一）乳头疼痛最常见的原因

含接姿势不正确，没有把乳头和大部分乳晕充分放入婴儿嘴内。

（十二）保持母乳充足的方法

1. 早吸吮。

2. 母婴同室。

3. 按需哺乳。

4. 让母亲相信自己的奶量是足够的。

5. 夜间婴儿睡眠时，母亲要好好休息，吃营养丰富的食物，多喝水。

6. 开奶前不喂食，最好也不喂水。

（十三）判断婴儿吃到足够母乳的方法

1. 哺乳后婴儿很满足，很安静，不哭闹。

2. 婴儿体重增加，每周平均增重150g左右，2～3个月内婴儿每周增重200g左右。

3. 哺乳前母亲有乳房胀满感，哺乳后乳房变柔软。

（十四）给婴儿添加辅食及断奶的时间

正常情况下，婴儿4～6个月前的全部营养，由母乳中就可获得充足的供应。此后，由于婴儿生长速度增快，营养成分需要量增加，单以母乳已不能满足需要，故需于6个月后开始添加辅食。据测试，婴儿出生后第2年，母乳提供的能量仅是孩子需要量的1/3。对他们来讲，辅助饮食显得更加重要。加食应循序渐进，其原则是由稀到稠，由少到多，由细到粗，由一种到多种，以满足婴儿需要为原则。添加辅食后仍要继续哺乳。

关于断奶问题，一般认为如果婴儿需要，即使在3周岁，也不需强行断奶。但一般孩子1～3岁之间便会自行停止吸奶，此称自然断奶。目前多主张孩子2周岁时可以完全断奶。断奶应慢慢进行，一般选择孩子身体状况良好，季节适宜的时候进行，切不可机械地强行断奶。突然地强行断奶可致孩子一时不适应，易患疾病。突然断奶，也常是造成孩子营养不良的主要原因。断奶前，首先应减少哺乳次数，增加辅食次数及量，至夜间停止哺乳，最后达到全部停止哺乳的目的。这样安全可靠，且有益于保持深厚的母婴感情。

二、促进母乳喂养成功的技巧

（一）哺乳体位

卧位、坐位、环抱位。体位舒适，心情愉快，母婴紧贴，目光对视。

（二）正确的含接姿势

1. 母亲姿势　侧卧位、坐位、环抱式，喂奶时应精神愉快，目光对视，体位舒适。

2. 婴儿哺乳含接姿势　和母亲身体紧贴，口张大吸入大部分乳晕，嘴唇凸起，吸吮时两颊鼓起有节律的吸和吞咽。

（三）挤乳的方法

大拇指和食指放在乳晕上，离乳头根部1~2cm处，其他手指在对侧向内挤压，手指固定不要在皮肤上移动，缓慢用力向胸臂内方挤压一松弛–再挤压。待乳汁流速减慢，手指向不同方向转移，再重复挤压至乳汁排空。

（四）营养与情绪

营养是乳汁来源的基础，情绪是乳汁来源的条件，二者与乳汁分泌多少有直接关系。饮食尽量调节花样如晕、素、稀、稠合理搭配。另外还需家庭和谐，心理支持、情绪稳定，都是为多分泌乳汁创造条件。

（五）吸吮乳汁

母亲要想分泌出质量好的新乳汁，就应让婴儿把两边乳房的乳汁分别吸空吸一侧大约需10~15分钟，第二次哺乳时让婴儿先吸上次后吸的一侧，如上一次左先右后，这一次便应先右后左。

（六）乳房胀痛

如感到乳房胀痛、发硬，可从外向中间轻柔或用热毛巾热敷以缓解症状。如感到乳房深处剧痛，并有红肿和伴有发烧应立即就医。

（七）断奶时间与方法

纯乳喂养应持续4~6个月，以后逐渐增加副食，并继续母乳喂养1.5岁。

第十五章 婴幼儿营养和营养性疾病

第一节 小儿营养基础

依营养科学的知识和实践，为群体制定的使机体处于最佳状态的各种营养素摄入量，即每日膳食营养素供给量（RDA）。营养素供给量的基础是营养素的需要量。营养素需要量是人体对营养素的生理需要或平均需要量，低于这个量可能对机体产生不利影响。营养素供给量是平均需要量加2个标准差，以满足大多数人的需要。能量供给量与其他营养素不同，是平均能量需要量。

一、小儿能量代谢特点

（一）基础代谢所需

为在清醒、安静、空腹状况下，处于18℃～25℃环境中人体维持基本生理活动所需的最低热量。基础代谢率是指单位时间每平方米体表面积人体基础代谢所需的热量。婴幼儿时期基础代谢的需要约占热量的50%～60%，比成人约高出10%～15%，随着年龄增长，需要渐减。1岁以内婴儿每千克体重每日平均约需热量230.1kJ（55kcal），7岁时每千克体重每日约需热量184.1kJ（44kcal），到12～13岁时约需105～126kj（25～30kcal）。小儿基础代谢较高的原因，与这时期的生长发育较快有关。

（二）食物的特殊动力作用

指摄入和吸收利用食物时，可使机体的代谢增加超过基础代谢率，如摄入蛋白质、脂肪和碳水化合物，可分别使代谢增加30%、4%和6%，这种特殊动力作用约维持6～8小时。从小儿总需热量看，其中约有7%～8%在婴儿时期是用于特殊动力作用，年长儿只占5%。

（三）生长发育所需

这一部分热量消耗为小儿所特有，所需热量与生长的速率成正比。小儿处于不断生长发育中，体格增长，各组织器官逐渐成熟，均需热量，每增加1g体重约需热量21kj（5kcal）。若饮食所供热量不敷此项需要，生长发育就会停顿或迟缓。婴儿期生长发育所需热量为每日每千克体重126～167kj（30～40kcal），占总需热量的25%～30%，以后逐渐减低,到青春期增高。

(四)活动所需

此项热量所需与身体大小、活动类别、强度和持续时间有关。初生婴儿只能啼哭、吮乳,此项需要较少,好动多哭的婴幼儿比年龄相仿安静的小儿需要的热量可高3～4倍。1岁以内婴儿每千克体重、每日需热量为62～84kJ(15～20kcal),年龄增长,活动量增多,需要逐渐增加,到12～13岁时约需热量126kJ(30kcal)。

(五)排泄的消耗

每天摄入的食物不能完全吸收,有一部分食物未经消化吸收就排泄于体外。摄取混合食物的正常婴幼儿,此项损失常不超过10%,即每日消耗热量为每千克体重33～46kj(8～11kcal)。当有腹泻或胃肠道功能紊乱时可成倍增加。

以上五部分能量的总和就是能量的需要量。一般认为基础代谢占所需能量的50%,排泄消耗占10%,生长和运动占32%～35%,食物的特殊动力作用占7%～8%。儿童能量需要量(88年中国营养学会制定)6个月以内120kcal/(kg·d)(1kcal=4.184kj),6～12个月100kcal/(kg·d)。1岁后以每日计算。

二、产能物质

(一)碳水化合物

碳水化合物是供能的主要来源。6个月内婴儿的碳水化合物主要是乳糖、蔗糖、淀粉。世界各国均未制定对碳水化合物的RDA,按碳水化合物产能占总能量的百分比,婴儿膳食中碳水化物产能应占总能量的50%～60%。

(二)脂肪

脂肪是机体的第二供能营养素。脂肪所提供的能量占婴儿总能量的45%(35%～50%),随着年龄的增长,脂肪占总能量比例下降,年长儿为25%～30%。必需脂肪酸应占脂肪所提供的能量1%～3%。脂肪在体内除提供能量外,还提供必需脂肪酸,因有些不饱和脂肪酸,如亚油酸、亚麻酸和花生四烯酸人体不能合成。亚油酸在体内能转变成亚麻酸和花生四烯酸,故亚油酸是最重要的必需脂肪酸。此外,脂肪有利于脂溶性维生素的吸收等作用。

(三)蛋白质

蛋白质是构成机体细胞的主要物质,并为抗体、激素、酶等不可缺少的成分,其含量约占人体总固体量的45%。肌肉和神经组织中蛋白质含量最多,其他脏器和腺体次之。小儿不但需要蛋白质用来补充消耗,还需供给生长发育所需,故蛋白质的需要量相对比成人为高,婴儿每日需要蛋白质3～3.5g/kg体重,儿童需要2～2.5g/kg体重,成人需要1.5g/kg体重,每克蛋白质产热17kJ(4kcal),小儿由蛋白质所供的热量约占每日总热量的15%。食物中以鱼肌蛋白、肉类蛋白质最好，其次为蛋类、大豆等。长期缺乏蛋白质可发生营养不良，贫血，易于感染疾病，水肿等。蛋白质过量则可造成便秘、食欲不振。

三、维生素

维生素并不供给热量，而是维持正常生长和调节生理功能所必须的物质。参与调节代谢过程，与酶系统有密切关系，是构成许多辅酶的成分。维生素A、B_1、B_2、C、D对婴幼儿尤为重要，若有缺乏，不但影响发育，而且还可致某种特殊的疾患。

四、矿物质

矿物质（mineral）是一组无机元素，在体内的作用是能量制造、身体建造及修复等过程的控制物质。人体矿物质一般被分成两类：

（1）常量矿物质，包括钙、镁、钠、钾、磷、硫、氯、氟。

（2）微量矿物质，包括铁、铜、碘、锰、钴、锌、钼、铬。它们是人体所必需的营养素。无机盐主要靠食物和水供给，一般都能满足机体需要，若膳食调配不当，机体代谢不平衡，生理需要量增加或生活在特殊环境下都会有缺乏的可能，我国人民膳食中较易缺乏的是钙、铁和碘。

五、水

水是人体重要的营养物质，水在人体中约占体重的70%，如果在体内水分损失超过20%，生命就受到严重威胁。在人体中，水是血液、淋巴、内分泌及其他组织的重要成分；很多生理功能如消化、吸收、代谢、循环、排泄等都需要水来参加。人若一时得不到食物，只要有水，靠体内营养储备，尚可维持数日或数十天，但若没有水，很快就会死亡。

小儿新陈代谢旺盛，因此需水量相对较多，小儿年龄愈小，需水量愈多，婴儿每日每千克体重需水150ml，以后每3年减少25 ml。水的需要量取决于热量的需要，与饮食的质和量以及肾脏浓缩功能等有关。

六、膳食纤维

膳食纤维主要来自植物的细胞壁，人类肠道不能消化膳食纤维，故常以原形排出。具有生理功能的膳食纤维有：

（1）纤维素：能吸收水分，增加粪便体积；

（2）半纤维素：能与铁、锌、钙等阳离子和磷结合，减少其吸收；

（3）木质素：能吸附胆酸、减少其重吸收，故有利于降低血清胆固醇浓度；

（4）果胶：吸水后可形成凝胶，降低食物中糖的密度，减轻食饵性胰岛素的分泌。

第二节　婴幼儿喂养

一、母乳喂养

母乳是婴儿（尤其是6个月以内的婴儿）最适宜的食物，应大力提倡母乳喂养，鼓励母婴同室。

（一）母乳的成分

母乳含有近百种成分，乳汁成分有一定的个体差异，同一乳母在产后的不同阶段以及同一次哺乳的初始部分与随后部分乳汁的成分都有差别，故其成分测定必须逐日从全部挤出的乳汁中取样进行。按世界卫生组织的规定：产后4天以内的乳汁称为初乳；5~10天为过渡乳；11天~9个月的乳汁为成熟乳；晚乳系指10个月以后的乳汁。

1. 蛋白质　母乳所含的酪蛋白与乳清蛋白比例为4：6，牛乳为4：1，有明显差别。母乳中白蛋白和球蛋白的含量相对较多，易于消化。牛乳酪蛋白含较多的磷及丝氨酸，与胃酸作用产生较大凝块，不易消化。

母乳中含牛磺酸多达425 mg／L，是牛乳的10~30倍，它对促进婴儿神经系统和视网膜的发育有重要作用，对婴儿脑发育有特殊的意义。最近有研究表明母乳喂养与高智商有关。

2. 脂肪　母乳中的能量50%由脂肪提供是婴儿所需能量的主要来源。母乳脂肪颗粒小，还含有脂肪酶，故较易消化和吸收，它以长链脂肪酸为主，对胃肠道刺激小。而牛乳脂肪酸碳链较短，挥发性大，对消化道刺激大。母乳含较多的亚油酸，为婴儿髓鞘形成和中枢神经系统发育所必需，而牛乳主要饱和脂肪酸。乳母的膳食成分对乳汁中脂肪的性质有一定影响，如摄入多量的碳水化合物或动物性脂肪，可增加乳汁中饱和脂肪酸含量。母乳喂养儿血清胆固醇较高，可能与母乳中胆固醇浓度（30~40mg／dl）比牛乳（10~15 mg／dl）高有关。

3. 碳水化合物　母乳中碳水化合物主要是乙型乳糖（占总量的90%以上），能促进双歧杆菌和乳酸杆菌的生长，使乳糖分解成乳酸，大便呈酸性，从而抑制大肠杆菌的生长，故母乳喂养儿消化不良发生率低。牛乳含乳糖甚少，以甲型乳糖为主，能促进大肠杆菌生长。

4. 维生素　母乳，中含维生素A、C、D、E较多，初乳中更丰富，但维生素K含量少（15mg／dl），只及牛乳的1／4，故单纯母乳喂养儿在满月后易发生维生素K缺乏。

5. 矿物质

（1）母乳中电解质浓度远较牛乳浓度低，与婴儿肾脏不能承受较大的溶质负荷相适应；

（2）母乳缓冲力小，对胃酸度影响不大，从而能更好地发挥杀菌和消化食物的作用；

（3）母乳含钙量虽低于牛乳，但其吸收率远高于牛乳，因母乳中酪蛋白含量较少，脂肪也较易吸收，故不与钙结合，有利于钙的吸收；母乳中含丰富的乳酸，使肠腔pH值下降，有利于钙盐的溶解吸收；

（4）母乳与牛乳含铁量均低，但母乳铁的吸收率高达50%，而牛乳只有10%；

（5）母乳含锌量与牛乳相仿，母乳中的锌主要和小分子多肽结合，其吸收率高达62%，牛乳中的锌主要和大分子蛋白结合，吸收率不足40%。

6. 酶　母乳含有较多的淀粉酶和脂肪酶；牛乳含酶少，经煮沸后，酶的活力更丧失殆尽。

7. 免疫成分　母乳的一个重要优点是它能提供婴儿较多的免疫因子。

（1）分泌型IgA（SIgA）：初乳含SIgA可达11g／L；国内测定产后第3天初乳中SIgA可达9722±3110mg／L；第一周末为1259±435 mg／L；1～6个月的成熟乳为730～531mg／L；由于受分泌片的保护，SIgA在肠道中不易被消化酶所破坏，故母乳喂养儿的肠道中有完整的SIgA，它能有效地抵抗病原微生物的侵袭，是黏膜抗感染的重要因素。

（2）乳铁蛋白：是乳汁中蛋白质的重要部分，对铁有强大的螯合力，能夺走大肠杆菌、大多数需氧菌和白色念珠菌赖以生长的铁，从而抑制它们的生长，母乳特别是初乳含有丰富的乳铁蛋白（可达1741mg／L），是母乳中重要的非特异性防御因子。

（3）溶菌酶及其他：溶菌酶可水解革兰阳性细菌胞壁中的乙酰基多糖，使之破坏并增强抗体的杀菌效能。母乳中的补体及双歧因子含量也远多于牛乳，后者能促进双歧杆菌生长而抑制大肠杆菌。

（4）细胞成分：母乳富含各种细胞成分，其中巨噬细胞占90%，其余为淋巴细胞和粒细胞等。巨噬细胞有抗白色念珠菌和大肠杆菌的能力，并可能合成补体、溶菌酶等；B淋巴细胞可产生IgA；T淋巴细胞可产生干扰素等。初乳中的初乳小体是一种充满了脂肪颗粒的巨噬细胞，但其生理功能尚未完全明了。

（二）母乳喂养的优点

1. 母乳营养丰富，它含的蛋白质、脂肪、糖及各种微量元素比例合理和最标准，其所含营养成分能完全满足4～6月内婴儿生长发育需要，而且最易消化吸收，并可避免佝偻病的发生，是任何食品不能比拟的。

2. 母乳含优质蛋白质、必需氨基酸及乳糖较多，有利于婴儿脑的发育。人乳中的卵磷脂可作为乙酰胆碱前体；鞘磷脂可促进神经髓鞘形成；长链不饱和脂肪酸可促进大脑细胞增殖；乳糖有利于合成脑苷脂和糖蛋白，可促进中枢神经系统发育。此外人乳中尚含较多的生长调节因子，如牛磺酸等。这些都是促进神经系统发育的重要因素。

3. 母乳具有增进婴儿免疫力的作用。

（1）含有SIgA，尤以初乳中为高，在胃肠道内不受酸碱度影响，不被消化，可结合道内细菌、病毒等病原体和过敏原，阻止其侵入肠黏膜，有抗感染和抗过敏的作用。此外母乳尚有少量IgG和IgM抗体、B及T淋巴细胞、巨噬细胞和中性粒细胞，也有一定免疫作用。

（2）含有比牛乳较多的乳铁蛋白，可抑制大肠杆菌和白色念珠菌的生长，有抗感染作用。

（3）其他如双歧因子可促进双歧杆菌、乳酸杆菌生长，抑制大肠杆菌，减少肠道感染。溶酶菌、乳酸过氧化氢酶、抗葡萄球菌因子、补体等在预防小儿道感染或全身感染中起一定作用。

4. 母乳量随小儿生长而增加，温度及泌乳速度也较合宜，几乎为无菌食品，直接喂哺既简便又经济。

5. 母乳喂养有利于促进母子感情，密切观察小儿变化，随时照顾护理。

6. 产后哺乳可刺激子宫收缩，促使母亲早日恢复；哺乳斯推迟月经复潮，不易怀孕，有利于计划生育；哺乳母亲也较少发生乳腺癌、卵巢癌等。因此母乳喂养，使母子均受益，应大力提倡。

（三）哺乳要点

1. 产前准备　大多数健康的孕妇都具有哺乳的能力，但真正成功的哺乳则需孕妇身心两方面的准备和积极的措施。因此，应宣传母乳喂养优点，增强哺乳信心，保持良好的健康状态，合理营养，劳逸结合。妊娠后期注意护理乳房，经常用温水毛巾擦洗乳头，防止乳头内陷及乳头皲裂。

2. 产后阶段　哺乳期应增强哺乳信心，防止早期医源性干扰如推迟开奶时间，给新生儿喂糖水，出院时教授冲奶粉方法，出院后限定哺乳时间等。

近年来多主张在正常分娩、母婴情况良好的条件下，尽早开奶（生后半小时开奶），尽管此时并无乳汁分泌，但吸吮的刺激对以后乳汁的正常分泌和母婴相依感情的建立有重要作用。此外，要掌握正确的哺乳姿势，一般宜采用坐位哺乳，抱婴儿于斜位，其头、肩枕于哺乳侧的肘弯，用另一手的食、中指轻夹乳晕两旁，手掌托住乳房，使婴儿含住大部分乳晕及乳头，并能自由地用鼻呼吸，方能有利于婴儿吸吮，且能刺激乳头的神经末梢，产生泌乳和射乳。每次尽量让婴儿吸吮满足为止，每次哺乳时间不超过15～20分钟。哺乳结束后，竖抱婴儿拍背以利空气排出，哺乳后宜将婴儿保持右侧卧位，以防呕吐后引起窒息。产后早期泌乳量一般不多，以哺两侧乳房为好，可促进乳汁分泌。乳汁分泌充分稳定后，若哺一侧乳房已能满足婴儿的需要，可每次交替哺乳一侧乳房，并将另一侧乳汁用吸奶器吸出，使乳房排空，利于乳汁分泌。

（四）哺乳注意事项

1. 母亲应有充足的休息与睡眠，多晒太阳，呼吸新鲜空气，保持心情舒畅及生活规律，定时排空乳房，有利于乳汁的分泌。

2. 母亲每日需有足够的热量、蛋白质、水分及富有维生素、矿物质的饮食，避免刺激性食物。

3. 如有乳头擦伤或皲裂，可涂安息香酸酊或戴奶盾等，以免婴儿吸吮时疼痛，若患乳腺炎则暂不哺患侧，但要定时将乳汁吸空，并积极治疗。

4. 乳母应尽量少服用可以从乳汁排出的药物，如阿托品、阿片类、红霉素、四环素族、磺胺类及苯巴比妥等，以免婴儿发生中毒。

5. 乳母应经常洗澡，更换内衣，保持乳房清洁，喂奶前将手洗净，用温开水清洁奶头，患感冒时应戴口罩哺喂。在农村，宜注意乳母衣服或乳房受农药污染而影响到乳儿的可能性。

6. 注意观察婴儿哺乳反应，从中了解乳量是否充足。若婴儿哺乳后能安静入睡，定期测量体重按正常速度增加，吸吮时能听到咽乳的声音，则表示乳量充足，反之，表示乳量不足。

7. 哺乳禁忌　母亲患急、慢性传染病如肝炎、活动性结核，重症心脏病，重症肾脏病，糖尿病，精神病等，应停止哺乳。

（五）影响哺乳的几种情况

1. 乳头凹陷　应用前述方法按摩乳头，或用抽奶器吸出乳头，若不能奏效，可用乳头帽哺乳或用吸奶器吸出乳汁，适当加温后用奶瓶哺喂。

2. 乳头裂伤　多因哺乳时间过长，乳头受唾液浸软所致，少数是因哺乳时婴儿仅含住乳头而未能将乳晕含住的缘故；产前经常用温水洗涤乳头可使其皮肤坚实免于破裂，若已经发生裂伤，宜先用温水洗净，并予暴露、干燥，然后涂少量羊毛脂，用乳头帽哺乳。

3. 乳房肿胀　在小儿生后早期即采用"按需哺乳"者一般不易发生乳房肿胀，一旦出现可用手挤奶或用吸奶器吸出。

4. 母乳不足　常继发于营养不良、工作过劳、睡眠不足、精神紧张等因素，应针对原因设法排除；此外也可用针灸（取膻中、少泽、肝俞并灸乳根）或中药治疗。

5. 不宜哺乳的乳母　凡是母亲患有慢性消耗性疾病如慢性肾炎、糖尿病、恶性肿瘤、结核病或心功能不全等均应停止哺乳；产妇患精神病、癫痫等亦应停止哺乳，以免危害乳儿健康；乳母患急性传染病时，可将乳汁挤出，经消毒后哺喂，乙型肝炎的母婴传播主要发生在临产或分娩时，是通过胎盘或血液传递的，因此乙型肝炎病毒携带者并非哺乳的禁忌证。

（六）断奶

出生后3个月起应逐渐增加辅食，8~10个月开始，随着辅食的添加，递减喂奶次数，为断奶做好准备，一般10~12个月断奶，最迟不宜超过1岁半。但遇炎热夏季或小儿患病期间则可暂缓断奶。

二、部分母乳喂养

母乳喂养的婴儿体重增长不满意时提示母乳不足，此时应选用配方奶补充，即为部分母乳喂养。它虽比完全人工喂养好但终究不如纯母乳喂养，故如母乳分泌量不足时必须先尽量设法增加乳汁分泌和延长哺乳时间，不应轻易改为部分母乳喂养。只有在母乳量确实不足而又无法改善，或乳汁的质方面有缺陷，或乳母因各种原因不能完全承担哺乳时，才不得不实行部分母乳喂养。

（一）补授法

母乳喂养的婴儿体重增长不满意时，提示母乳不足。此时用配方奶或兽乳补充母乳喂养为补授法，适宜4个月内的婴儿。补授时，母乳哺喂次数一般不变，每次先哺母乳，将两侧乳房吸空后再以配方奶或兽乳补足母乳不足部分。这样有利于刺激母乳分泌。补授的乳量由小儿食欲及母乳量多少而定，即"缺多少补多少"。

（二）代授法

用配方奶或兽乳替代一次母乳量，为代授法。母乳喂养婴儿至4~6月龄时，为断离母乳开始引入配方奶或兽乳时宜采用代授法。即在某一次母乳哺喂时，有意减少哺喂母乳量。增加配方奶量或兽乳，逐渐替代此次母乳量。以此类推直到完全替代所有的母乳。

4个月内的婴儿母乳量不足时，如用代授法，减少了母乳哺喂次数，乳头得到的刺激减少，乳汁分泌降低。4~6个月婴儿和用补授法，婴儿易眷恋母乳，难以断离。

三、人工喂养

因不得已原因6个月以内小儿完全用兽乳及其他代乳品喂养者，称人工喂养。由于代乳品所含的营养素与天然的母乳有较大的差异，而且还要经过一定的消毒程序才能应用，故非万不得已不宜采用人工喂养。牛乳是最常用的代乳品，其蛋白质含量虽较母乳为高，但以酪蛋白为主，酪蛋白易在胃中形成较大的凝块且它所含的胱氨酸很少。牛乳的脂肪滴大而且缺乏脂肪酶故较难以消化，它所含的不饱和脂肪酸（亚麻酸）仅2%，明显低于母乳（8%），致使人工喂养儿体内脂肪含亚麻酸的量也明显低于母乳喂养者。牛乳含乳糖少，且以甲型乳糖为主，可促进大肠杆菌的生长；牛乳含矿物质比母乳多3~3.5倍，易使胃酸下降、不利于消化，并可增加肾脏的溶质负荷，尤其含磷特别多，磷易与酪蛋白结合，可影响钙的吸收。牛乳最大的缺点在于缺乏各种免疫因子，故牛乳喂养婴儿患传染病的机会较多。牛乳易为细菌所污染，加热消毒后，细菌虽可被杀灭，但细菌的有害代谢产物依然存在。

四、辅助食品（断乳期食品）

不论母乳、人工或混合喂养，均应随婴儿的生长发育和消化机能的成熟情况以及营养的需要，从1～2个月后开始添加各种辅食，以补充营养成分的不足。

（一）辅助食品添加原则

1. 添加辅食时应遵循由少到多，由稀到稠，由细到粗，由一种到多种的原则。

2. 有病或消化机能紊乱时，应减量或暂停，待好转以后，按小儿具体情况和条件加以调整。

（二）辅食添加程序

见表15-1。

表15-1 添加辅食的顺序

月　龄	添加的辅食	供给的营养素
1～3个月	鲜果汁 青菜水 鱼肝油制剂	维生素A、C和矿物质 维生素A、D
4～6个月	米糊、乳儿糕、宝宝乐、烂粥等 蛋黄、鱼泥、豆腐、动物血 菜泥、水果泥	补充热量、用匙 动、植物蛋白质，铁、维生素 维生素A、B、C、纤维素、矿物质
7～9个月	烂面、烤馒头片、饼干 鱼、蛋、肝泥、肉末	增加热能，训练咀嚼 动物蛋白质、铁、锌，维生素A、B
10～12个月	稠粥、软饭、挂面、馒头、面包、 碎菜、碎肉、油、豆制品	热能，维生素B 矿物质、热能、蛋白质、维生素、纤维素、训练咀嚼

注：断母乳后每天仍应给与0.25～0.5kg牛奶或豆浆。

第三节　幼儿营养与学龄前儿童膳食安排

一、幼儿膳食

1～3岁幼儿生长发育仍相当快，应注意供给足够的能量和优质蛋白。每日需要总能量377～418kj（90～100kcal）／kg，蛋白质2～3g／kg，脂肪3.5g／kg，糖12g／kg，优质蛋白质占总蛋白质1／2～1／3。此时乳牙已逐渐出齐，但咀嚼能力仍差，制作食物宜细、软、烂、碎易消化。最好每日给予200～500ml牛奶或豆浆。采用各种食物如鱼、肉、蛋、豆制品、蔬菜、水果等。每日以3次正餐为主加1～2顿点心较适宜。

二、学龄前期儿童膳食

4～7岁儿童饮食基本接近成人。每日3餐，可有加餐。主食由软饭转为普通米饭、面食、菜肴同成人，但应避免过于油腻、太酸辣的食品。饮食要多样化，荤素搭配，粗细粮交替，使膳食中各种营养平衡。谷类食物已成为主食。

三、学龄期儿童、少年膳食

食物种类与成人相同。小学低年级学生生长发育速度较前平稳，但到10～12岁时部分儿童已进入青春前期，体格生长进入第2次发育加速期，每年体重可增加4～6kg，身高增长7～8cm，女孩青春期较男孩早2年，小学生生长发育的个体差异较大。学龄期儿童体格生长加速，学习紧张，智力发育加快，体力劳动增多，性发育开始，心理活动渐趋复杂，对营养素和能量的需要比成人多，尤其在青春期生长发育突飞猛进，热能需要增加，每日总热能为8.4～12.6MJ／kg，男孩多于女孩。因此，供给丰富的营养及足够的能量十分重要。学龄期儿童少年智能心理发育迅速，已有主见。故膳食安排应取得孩子良好的配合，青春期少年关心自己体形，有时盲目减肥，须加以正确诱导。

学龄期少年膳食安排要营养充足，饭菜合适，以保证身心健康发展，要注意以下几点：

（1）食品应新鲜；

（2）食物花色品种多，有米面类主食，又应含有优质蛋白质的鱼蛋肉豆类，再加大量绿叶蔬菜和新鲜水果，荤素菜搭配达到平衡膳食要求；

（3）三餐一点较适宜，能量分配早餐20%～25%，中餐35%，点心10%～15%，晚餐30%，学龄期儿童早餐不仅要吃饱还要吃好，因为上午学习紧张，消耗量大，最好喝一杯牛乳或豆浆和一些蛋或肉，这样上课不会因饥饿影响学习，有条件的学校也可供应课间餐；

（4）培养良好的饮食习惯，不偏食挑食，少吃零食，注意饮食卫生，进食时集中思想吃饭、不看电视、不看书，还应注意餐桌礼貌。

第四节　营养性疾病

蛋白质-热能营养不良

蛋白质-热能营养不良（protein – energy malnutrition，PEM）是由于能量和（或）蛋白质缺乏所致的一种程度不同的临床综合征，同时有维生素和矿物质等多种营养素缺乏的特点。多见于3岁以内的婴幼儿。

一、病因

（一）喂养不当

因母乳不足未及时添加辅食，或人工喂养乳汁稀释过度，或单纯采用米糊喂养，缺乏足够的蛋白质，以及喂养不定时，不定量，饥饱不匀，偏食或骤然断奶等。

（二）疾病的影响

急慢性感染性疾病或胃肠道疾病、先天畸形、肠道吸收不良、营养代谢紊乱，都易导致营养不良。

二、临床表现

早期为体重不增或减轻，病久身高也低于正常。皮下脂肪消减的顺序为躯干、臀部、四肢、最后为面颊部。腹部皮下脂肪层厚度是判断营养不良程度的重要指标之一。根据病情的轻重，将蛋白质-热能营养不良分为三度。

（一）轻度

病儿体重减轻，皮下脂肪变薄，腹壁皮下脂肪厚度为0.8～0.4cm，皮肤干燥苍白，弹性好，身高和精神状态正常。

（二）中度

体重明显减轻，皮下脂肪减少，腹壁皮下脂肪厚度为0.4cm，皮肤干燥苍白，失去弹性，肌张力低，肌肉松弛，睡眠不安，食欲不振。

（三）重度

体重低于正常值40%以上，全身皮下脂肪消失，额部多皱纹，颌部及颧骨突出，颏部呈长方形，呈小老人貌，皮肤苍白，干燥无弹性，肌肉萎缩形成皮包骨样。体温偏低，精神萎靡，食欲低下，免疫力低下易感染。部分患儿因血浆白蛋白明显降低而出现水肿。

三、实验室及其他检查

1. 末梢血象　若出现贫血，血红蛋白常低于100g／L。若有合并感染，可出现白细胞增多。

2. 血清微量元素检查　血锌可降低。我国正常儿童血锌低值为11.5μmol／L（75μg／dl）。

3. 血生化检查　血浆白蛋白、血糖、胆固醇均可降低。

4. 免疫系统检查　体液免疫和细胞免疫都可出现低落。

四、诊断

根据小儿的年龄，喂养情况，体重下降，皮下脂肪减少，全身各系统功能紊乱及其他营养素缺乏的症状和体征，典型病例的诊断并不困难，但轻症患儿易被忽略，需通过定期生长监测、随访才能发现。确诊后还需详细询问病史和进一步检查，以作出病因诊断。

诊断标准如下

1. 有喂养不当、吸收不良或慢性疾病史。

2. 消瘦、体重不增或减轻，皮下脂肪减少或消失，甚至肌肉萎缩，生长发育停滞，同时可出现全身各脏器和免疫功能紊乱。

3. 按临床表现可将乳幼儿营养不良分3度：

Ⅰ度：体重低于正常15%～25%。腹壁脂肪变薄，其厚度为0.8～0.4cm。无明显临床症状。

Ⅱ度：体重低于正常25%～40%。躯干及臀部脂肪减少，其厚度<0.4cm。不活泼，肌肉明显松弛。

Ⅲ度：体重低于正常40%以上。面颊部脂肪消失。肌肉萎缩，精神萎靡，反应低下。

五、治疗

治疗原则为：去除病因、调整饮食、促进消化和治疗并发症。补充不足的营养素，修复异常机体成分，促进体重和身高的增长。体重的恢复是最重要的临床指征。

（一）病因治疗

查明病因后应予积极治疗，如纠正不当的喂养方法，矫治唇、腭裂、幽门梗阻等消化道畸形等，控制感染，治疗消耗性疾病等。

（二）调整饮食

应根据蛋白质-热能营养不良的程度，消化能力和对食物耐受情况，逐渐调整饮食。轻度蛋白质-热能营养不良的小儿，消化功能和食物耐受能力接近正常，在维持原膳食的基础上，添加含蛋白质和高热量的食物。供给热量从每日250~330kj／kg开始，以后逐渐递增。待体重接近正常后，再恢复至小儿正常需要量。

中度、重度蛋白质-热能营养不良小儿，消化功能及食物耐受能力均差，食欲低下。热量和营养物质供给由低到高，从每日165~230kj／kg开始，逐渐少量增加，以满足基础代谢的需要，若消化吸收好，可增加至500~727kj／kg，并按实际体重计算热量。蛋白质摄入量从每日1.5~2.0g／kg开始，增加到3.0~4.5g／kg。过早给予高蛋白的食物，可引起腹胀和肝肿大。食物中应含有丰富的维生素和微量元素。

（三）药物治疗

1. 助消化类药　可给胃蛋白酶、胰酶、淀粉酶。

2. 维生素类　应用足量复合维生素B，亦可肌内注射维生素B_{12}，以促进食欲。

3. 苯丙酸诺龙　10~25mg，肌内注射，每周1~2次，连续2~3周，可促进蛋白质的合成。

4. 能量合剂　可选用三磷酸腺苷、细胞色素C、辅酶A，适于Ⅲ度营养不良。

（四）支持疗法

少量多次输血浆或鲜血，对提高机体内蛋白质含量和消除水肿有益，从而增强机体抵抗力，每次5~10ml／kg，2~3天一次，2~3次即可。亦可静脉点滴15%乳化脂肪，5%水解蛋白或等渗氨基酸溶液进行静脉高营养液治疗。

（五）中医治疗

中医治疗则以消积理气、补气养血为主。常用参苓白术散加减、肥儿丸、人参健脾丸、人参养荣汤等。亦可用针灸、捏脊、推拿、穴位封闭等方法恢复消化功能，增加食欲，以达到改善患儿精神状态和全身代谢的目的。

（六）治疗合并症及并发症

对同时有微量元素缺乏者，应予纠正。并发肺炎、尿路感染等亦应及时医治。病情严重，血浆蛋白过低或贫血严重者可考虑输血浆或全血。

肥胖症

肥胖症（Obesity）是由于长期能量摄入超过消耗，导致体内脂肪积聚过多而引起的疾病。一般认为体重超过按身长计算的平均标准体重20%，或者超过按年龄计算的平均标准体重加上两个标准差（SD）以上即归为肥胖病。小儿肥胖症大多属单纯性肥胖症（即非内分泌代谢性疾病等引起）。

一、病因和发病机制

（一）遗传因素

双亲均肥胖其子代80%肥胖，双亲不胖者仅14%，双胎研究中亦示与遗传有关。现发现与肥胖有关的候选基因有B，肾上腺能受体基因、神经肽Y、瘦素和解耦联蛋白基因等。

（二）环境因素

摄入超过代谢需要或活动过少致低消耗均可引起营养正平衡。摄入过多可缘于营养知识错误以及饮食习惯、饮食结构不当。而生活方式则影响能量消耗，如少活动，过度受保护等。

（三）器质性疾病

（1）Frohlich综合征（多由下丘脑器质病引起包括肿瘤、炎症等致肥胖伴性发育不良）；

（2）Prader – Willi综合征（过食、肥胖、矮小、智能低下、性发育不良）；

（3）Bardet – Biedl综合征（旧称劳–蒙–比综合征）（肥胖、矮小、多指趾、视网膜变性及性功能不全）；

（4）皮质醇增多症（Cushing综合征）；

（5）假性甲状旁腺功能减退症（肥胖、智能低下、低钙抽搐、第一掌骨短、甲状旁腺素抵抗）。

二、临床表现

任何年龄均可发生。1岁以下婴儿、5～6岁儿童及青少年期尤易发病。患儿食欲极好，食量亦大，尤喜甜食和脂类食物。智力良好。性发育正常或较早。活动不便，极少运动。明显肥胖儿童常有疲乏感，用力时气短或腿痛。严重肥胖者可因脂肪过度堆积限制胸廓及膈肌运动，致肺通气量不足，呼吸浅快，肺泡含气量减少，引起低氧血症、红细胞增多、发绀、心脏扩大、心力衰竭，甚至死亡，称Pickwickian综合征。

体格检查发现患儿皮下脂肪甚厚，分布均匀，尤以乳、腹、髋、肩部为显著。腹部及大腿可出现粉红色或紫红色浅纹。四肢肥大，尤以上臂和股部明显。女性肥胖儿外生殖器发育大多正常，男性患儿由于大腿会阴部脂肪过多，阴茎可掩藏于脂肪组织中而显得过小，实际上属正常范围。少数肥胖儿可有扁平足及膝外翻。

三、实验室及其他检查

单纯性肥胖症血中胰岛素水平升高，血脂胆固醇、甘油三酯及游离脂肪酸均增高，超声波检查有不同程度脂肪肝。近年研究单纯性肥胖儿"无氧阈左移"，表明此类患儿肌内水平有氧代谢能力弱、效率低。血浆肥胖蛋白（OP）含量减少，OP抗肥胖作用减弱亦有关。

四、诊断和鉴别诊断

小儿体重超过同性别、同身高正常儿均值20%以上者便可诊断为肥胖症。

本病需与继发性肥胖症鉴别。如脑性肥胖症，表现为身材矮小，脂肪主要积累于腰部及下腹部，性腺发育迟缓，可伴有眼底异常和尿崩症，系垂体与下丘脑病变引起称为肥胖性生殖无能综合征。还有肾上腺皮质增生或肿瘤引起的库欣综合征，甲状腺功能低下引起的体脂分布异常等，根据原发病的临床特点，可资鉴别。

五、治疗

饮食疗法和运动疗法是治疗本病的两项重要措施，双亲应和肥胖儿一起参与到方案中，建立科学生活方式，保持良好习惯。中医治疗以健脾益气，清胃泻热，化痰消脂为主。

（一）饮食疗法

以低脂肪、低碳水化合物及高蛋白食谱应用最广。低脂饮食可迫使消耗自身的脂肪，但不可避免促使蛋白质分解，故需同时供给优质蛋白质。高蛋白食物烹调时限制用油。碳水化合物分解成葡萄糖后会刺激胰岛素分泌，从而促使脂肪合成，故应适量限制。为了满足小儿食欲，不影响患儿的饱腹感，应鼓励其多吃蔬菜类食品，其纤维可减轻糖类的吸收和胰岛素的分泌，并能阻止胆盐的肠肝循环，促进胆固醇排泄，如萝卜、胡萝卜、青菜、黄瓜、番茄、苹果、柑橘、竹笋等选择使用。

（二）增加活动量

加强体育锻炼不拘形式，贵在坚持，且应在饮食治疗的基础上进行。如鼓励患儿参加各种活动，做些家务劳动和不剧烈的体育锻炼。逐渐增加运动量和运动时间，增加热量消耗减轻体重。

（三）消除顾虑，改变心理状态

肥胖常引起一些心理行为问题，特别是青春期女孩，常认为自己的身体很丑，形成长期的自我形象贬低。肥胖的青少年常有较强的被动性和依赖性。他们在面对内在或外在压力时，缺乏有效的应对方法，而常用过度进食来满足自己。在为青少年制定减肥计划时，要让他们充分地参与，使其感到应对自己的饮食习惯和运动计划负责任。在指导青少年减肥的同时，要帮助他们对自身形象建立信心，改善社交技巧，并通过同伴或集体的支持和鼓励，最终达到身心健康发展。

维生素D缺乏性佝偻病

维生素D缺乏性佝偻病（Vitamin D deficiency rickets）是小儿一种常见慢性营养缺乏症，多见于3岁以下婴幼儿，占总佝偻病95%以上。

一、病因

1. 饮食中缺乏维生素D　食物中长期缺乏维生素D而又未及时添加辅食，如单纯以淀粉类或牛奶喂养者。

2. 日光照射不足　日光中的紫外线可使皮肤内7—脱氢胆固醇转化为维生素D_3，长期不接触阳光的小儿发病率较高。如北方地区寒冷季节长，气温低，小儿户外活动少，冬季日照时间短，故佝偻病的发病率较南方显著升高。

3. 其他因素　生长发育快的小儿，所需维生素D量多，供应不足即易发病，如婴幼儿期、双胎、未成熟儿等。另一方面，慢性疾病时维生素D吸收利用不足以及食物中钙磷含量不足，或两者比例不适宜，不利于吸收，皆为发病因素。

二、临床分期与表现

主要表现为生长最快部位的骨骼改变，并可影响肌肉发育及神经兴奋性的改变。因此年龄不同，临床表现不同。

（一）活动期佝偻病

1. 初期（早期）　多见6个月以内，特别是3个月以内小婴儿。常见神经兴奋性增高的表现。如易激惹、烦闹、汗多刺激头皮而摇头等。但这些并非佝偻病的特异症状，仅作为临床早期诊断的参考。实验室检查显示血清25－（OH）D_3降低、血钙下降、血磷下降、血PTH增高、碱性磷酸酶活性正常或稍增加；长骨X线正常或钙化线稍模糊。

2. 激期　除神经精神症状更加明显外，具有骨骼系统的改变。主要表现为颅骨软化、方颅、前囟闭合延迟、出牙延迟、肋骨串珠、鸡胸、漏斗胸、"O"或"X"形腿、脊柱侧弯及全身肌肉松弛、蛙形腹等。多见于6~12月婴儿。

血清钙稍降低，血磷明显降低，碱性磷酸酶升高。X线检查长骨临时钙化带消失，干骺端呈毛刷样、杯口状改变。

（二）恢复期

经治疗后，上述临床症状和体征逐渐减轻或接近消失，血清钙、磷、碱性磷酸酶逐渐恢复正常。碱性磷酸酶约4~6周才恢复正常。2~3周后骨骼X线检查，可见临时钙化带重新出现，致密增厚，骨干密度增浓。

（三）后遗症期

多见于3岁以后的小儿，除遗留有不同程度的骨骼畸形外，其余临床表现，血液生化及骨骼X线检查均正常。

三、实验室及其他检查

应参考血清钙、磷和碱性磷酸酶的测定和X线腕部照片的结果。

四、诊断

主要根据临床症状、体征、血生化检查及X线骨骼改变，结合光照不足及维生素D缺乏的病史做出诊断。初期患儿无明显骨骼改变，仅具多汗、烦躁、夜惊、夜啼等非特异性的神经精神症状，须结合年龄、季节、是否早产、喂养史等综合判断，一般可以诊断。血清25–（OH）D_3（正常$10 \sim 80 \mu g / L$）或1，25–（OH）$_2$D3（正常$0.03 \sim 0.06 \mu g / L$）水平明显降低，是早期诊断的可靠指标。依据佝偻病骨骼改变体征的程度可分为：

（1）轻度：可见颅骨软化、囟门增大、轻度的方颅、串珠、肋膈沟等改变。

（2）中度：可见典型的串珠、手足镯、肋膈沟、轻度或中度的鸡胸、漏斗胸、O形或X形腿，也可有囟门晚闭、出牙迟缓等明显的改变。

（3）重度：可见明显的肋膈沟、鸡胸、漏斗胸、脊柱畸形、O形或X形腿、病理性骨折等严重改变。

五、治疗

（一）一般治疗

供给丰富的营养，尽量母乳喂养，无母乳者哺以维生素D强化牛奶或奶粉，及时添加富含维生素D的辅食。勤晒太阳，儿童加强三浴锻炼（空气浴、日光浴、水浴）。避免久坐、久立及早走，防止骨骼畸形。

（二）维生素D疗法

1. 口服法　以维生素D为主，剂量为每日$50 \sim 100 \mu g$（$2000 \sim 4000IU$），或（1，25–（OH）$_2$$D_3$$0.5 \sim 2.0 \mu g$。$2 \sim 4$周后视病情好转改为预防量，每日$10 \mu g$（400IU）。

2. 肌内注射法　初期或轻度佝偻病患者，用维生素D，30万IU，肌内注射1次。一个月后改为口服预防量。对激期或中度佝偻病患儿给维生素D，60万IU，分2次肌内注射，2周1次，第二次肌内注射后一个月改服预防量。

（三）钙剂

口服或肌内注射维生素D一般不需先服钙剂，但3个月以内的小婴儿或有手足搐搦病史者，肌内注射前宜先口服钙剂$2 \sim 3$日，肌内注射后再继续服至2周。可用10%氯化钙或葡萄糖酸钙，每日$1 \sim 3g$。

（四）枸橼酸

维生素D治疗效果不佳者，可每日用20%枸橼酸及30%枸橼酸钠各30ml，加糖分数次口服，以促进钙、磷沉着在成骨部位。但需注意手足搐搦症的发生。

（五）人工紫外线照射

在有条件单位（备有波长为256～313nm专用紫外线灯或水银石英灯，及温度适宜的治疗室）可采用人工紫外线照射。照射时应保护好患儿（包括工作人员），要戴防护眼镜或用隔布保护好患儿的头部。紫外线照射的禁忌证为肺结核、营养不良Ⅱ度以上或体温在37℃以上。照射时如发现患儿表现出精神烦躁、食欲减退及皮肤不良反应时，应立即停止。

（六）矫形治疗

较轻的畸形多于治疗后自行矫正，遗留有明显的下肢骨骼畸形者，可在佝偻病静止后，4岁以上的做手术矫形。

六、预防

孕母应多户外活动，食用富含钙、磷、维生素D及其他营养素的食物。妊娠后期适量补充维生素D（800IU／d）。

出生后尽早让婴儿坚持户外活动，冬季也要注意保证每日1～2小时户外活动时间。早产儿、低出生体重儿、双胎儿生后2周开始补充维生素D 800IU／d，3个月后改预防量。足月儿生后2周开始补充维生素D 400IU／d，至2岁。夏季户外活动多，可暂停服用或减量。一般可不加服钙剂。

参考文献

1. 曹泽毅. 妇科诊治常规［M］. 北京：人民卫生出版社，2014.
2. 李爱斌. 妇产科小手术与检查技术［M］. 北京：北京科学技术出版社，2014.
3. 王立新. 专科护理临床实用指导——妇产科护理［M］. 北京：北京科学技术出版社，2015.
4. 郑修霞. 妇产科护理学［M］. 北京：人民卫生出版社，2015.
5. 杨慧霞. 妊娠合并糖尿病——临床实践指南［M］. 北京：人民卫生出版社，2016.
6. 谢晓英. 妇产科学［M］. 北京：中国医药科技出版社，2016.